LE LIVRE
DE L'INFIRMIÈRE

TROISIÈME ÉDITION

L. CHAPTAL

Directrice de la « Maison-Ecole d'Infirmières privées »
Vice-Présidente du Conseil de Perfectionnement des Ecoles d'Infirmières
au Ministère de l'Hygiène.

LE LIVRE
DE L'INFIRMIÈRE

ADAPTÉ DE L'ANGLAIS

D'APRÈS Miss OXFORD

PRÉFACE PAR LE PROFESSEUR M. LETULLE

TROISIÈME ÉDITION REVUE ET AUGMENTÉE

MASSON ET Cie ÉDITEURS
LIBRAIRES DE L'ACADÉMIE DE MÉDECINE
120, BOULEVARD SAINT-GERMAIN, PARIS
1925

Le Livre de l'Infirmière ! *Quel est le médecin, l'accoucheur ou le chirurgien d'hôpital s'intéressant vraiment au personnel placé sous ses ordres, quel est le praticien ayant eu besoin, dans sa clientèle, d'une garde-malade dévouée, experte et sûre, qui n'a pas rêvé, au moins une fois dans sa vie, d'écrire ce livre-là ?*

Un livre pratique, une œuvre vécue, qui ne serait pas un nouveau « Manuel », comme nous en avons déjà plusieurs et d'excellents, un recueil dans lequel l'Anatomie, la Physiologie et la Pathologie n'occuperaient plus la place d'honneur, mais réduites aux notions strictement indispensables, céderaient le pas aux mille détails qui intéressent de près l'infirmière pendant ses heures de travail et constitue, en définitive, la base même de sa vie professionnelle : les soins à donner aux malades aigus, aux chroniques, aux opérés, aux enfants, aux femmes en couches ; l'Hygiène, bien comprise et bien réalisée, de la salle d'hôpital comme de la chambre bourgeoise ; l'observation du malade, sa toilette et son alimentation ; les éléments, si utiles, de Petite Chirurgie et de ce qu'on peut, par comparaison, dénommer la Petite Médecine ; l'éducation morale de la garde-malade, la conduite qu'elle doit savoir tenir, à tous les moments de son service, dans toutes les circonstances toujours délicates, parfois terriblement angoissantes de sa carrière; enfin et simultanément, les procédés techniques, manœuvres, « tours de main » et petits moyens, qui sont comme le perfectionnement de la pratique et par quoi la garde-malade peu à peu conquiert, pour ainsi dire, ses grades : que de filons ouverts ! quelle mine inépuisable, variée à l'infini, de bons conseils, de prudentes et sages mesures ! Et, grâce à un tel enseignement, que de maux on peut, de la sorte, apprendre à soulager, souvent aussi à éviter ! que de services on peut rendre, que de bien l'on peut faire !...

Cet effort considérable et prolongé, qui résume une existence de labeur et de dévouement, une personne des plus autorisées, une femme, miss Oxford, l'a tenté, en Angleterre. Son livre, « Le Livre de l'Infirmière », conçu dans l'esprit que je viens d'esquisser à larges traits, le livre de sa vie, a paru : mademoiselle Chaptal nous en donne aujourd'hui, ici même, une adaptation à l'usage des « nurses françaises » que son grand cœur, entraîné dans un apostolat philanthropique éclairé, n'a pas craint d'instituer, à Paris, à l'instigation et avec le généreux appui de quelques personnalités les plus marquantes du monde de la Bienfaisance. Par ampliation, ce guide s'adresse à toutes les gardes-malades privées, aussi bien qu'aux infirmières hospitalières.

L'édition française de l'œuvre de miss Oxford a conservé la simplicité de forme, l'aspect modeste, un peu sévère peut-être, de l'original. Mais cette allure sied bien à l'œuvre entreprise. Tel qu'il se présente, sous ses dehors austères, ce guide, VADE-MECUM de la garde-malade, déborde de faits précis, de détails précieux, de recommandations pratiques et d'idées altruistes. La science d'observation n'y perd jamais ses droits, s'associe sans efforts avec le « métier » et tous deux convergent au but suprême, qui est le soulagement de la souffrance humaine.

Vrai « livre de chevet », ce Memorandum du devoir professionnel, avec ses formules strictes qui en rendent la lecture fort attachante, s'adresse au cœur autant qu'à l'intelligence de l'élève. L'infirmière aura recours à lui sans cesse, tant que l'Expérience, récompense d'une pratique assidue, ne sera pas encore venue rendre faciles et simples toutes les obligations du métier et révéler à la garde-malade la joie intime que procure à l'artiste le sentiment d'une œuvre bien accomplie...

Dans les pages qu'on va lire, l'adaptateur français du texte anglais a mis une exactitude, une finesse et, quand il le fallait, une douce bonhomie qu'on doit admirer sans réserve. Le commentateur expérimenté qui le double s'est efforcé d'éviter, à tout prix, deux redoutables écueils : d'une part, dispenser d'une façon trop large les notions scientifiques, et par cette générosité blâmable, contribuer à fausser le jugement et l'instruction de ses élèves; d'autre part, ne pas condescendre aux petits détails de la pratique, dédaigner les minuties de la technique, indiquer à trop larges traits les « gestes », qui sont tout, dans le rôle auguste et bienfaisant de la garde-malade. La co-fondatrice de la « Maison-Ecole d'infirmières privées » a victorieusement répondu à ce double desideratum.

Lisez avec soin ces trois cents pages, réfléchissez sur elles et vos méditations, je l'affirme, vous ramèneront au livre : vous relirez les bonnes leçons d'Oxford-Chaptal. Ce sera le plus bel éloge qu'on en puisse faire; c'est, à coup sûr, le seul que les auteurs désirent et ne craignent pas de solliciter.

Dr Maurice LETULLE.

LE
LIVRE DE L'INFIRMIÈRE

*INTRODUCTION **A** LA TROISIÈME ÉDITION*

Nous publions cette troisième édition au moment où commencent de se faire sentir, pour toute la France, les heureux effets de l'application du Décret du 22 Juin 1922 sur les Ecoles d'Infirmières.

Le Conseil de Perfectionnement institué au Ministère de l'Hygiène par ce même Décret, pour déterminer les programmes d'enseignement et veiller à leur exécution, a accompli depuis deux ans une tâche importante. Sans parler de l'étude des dossiers de nombreuses Infirmières en exercice auxquelles a été conférée, en reconnaissance de leurs services passés, l'équivalence du Diplôme d'Etat, le Conseil a élaboré successivement les divers programmes des Ecoles d'Infirmières, tant pour la préparation des Infirmières hospitalières, qui doivent faire deux années d'études, que pour celle des Infirmières visiteuses d'Hygiène sociale et des diverses spécialisations. Les Ecoles professionnelles existantes ont modifié leurs programmes, pour les conformer à ceux du Ministère de l'Hygiène. De nouvelles Ecoles se sont constituées dans un certain nombre de villes importantes.

Nous pouvons donc aujourd'hui constater les progrès considérables accomplis dans une profession, dont l'exercice est désormais reconnu par l'Etat après une préparation solide.

On trouvera à la fin du présent volume les programmes fixés par le Ministère de l'Hygiène en vue des examens officiels, devant lesquels se présentent les élèves sortant des Ecoles reconnues administrativement.

Nous avons apporté peu de modifications à un ouvrage dont la caractéristique a toujours été d'être un enseignement familier autant que pratique. Cependant, outre quelques corrections et la mise au point nouvelle de certaines matières, nous avons, sur la demande d'Ecoles de province, ajouté un chapitre (1) concernant l'administration des Hôpitaux civils et les lois régissant l'admission des malades dans ces établissements. Cette matière fait partie du programme officiel de l'enseignement. Les élèves seront ainsi préparées à en aborder une étude plus détaillée au cours de leur instruction professionnelle.

CHAPTAL

INTRODUCTION A LA DEUXIÈME ÉDITION

La profession d'infirmière a franchi un grand pas, depuis le jour où fut édité le présent volume. De plus en plus la femme française se dirige vers le soin des malades, sous

---

(1) Le Chapitre X anciennement « Enveloppements et Bains » a été réuni au Chapitre IX, et le Chapitre X actuel est entièrement nouveau.

toutes ses formes, en y comprenant ce qui, même récemment, paraissait encore imprécis : la prévention de la maladie par l'hygiène et par la prophylaxie.

Les perfectionnements successifs apportés par la science pastorienne à la connaissance des causes de l'infection, ont eu pour conséquence de démontrer la nécessité d'une lutte méthodique contre des maux mieux révélés. Qu'il s'agisse de maladies infectieuses aiguës, telles que la fièvre typhoïde et la diphtérie, ou de ces grands fléaux sociaux, tuberculose ou syphilis, la possibilité de les combattre, autant par prévention que par cure, est aujourd'hui entre nos mains.

De là, pour la profession qui nous intéresse, une orientation nouvelle. Dans sa sphère bien définie, l'infirmière voit grandir chaque jour son rôle et ses opportunités. Non seulement le médecin, le chirurgien, l'accoucheur l'appellent à leur aide dans les soins à donner à leurs malades, mais l'hygiéniste a aujourd'hui besoin d'elle pour appliquer ses mesures sanitaires, le législateur pour exécuter les plus bienfaisantes parmi les lois qu'il édicte, le philanthrope pour être l'instrument intelligent d'une assistance tout adaptée aux nécessités de l'heure.

Mais pour répondre à ces appels, pour satisfaire à ces exigences, à quoi donc doit désormais se préparer une infirmière?

De son programme d'études, nous ne retirerons rien de ce qui faisait précédemment l'objet de sa préparation. Une infirmière professionnelle ne peut pas, semble-t-il, négliger pour une spécialisation prématurée, ce qui doit être le champ de son travail premier, le soin des malades. Connaître le mieux possible le malade grave et les accidents qui le menacent, savoir soigner et sauver l'être humain en danger de mort, là est, non seulement une vocation magnifique, mais encore un moyen de se préparer à toutes les autres formes de la profession. Ceci une fois accompli, alors l'infirmière peut se spécialiser, sans dommage pour son avenir élargi, dans l'une ou l'autre des branches qui se dessinent devant elle. Hygiène sociale et tuberculose, puériculture, première enfance, hygiène de l'âge scolaire, assistance sociale sous toutes ses formes : aucune de ces voies n'est fermée à l'infirmière professionnelle et aucune des notions qu'elle aura pu acquérir au cours de ses stages hospitaliers, comme dans son contact avec les maux qui affligent l'espèce humaine, ne lui sera inutile.

Nous avons donc respecté, dans la revision que nous avons dû faire du présent volume, le texte primitif. Certaines modifications ont dû cependant, pour plus de clarté, être apportées à l'ordre des chapitres, et quelques additions ont été nécessitées pour l'enseignement de la technique moderne dans certains soins.

En ce qui concerne l'orientation nouvelle de la profession vers l'hygiène sociale, et particulièrement l'application des lois françaises d'assistance, qui n'ont souvent pour raison d'être essentielle que la meilleure santé publique, nous avons crû devoir ajouter un chapitre qui traite spécialement de ces questions. Les élèves des Ecoles professionnelles y trouveront une sorte de sommaire des notions qu'il leur serait indispensable de connaître pour faire un choix entre des spécialisations aussi intéressantes que variées. Nous n'avons ici d'autre désir que de leur être utile en quelque mesure, pour le bien général.

CHAPTAL

CHAPITRE PREMIER
CONSEILS A L'INFIRMIÈRE

En l'année 1557, sous le règne de Marie Tudor, fut pubié un petit ouvrage, sans doute le premier du genre, où l'on peut lire en caractères gothiques l'énoncé des devoirs qui incombaient alors au personnel des hôpitaux du Roi. Tout s'y trouve de ce qui constituait ces fonctions, depuis celles du directeur jusqu'aux plus humbles besognes des huissiers, cuisiniers et portiers.

Le chapitre qui concerne les gardes-malades résume, en peu de mots, presque tout le programme d'une infirmière moderne, — très peu différent qu'il est, en réalité, de celui d'il y a trois siècles. Nous extrayons de ces quelques pages les paragraphes suivants :

« Votre emploi en cette maison sera d'y servir, fidèlement et loyalement; d'y obéir à vos supérieurs.

« Vous fuirez et éviterez avec soin tous murmures, aigreurs, révoltes et intempérances.

« Vous serez, en vos manières, vertueuse, aimable et diligente.

« Vous garderez et gouvernerez avec soin tous ces tendres enfants qui vous sont confiés, et les nourrirez et élèverez sainement, proprement et avec douceur.

« De même manière aurez-vous à maintenir vos salles propres et agréables.

« Afin d'éviter toute oisiveté, vous vous occuperez, lorsque votre emploi auprès des enfants sera terminé, à quelque autre travail tel que filer, coudre, repriser, et réparer le linge et les vêtements, ou toute autre tâche que l'obéissance vous fournira.

« Vous veillerez à ce que tous les enfants, avant que d'être mis au lit, soient proprement lavés et, aussitôt après, chacune de vous ira prendre son repos, sans plus tarder.

« Tels sont les points importants de votre emploi, et vous devez mettre tous vos efforts à les garder et observer, sous peine d'être expulsée et bannie de cette maison sans retour. Et si vous apercevez quelque faute ou manquement en quelqu'un des serviteurs de la maison, il est de votre devoir d'en avertir aussitôt le directeur, sans d'ailleurs y mêler vos réflexions personnelles ni vous occuper de ce qui ne vous regarde pas »

Bien que les lignes qui précèdent contiennent à peu près tout ce qui est essentiel à une bonne infirmière, rien n'y est dit cependant de l'éducation qu'elle devait posséder. Très probablement le niveau moyen de cette éducation, comme de l'instruction d'alors, devait être assez bas, et les gardes ne savaient-elles ni lire, ni écrire. Nous sommes désormais accoutumés à considérer cette instruction primaire comme aussi essentielle au moins que de savoir « filer et coudre », mais pendant des siècles les hôpitaux ont été tenus — et bien tenus — par des femmes complètement illettrées. Pas plus tard qu'en 1828, on lit, dans le rapport officiel d'un chapelain d'hôpital à Londres, les lignes suivantes : « Etant donné la difficulté de « rencontrer parmi les femmes qui savent écrire des « infirmières dignes de confiance, je crois utile de sug- « gérer qu'il serait préférable de ne plus exiger cette con- « dition de toutes sans exception. Il arrive, en effet, que « ce n'est que le rebut, parmi les femmes instruites, qui « se présente pour remplir ces emplois, tandis qu'il « serait aisé d'en rencontrer de fort honorables parmi « les ignorantes. On pourrait écarter la possibilité d'une

« erreur dangereuse causée par l'ignorance, en exigeant
« de la surveillante qu'elle administre elle-même les
« médicaments nécessaires pendant la nuit, ce qui,
« d'ailleurs, ne se présente que rarement. » Ceci implique
que la simple garde n'était pas alors supposée capable
de lire les indications inscrites sur une bouteille de
pharmacie. Aujourd'hui, nous pensons que plus l'éducation d'une infirmière aura été solide, mieux elle exécutera son service, car elle y prendra plus d'intérêt si elle
en connaît les *principes*; si elle sait le pourquoi des
prescriptions qu'elle doit faire à ses malades, et quelque
chose des maladies dont ils souffrent. De plus, si elle
possède l'usage d'une langue étrangère, elle pourra
donner à un malade étranger la joie d'entendre parler la
langue de son pays, une garde-malade qui sait chanter,
faire de la musique, est souvent mise à contribution, celle
qui sait lire à haute voix agréablement procure de
grands plaisirs à ses malades ainsi que celles qui peuvent leur servir de secrétaire intelligente. Un rédacteur
du journal *The Lancet* a bien défini les qualités et les
aptitudes nécessaires à une infirmière diplômée : « Tout
« ce qui peut rapprocher l'instruction de la garde-
« malade de celle de l'étudiant en médecine doit être
« évité : à l'un d'avoir la responsabilité du diagnostic et
« du traitement, à l'autre de se soumettre au diagnostic
« et d'exécuter le traitement prescrit. Si ces prémisses
« sont une fois posées, il est évident que l'étudiant et
« l'infirmière aborderont leur tâche avec une préparation
« différente. La connaissance approfondie et complète
« de la structure du corps humain, et des diverses
« influences auxquelles il est soumis, font partie de la
« science nécessaire au médecin. Quant à l'infirmière, la
« connaissance des lois de l'hygiène, des fonctions des
« différents organes, quelques notions d'anatomie doi-
« vent lui suffire pour remplir intelligemment son
« devoir. Que si ce minimum d'instruction théorique
« laisse des loisirs à son esprit, elle les emploiera à se

« rendre experte dans ces mille détails, si précieux à
« connaître au chevet d'un malade. C'est sur ce terrain
« que se développeront les qualités d'observation, de per-
« ception et de raisonnement juste qui sont les traits
« caractéristiques d'une bonne garde-malade et qui, s'ils
« sont joints à une constante obéissance, à une loyauté
« éprouvée, constituent la différence entre une infirmière
« intelligente et une aide machinale.

« Au-dessus de ces capacités acquises se placent les
« qualités innées de pitié, de sympathie, de douceur, de
« tact, de finesse et de distinction, qui ne peuvent
« entrer dans un programme d'instruction, mais qui
« doivent cependant se trouver à la base de l'enseigne-
« ment, et qui ne se perdent que trop facilement dans
« les services surchargés d'un hôpital moderne.

« Etant donné le vaste champ d'action ouvert aux
« infirmières : hôpitaux, asiles, infirmeries, soins à
« domicile chez les riches et les pauvres, sans compter
« les besoins des colonies et des missions, il semble que
« l'éducation de l'infirmière doive d'abord et en tous cas
« la rendre apte à aider le médecin, et la préparer à la
« vie qui l'attend au sortir de l'hôpital. »

Sans aucun doute, celles qui se sont senti la *vocation*
de garde-malade sont celles qui deviennent les meilleures infirmières diplômées, lorsqu'elles ont été soumises à la formation nécessaire, car nos penchants et
nos aptitudes naturelles nous aident puissamment au
meilleur accomplissement de notre devoir. Il n'est pas
utile d'ajouter que si le contraire a pu sembler vrai
quelquefois, la raison en est que l'aptitude naturelle
avait, dans ce cas, négligé de s'adjoindre l'instruction
professionnelle.

Les femmes habituées au travail font les meilleures
infirmières, mais il n'en est pas de même pour celles qui
arrivent à cette profession « faute de mieux », et ayant
déjà échoué ailleurs. « Rentrez chez vous faire le service
« d'une femme de ménage pendant trois mois : nous

« verrons ensuite si vous êtes capable d'embrasser la pro-
« fession », répondit un jour une directrice avisée à une
jeune aspirante dédaigneuse de ces grossiers travaux.

Le soin des malades est un pénible et dur labeur; il
est bon de mettre ses muscles à l'épreuve avant de s'y
consacrer.

Si une aspirante arrive à l'hôpital avec l'habitude des
rudes travaux, une bonne santé, un caractère aimable,
une bonne mémoire fidèle; si elle joint à cela de l'ordre,
de la méthode et de la propreté, elle devra réussir, surtout si elle y ajoute encore l'amour des malades. Si ces
dispositions lui manquent, il faudra qu'elle les acquière,
tout en s'instruisant de la technique du métier, et la difficulté sera double pour elle. Mais l'amour de sa profession ne grandira pas en elle, si elle n'a déjà l'intuition
de ce qui peut soulager un malade, le désir inné d'y
parvenir, en un mot si ce n'est *sa vocation*.

Il est à remarquer combien le travail des trois premiers mois, dans un hôpital, diffère de l'idéal entrevu
par une aspirante. Elle doit se former petit à petit et
commencer par le commencement. Au lieu d'assister de
suite le chirurgien dans une grande opération, et de
veiller au chevet des malades les plus intéressants, elle
n'est chargée d'aucune surveillance, si ce n'est tout au
plus de celle d'un enfant convalescent ou d'un cas très
bénin; la plus grande partie de son temps est remplie
par les lits à faire, par la distribution des repas et par
le nettoyage de la salle. Elle n'est d'abord « bonne à
rien » auprès d'un malade, car elle ne sait pas en quoi
consiste sa fonction auprès de lui. Si elle n'a pas un
sens d'observation exceptionnel, elle ne discernera pas,
parmi les mille choses nouvelles qui se présentent à
elle, celles dont il importe de tenir compte. Elle ne
remarquera pas même la couverture dérangée, ni le
journal tombé à terre. Encore moins verra-t-elle l'enfant typhique grignoter le biscuit que son voisin lui a
tendu, ou l'oreiller qui s'est déplacé sous le bras frac-

turé d'un malade. En traversant la salle, elle ne verra pas le tiers des choses qui la frapperont deux ou trois ans après, si elle a profité de son apprentissage.

Elle doit remplir son temps de petits devoirs, se rappelant que *tout* étant nouveau pour elle, elle n'acquerra que petit à petit son expérience de chaque jour.

Aussi emploiera-t-elle sa sagesse à nettoyer les lits et à plier le linge de manière à satisfaire la plus exigeante des maîtresses, tout en ne manquant pas d'observer la façon dont la surveillante persuade à un enfant malade de prendre sa potion ou dont elle prépare une table d'opération.

L'aspirante doit apprendre des choses qu'elle ne prévoyait pas en entrant à l'hôpital. Elle ne devra pas montrer son dégoût devant des spectacles répugnants, afin de ne pas blesser les sentiments des malades. Elle maîtrisera sa terreur devant ceux que le délire possède ou, tout au moins, elle la dissimulera, car si un malade sait que son infirmière le craint, surtout dans des cas d'aliénation mentale, toute son autorité sur lui disparaîtra. C'est par l'ascendant moral qu'elle peut le conduire et non par une force physique, généralement inférieure à celle d'un aliéné.

Avant tout, elle doit avoir une inaltérable patience, ce qui est très facile à dire, mais plus difficile à mettre en pratique. Il n'est pas aisé de garder son calme quand par exemple un enfant tient toute une salle éveillée par ses cris, ni lorsqu'il faut répondre vingt fois par heure aux questions saugrenues d'un vieillard qui accuse son infirmière de ne pas s'occuper de lui et invente mille prétextes pour interrompre son travail.

L'obéissance doit consister à exécuter les ordres dans l'esprit qui les a dictés. On n'aura confiance dans une infirmière qu'à cette condition. De toutes les vertus dont elle a besoin, aucune n'est plus absolument nécessaire que l'habitude de dire toujours et en toute occasion l'exacte vérité sans exagération ni fausse interprétation. Le médecin et le malade doivent pouvoir se fier complètement à sa parole.

Les traditions de l'hôpital, en ce qui concerne les infirmières, sont assez simples et ne diffèrent guère de ce qui est en usage dans la vie de tous les jours. L'infirmière doit être debout en présence des chefs de service, des directeurs et des surveillantes. Elle devra également se lever pour répondre à tous ceux qui ont autorité sur elle, qui, en un mot, sont ses supérieurs.

Elle ne laissera pas les visiteurs attendre à la porte sans savoir où s'adresser; mais elle se mettra à leur disposition, montrant la même politesse à la pauvre femme qui apporte la chemise du dimanche de son fils, qu'un monsieur décoré qui vient demander un renseignement. Les visiteurs qui parcourent l'hôpital par curiosité ou pour s'instruire, préfèrent être accompagnés par une surveillante capable de répondre à leurs questions; aussi ce devoir n'incombe-t-il pas généralement à une aspirante.

Lorsqu'un malade est en danger, il est nécessaire de prévenir la famille. D'autre part, il n'y a pas d'inconvénient à laisser entrer un prêtre sans tarder auprès d'un malade, surtout si l'on a pu s'assurer de ses intentions à cet égard. L'infirmière doit s'occuper le plus promptement possible des malades nouvellement arrivés; une négligence en ce cas n'est jamais oubliée par la mère ou la femme, qui, peut-être, a attendu de longues semaines avant de se décider à confier en des mains étrangères le malade qui lui est proche. Ceux qui ont passé par cette épreuve savent seuls combien un quart d'heure semble long lorsqu'on attend dans l'anxiété, souvent dans la douleur, sans que nul fasse attention à vous. C'est une impression durable dans l'histoire du malade et une raison de plus pour ses amis de dénigrer l'hôpital, si on les laisse attendre, ou s'ils entendent une remarque désobligeante telle que, par exemple :
« Encore un chronique... »

Les infirmières ne doivent pas se précipiter toutes à la fois pour recevoir un enfant grièvement brûlé ou un blessé qu'on apporte avec la gorge ouverte, ni courir ensemble pour entendre une nouvelle, comme des badauds dans la rue. Elles ne doivent jamais courir dans la salle, quoiqu'elles doivent avoir l'œil à tout, l'oreille au guet; la tranquillité est nécessaire aux malades et compatible avec la diligence, tandis que l'agitation et la surexcitation les gagnent et nuisent à cette confiance que l'infirmière doit s'efforcer d'obtenir de tous.

L'aspirante doit se présenter à la surveillante de salle en prenant et en quittant le service : elle doit être d'une exactitude rigoureuse. Si un service spécial, par exemple : remplir une vessie de glace, donner un stimulant, doit être fait en son absence, elle montrera exactement à sa remplaçante ce qui doit être fait et lui en indiquera le moment.

Une bonne infirmière fait respecter ses supérieurs par ses malades. Elle ne devra pas plus écouter de critiques sur le traitement prescrit qu'elle n'en fera elle-même. Elle fera taire les mauvais propos, et préviendra les récriminations autant qu'il lui sera possible. Elle ne devra jamais montrer sa préférence pour un malade en lui accordant des privilèges, ce procédé ne manquerait pas d'exciter des jalousies, et elle cherchera toujours à ce que les caractères les plus difficiles la traitent avec respect.

Elle doit rehausser le niveau moral de la salle pendant les prières, s'il en est fait; si l'infirmière ne prend pas la peine d'avoir une tenue respectueuse pendant ce temps, les malades ne le feront pas davantage.

Les infirmières se rendent rarement compte de l'influence qu'elles ont sur les malades, autant par leurs actes que par leurs paroles; si les deux concordent, le résultat en sera fort heureux. « La surveillante a dit », « l'infirmière a dit », sont des phrases souvent entendues dans les salles.

Le costume doit être soigné et conforme exactement au règlement de l'hôpital, le froufrou de la soie et le cliquetis des bijoux sont déplacés sur la personne d'une infirmière. Les hauts talons sont également à éviter; ils sont bruyants sur le sol dépourvu de tapis et sont fatigants pour celles qui les portent, ainsi que les souliers trop minces.

Une infirmière doit saisir toutes les occasions de reposer ses pieds, elle est constamment debout pendant le service et ce n'est pas de la paresse que de les reposer pendant ses loisirs. Dix minutes de repos étendue, valent mieux que vingt minutes sur une chaise. Elle doit particulièrement y faire attention au début; bien des gardes-malades ont dû interrompre leur carrière par suite de cette fatigue (1).

Il est bon de changer de chaussures une ou deux fois par jour, ou du moins, de ne pas porter la même paire deux jours de suite.

Les règles appliquées aux maladies contagieuses sont plus ou moins les mêmes pour toutes les infirmières.

Elles doivent toujours se laver les mains avant le repas, éviter autant que possible de parler et garder la bouche fermée en soignant les tuberculeux et d'autres maladies infectieuses. Elles seraient inexcusables de négliger le plus léger mal de gorge, des remèdes de toute sorte étant toujours à portée dans un hôpital, et elles doivent soigner la moindre égratignure à la face ou aux mains, de peur d'infection, surtout dans les services de chirurgie.

Si elles soignent des diphtériques, elles devront se gargariser avant le repas et s'abstenir d'embrasser le plus séduisant des bébés malades. L'exercice chaque jour, au grand air est nécessaire pour quiconque soigne les malades. Sortir et marcher est d'ailleurs chose

____

(1) Il existe une infirmité résultant de la position prolongée debout : cette infirmité se nomme pied plat. On y remédie par de petites semelles bombées en liège à l'intérieur des chaussures.

indispensable, tout le temps du séjour dans l'hôpital, car il n'est pas de salles de médecine ou de chirurgie sans des cas de tuberculose.

Il est bon de manger à des heures régulières plutôt que de prendre des tasses de thé à toute heure; ces stimulants donnent des forces momentanées, mais ne soutiennent pas.

Une infirmière doit prendre un bain ou un tub froid chaque jour si la chose est possible, cela lui évitera les rhumes et autres petits accrocs. Aérer la chambre où l'on travaille, autant pour l'infirmière que pour le malade, Ne jamais dormir la fenêtre fermée, excepté en temps de brouillard. Une chambre à coucher bien aérée vaut mieux que les narcotiques et évite les maux de tête au réveil.

Il est toujours déplorable qu'une infirmière soit obligée de prendre des médicaments. Si elle ne peut remplir son office sans antipyrine ou fortifiant, il est temps pour elle de se faire remplacer et de prendre un congé.

CHAPITRE II

SERVICE DES SALLES, HYGIÈNE DU MÉNAGE

Les fonctions d'une aspirante dans une salle d'hôpital ne consistent pas tant en soins à donner aux malades qu'en travaux de nettoyage. Ces tâches matérielles ont l'avantage d'entraîner progressivement les muscles avant que l'Elève-Infirmière aborde la fatigue d'un stage hospitalier. Elle apprendra ainsi, en exécutant elle-même les travaux du ménage, à guider plus tard ceux et celles qui seront sous ses ordres, lorsqu'elle sera devenue surveillante. Ce travail doit être bien fait chaque jour.

Ceux qui n'ont habité que la campagne ne peuvent se rendre compte de la quantité de poussière qui s'amasse dans les villes. Là où la propreté fait défaut, les insectes se rassemblent à notre détriment et pour notre confusion ; là aussi se trouvent les germes de maladies infectieuses, invisibles à l'œil humain, mais aussi réels que les corpuscules que nous voyons dans un rayon de soleil et que nous avalons en respirant. En dehors de ces motifs d'hygiène, nous devons aussi songer à l'exemple d'ordre et de propreté qu'il importe de donner aux malades et à ceux qui viennent les voir, car nombre d'entre eux sortent d'intérieurs où règnent la malpropreté et le désordre. Balayer et essuyer ne se font pas d'instinct. Il faut apprendre ce métier comme tout autre. La salle devra être balayée à l'aide d'un linge humide, deux fois par jour ; l'infirmière de nuit le fera le matin, l'infirmière de jour une fois dans l'après-midi.

Ce n'est pas chose facile, pour plusieurs d'entre nous, de tenir un balai pour la première fois ; quand on a compris qu'il fallait balayer chaque coin de la salle, il reste encore d'autres points à considérer.

Ne balayez pas dans un tel courant d'air que toute la poussière s'envole dans la salle à mesure que le balai la ramasse, et ne commencez pas le balayage avant que les lits ne soient faits, car de nouveaux duvets viendraient détruire votre ouvrage.

Déplacez tous les meubles, sauf les lits et les bibliothèques. N'oubliez pas les coins et recoins, cherchez la poussière sous les gros meubles, à l'aide d'une balayette enveloppée d'un chiffon. Et parce que vous aurez balayé ces endroits-là hier, ce ne sera pas une raison pour les omettre aujourd'hui. Le balayage terminé, ramassez soigneusement la poussière dans une pelle et brûlez-la. Il est préférable de commencer le balayage à une extrémité de la pièce et d'aller jusqu'au milieu, puis de recommencer, de nouveau, à l'autre extrémité de la même façon, afin de ne pas traîner la poussière d'un bout à l'autre de la salle. Il importe d'ajouter que chaque fois que la nature du sol le permettra, le balayage devra être pratiqué au moyen d'un linge humide. Dans la majorité des hôpitaux modernes, le sol est revêtu de carrelages ; il devra donc être lavé à grande eau chaque matin avec une solution de savon noir et d'eau de Javel. Ceci fait, la salle devra être essuyée. Et même cette humble fonction demande de l'habileté. Prenez un torchon propre et essuyez la poussière d'une main ferme ; ne vous servez pas de votre torchon comme d'un plumeau et ayez soin d'enlever tous les objets qui recouvrent une table avant de l'essuyer. Ce qui paraît minutieux n'est pas une grande affaire, le mobilier d'un hôpital étant très simple. La salle n'est pas encombrée de bibelots, excepté quelques petits vases ou pots de fleurs qu'il est facile de déplacer.

Rien n'entretient la propreté d'une salle comme la lutte quotidienne contre la poussière; rien ne maintient l'air pur comme une ventilation régulière et constante. Les armoires sont, dans bien des maisons, des réceptacles de choses inutiles et les refuges du désordre; mais les armoires d'hôpital sont toutes destinées à un usage spécial et doivent être tenues dans un ordre parfait, chaque chose à sa place, afin que l'on puisse mettre, même dans l'obscurité, la main tout de suite sur l'objet cherché. Chaque armoire et tiroir doit être confié à une personne qui en est responsable; l'une a la charge de l'armoire à médicaments, veillant à ce que les bouteilles soient remplies, les étiquettes propres, etc.; l'autre s'occupe de l'armoire à linge, rangeant chaque objet à sa place, prenant garde qu'une personne irresponsable, en cherchant le linge à la hâte, ne détruise l'harmonie de son arrangement.

Le linge dans un hôpital est une grosse dépense, tant par l'usure que par le blanchissage; les infirmières devront, tout en ne négligeant rien pour que les malades soient propres, éviter le gaspillage. Veiller à ne rien répandre qui puisse laisser des taches indélébiles (produits chimiques etc...); ne pas employer le linge aux usages auxquels il n'est pas destiné. Ne jamais mettre en usage une pièce de linge qui aurait besoin de raccommodage.

En retirant le linge des lits, ne pas secouer le drap; replier les bords vers le centre, éviter de porter le linge sale contre soi, le déposer de suite dans des poubelles fermées ou dans des sacs destinés à cet usage. Le triage du linge sale doit être fait dans une pièce |spéciale, désinfectée souvent, avec des blouses spéciales également. Le linge contaminé sera retiré du lit, placé dans des sacs de grosse toile et porté à la désinfection.

La désinfection du linge peut se faire :

1° Par l'étuve à vapeur, mais ce procédé a l'inconvénient de fixer les taches;

2º Par l'immersion dans une solution de crésyline et lessive de soude par parties égales, ou encore : solution en usage à l'hôpital de l'Institut Pasteur.

Pour 10 litres de désinfectant :

Crésyline.	200 grammes.
Savon noir.	100 —
Soude	50 —
Eau	1000 —

Faire chauffer. Immersion : 24 heures.

Les rebords des fenêtres seront savonnés chaque jour et les tables, généralement couvertes de napperons, seront nettoyées une fois par semaine.

Il faut essuyer les murs de la salle une fois par semaine, avec un balai à long manche recouvert avec un torchon. Nettoyer l'évier n'est pas le travail ordinaire de l'aspirante ; mais lorsqu'elle sera devenue surveillante de salle, elle devra veiller à ce qu'il soit tenu très propre et à ce qu'on le lave à l'eau bouillante 2 ou 3 fois par jour.

Les vitres seront lavées une fois par semaine avec de l'eau additionnée d'une ou deux cuillerées d'ammoniaque. On les essuiera avec une peau de chamois ; de même pour les glaces.

Il faut veiller à la propreté des appareils d'éclairage ; la poussière, soit sur les ampoules électriques, soit sur les becs de gaz, empêche la clarté.

Il importe de ne jamais ranger les ustensiles de nettoyage : balais, torchons, pelles, etc... sans les avoir débarrassés des poussières et flocons qui s'y attachent. On nettoie mal avec un ustensile malpropre.

Les W.-C. et les baignoires seront lavés avec une solution de crésyline à 1 p. 100.

Quand vous lavez les écuelles et les crachoirs, employez beaucoup d'eau chaude et ne laissez pas les anses sales. Il faut faire bouillir les crachoirs dans de l'eau bouillante, on y ajoute utilement de la crésyline à 1 p. 100 ; ils ne sont pas nettoyés par un jet d'eau froide et encore moins désinfectés. Les anses ont besoin d'être soigneusement

lavées parce que les crachats y adhèrent et qu'il est difficile de les en débarrasser.

Lorsque vous lavez des objets en verre, employez de
l'eau tiède et du savon et essuyez-les bien avec un torchon propre et vous les ferez briller au moyen d'une
peau de chamois douce; sans quoi ils resteront ternes
et gras. Il est difficile de bien nettoyer les urinals ; il
serait préférable d'en avoir deux pour le même malade ;
vous remplirez l'un d'un désinfectant pendant que le
malade se servira de l'autre. Si vous n'avez pas beaucoup de temps, ¡versez-y quelques gouttes d'acide nitri-
que ; ajoutez-y beaucoup d'eau et ayez soin en versant
l'acide de ne pas en laisser tomber.

Les bassins doivent être tenus scrupuleusement propres; on doit les laver à grande eau avec une balayette.
On se sert quelquefois d'un pinceau pour les anses dans
l'intérieur desquelles il est difficile de pénétrer et qui
doivent être tenues aussi propres que l'extérieur. Les
bassins et thermomètres individuels seront lavés après
la sortie du malade avec de l'eau de Javel à 5 p. 100.

Il faut aussi bien nettoyer et frotter les toiles cirées.
Placez-les sur une grande table bien solide que vous
aurez recouverte d'un linge propre, à moins qu'elle ne
vienne d'être nettoyée; vous pourrez ainsi frotter à votre
aise. Au lieu de mettre de côté vos caoutchoucs sales,
faites-les tremper dans l'eau froide en attendant le
moment où vous pourrez les frotter : ils seront ainsi plus
faciles à nettoyer. Il y a des séchoirs pour les toiles cirées ;
elles sont étendues sur une tringle, car rien ne les abîme
comme d'être pliées ; les plis cassent et le caoutchouc
n'est plus imperméable. Rangez-les dès qu'elles seront
sèches, sans quoi elles prendraient la poussière.

L'aspirante doit aussi nettoyer la planche derrière le
lit du malade. Il lui faudra laver le lit avec un désinfectant lorsque la literie aura été enlevée; mais la planche
sera lavée plus souvent. Il est bon d'ajouter un peu
d'ammoniaque à l'eau du nettoyage.

CHAPITRE III

LE LIT, LES VÊTEMENTS, LA VENTILATION

Une grande partie de la journée est employée à faire les lits, le bien-être des malades dépendant beaucoup de la façon dont ils sont faits. Le lit d'hôpital ordinaire est fort commode pour l'infirmière, ni trop bas, ni trop haut, ce qui permet de soulever le malade ; et assez étroit pour qu'on puisse aisément l'atteindre de chaque côté; enfin il est stable, étant construit en fer et sans roulettes.

Un des avantages des lits larges des maisons particulières est que le malade peut être changé de place le matin et le soir, si on le fait glisser d'un côté à l'autre de son lit. Mais une combinaison meilleure encore peut-être serait d'avoir deux lits étroits dans la même chambre, et de transporter le malade de l'un à l'autre.

Dans les hôpitaux nous avons peu de choix pour placer nos malades. Il faut réserver un endroit retiré et tranquille pour un cas d'ébranlement nerveux, un endroit bien à l'abri des courants d'air pour une bronchite chronique, et un malade ayant le délire doit pouvoir être surveillé de partout.

S'il s'agit de gardes à domicile, on peut souvent choisir non seulement la place du lit, mais aussi la chambre elle-même. De préférence, prenez une chambre ensoleillée et placez le lit de façon à permettre à votre malade de voir un peu du ciel par la fenêtre : mais en faisant attention qu'il n'ait pas la lumière du jour dans les yeux. Isolez le lit de façon à pouvoir l'aborder des deux côtés. Un paravent est un meuble fort utile pour protéger le malade des courants d'air pendant qu'on aère la pièce et pour éviter les entrées trop rapides de visiteurs intempestifs. Si vous n'en avez pas, il est facile d'en improviser un avec un porte-manteau et un drap.

Un lit à ressort élastique avec un matelas de crin est ce qu'il y a de mieux ; il n'y en a pas beaucoup dans les services d'hôpital, il vaut donc mieux les réserver pour les malades qu'on ne peut lever, tels que les typhiques ou les opérés de la région abdominale. Retournez toujours le matelas de haut en bas et non d'un côté à l'autre, afin qu'il s'use plus également. Mettez une couverture légère, non en double car elle s'userait en deux places au lieu d'une. Il est préférable de mettre les traversins et les oreillers dans des taies au lieu de les rouler dans le drap ; ils sont plus facilement maniés et secoués. Ne secouez jamais un oreiller sur le lit si vous ne voulez pas ébranler votre malade en même temps. Servez-vous d'une alèze (drap plié en quatre) d'une façon habituelle quand un malade garde le lit. Elle économise un drap propre et donne une sensation de fraîcheur au malade si on la change quelquefois de place. N'employez la toile cirée que lorsqu'elle est nécessaire, car son usage peut amener des escharres en empêchant l'évaporation de la transpiration. Mais il est beaucoup de cas où elle est indispensable, entre autres pour les enfants, les paralytiques, les épileptiques ou les malades auxquels l'immobilité absolue est ordonnée. Il est bon de maintenir ensemble le drap et le caoutchouc sur le matelas à l'aide de grosses épingles de sûreté, lorsque le malade ne doit pas être soulevé souvent. On évite ainsi les bourrelets et les plis qui se forment inévitablement. Le drap et les couvertures de dessous seront bien bordés avant de mettre le drap de dessus ; sans quoi le lit ne sera jamais en ordre ; si la couverture de dessus est trop longue, rentrez-la à la partie inférieure du lit ou mettez-la en double sur les pieds du malade, mais ne la doublez pas sur les épaules. Que le dessus du lit soit bien droit et autant que possible que tous les lits de la salle présentent un aspect uniforme et rangé, les rideaux régulièrement relevés. Ne permettez rien sous l'oreiller qu'un mouchoir de poche.

Il y a tout un art pour arranger un oreiller et il faut beaucoup d'expérience pour installer un malade confortablement et lui permettre de se reposer. Lorsque vous devez arranger des coussins, enlevez-les tous pour les secouer, mettez-le plus bas contre le dos du malade et soutenez-le bien pendant que vous accumulez derrière de bons et fermes oreillers ; ceux en bourre de laine sont préférables pour cela aux oreillers de plume que vous garderez pour la tête du malade. Prenez la peine de veiller à ce qu'il n'y ait pas de place vide : un coussin de plus ou de moins, s'il est bien placé, procure souvent une nuit calme au lieu d'une nuit agitée. Quatre oreillers de bourre de laine et un de plume sont un nombre suffisant pour soutenir un malade. Il faut veiller à ce que les enfants ne soient pas appuyés contre des oreillers convenant à des adultes.

Les couvre-pieds lourds sont toujours à éviter, surtout pour les enfants. S'il faut absolument vous en servir, mettez-les sur les pieds de l'enfant et bordez proprement le haut avec le drap et une couverture. Dans les gardes particulières, un drap blanc remplace avantageusement le couvre-lit.

L'aération des lits est assez difficile dans les hôpitaux ; à peine le malade est-il debout qu'on veut recouvrir son lit pour ne pas donner un aspect désordonné à la salle. Toujours prêtes à aérer le linge et les vêtements, nous oublions trop souvent de le faire pour les lits en usage. Un malade restant toute la journée dans son lit transpire et toute cette humidité passe dans les draps. Nous sommes obligées de changer la literie fréquemment, en partie pour satisfaire à ce besoin d'aération ; mais nous pouvons de plus tenter de faire prendre l'air aux lits chaque jour. Quand le malade est levé, ne laissez pas le lit couvert et les rideaux baissés jusqu'au moment où vous venez faire le lit; mais ouvrez les rideaux et mettez les draps et la couverture l'un après l'autre sur une chaise ; une demi-douzaine de lits ne peuvent être faits en même temps, laissez-leur le bénéfice de quelques minutes d'aération.

Lorsque le malade est assis pendant qu'on fait son lit, veillez à ce qu'il ne soit pas dans un courant d'air, ses pieds nus par terre, mais enveloppez-le bien dans une couverture, avec une boule lui servant de tabouret.

Les malades qui ne peuvent pas du tout se lever doivent être, deux fois par semaine, soulevés sur un brancard pendant qu'on met des draps propres à leur lit. Il faut quatre personnes pour cette opération, car un malade condamné à l'immobilité ne doit être pris qu'avec précaution. On change quelquefois le drap du dessous, le malade encore sur le lit; pour cela, le drap propre est ouvert et roulé à mi-largeur; le drap sale déborde et est également roulé jusqu'auprès du malade qui sera mis sur le côté, s'il peut remuer; prenez le drap propre, posez-le contre le drap sale et rentrez le bord sous le matelas; puis enlevez le drap sale, déroulez le propre et bordez-le. Si le malade ne peut être mis sur le côté, que quelqu'un le soulève légèrement pendant que vous glissez les draps sous lui. Il peut arriver qu'il soit plus commode de poser les draps propres au haut du lit, comme dans le cas d'un malade ayant les deux jambes dans des attelles. Pour ceci, posez le drap contre l'oreiller, bordez-le au haut du lit et aidez le malade à se soulever par la poulie ou corde attachée soit au pied du lit, soit au plafond, pendant que vous déroulez le drap jusqu'au pied du lit. Il est préférable de faire le lit à deux si le malade est lourd ou impotent.

Les lits pour fractures sont faits avec des planches posées en travers du lit, afin que celui-ci soit ferme et ne se creuse pas au milieu. On pose sur les planches un matelas bien ferme. Ce matelas est souvent fait en trois pièces, afin de pouvoir en enlever et en retourner une seule à la fois.

Les matelas d'eau sont plus spécialement employés pour les paralysies et les maladies de l'épine dorsale. Préparez le lit avec les planches, comme pour une fracture, à moins que la solidité des sangles soit garantie, car les matelas d'eau sont fort lourds. Les planches rendent le lit un peu trop élevé pour la commodité des soins à donner. Posez un matelas de laine, aussi plat que possible, sur le lit; posez dessus le matelas de caoutchouc vide, remplissez-le presque complètement avec de l'eau chaude. Ces matelas sont très chers et peu solides; il ne faut pas les jeter à terre, ni ajuster les draps dessus avec des épingles. Tout corps gras abîmant le caoutchouc, on doit isoler le malade au moyen d'une couverture chaque fois qu'on doit lui faire des onctions. Lorsqu'on ne s'en sert plus il faut bien le frotter et le sécher avant de le ranger.

Les oreillers et les coussins de caoutchouc sont d'un usage plus pratique; ils suffisent pour la plupart des cas; mais ils ont l'inconvénient de ne pas rester en place et de glisser. Ménagez une place un peu vide dans le matelas de laine pour y mettre le coussin de caoutchouc que vous remonterez un peu chaque jour.

Pour remplir un oreiller, mettez-le sur une table recouverte d'un drap grossier; remplissez-le d'eau jusqu'à ce qu'il soit difficile de sentir la table, en enfonçant au milieu de l'oreiller. Si vous enfoncez vos deux mains jusqu'à la table, il n'est pas assez garni et ne remplira pas le but proposé qui est d'isoler le malade du lit et de l'empêcher de s'appuyer toujours à la même place. Fermez hermétiquement et transportez l'oreiller dans le drap afin de ne pas l'abîmer en le saisissant par un des coins. Bordez bien la couverture inférieure des deux côtés ainsi que sur le haut près de l'oreiller. Après deux ou trois semaines d'usage, il faudra ajouter un ou deux pots d'eau pour remplacer celle qui se sera évaporée.

Tous les objets en caoutchouc en usage dans un hôpital doivent être très bien soignés, car ils sont coûteux. Il faut les enduire de temps à autre de glycérine afin d'éviter les cassures. Les conserver dans la poudre de talc. Les sondes en caoutchouc ne doivent pas séjourner dans l'eau.

Lorsqu'un malade est tenu rigoureusement au lit, il trouve souvent qu'il lui suffit de changer de linge une fois par semaine. L'infirmière doit le changer de linge deux fois par jour; ayant une chemise pour la nuit et une autre pour le jour; c'est un desideratum quelquefois difficile à réaliser dans un hôpital où les malades possèdent rarement une chemise de nuit; mais du moins les enfants doivent être changés après leur toilette de la nuit aussi bien qu'après celle du matin. Pendant que les malades adultes se lavent, il est bon d'étendre pendant quelques minutes leur chemise devant le feu ou de l'étaler sur le paravent à portée du lit. Dans beaucoup de cas prédisposant à la transpiration, comme les rhumatismes et la phtisie, il faut que la chemise soit complètement sèche avant d'être remise au malade. Rappelons-nous que dans ces cas, le vêtement directement porté sur la peau doit être en laine; le lainage, tel que la flanelle, a la propriété de laisser passer l'humidité de la peau et de permettre ainsi son évaporation. Vous pouvez facilement vérifier ceci sur un malade en forte transpiration; s'il a une chemise de coton par dessus une autre de flanelle, cette dernière sera relativement sèche, tandis que celle de coton gardant l'humidité sera mouillée. C'est une des raisons pour lesquelles la véritable flanelle est supérieure à la flanelle de coton, douce au toucher, mais qui garde l'humidité et laisse le malade frissonnant dans un vêtement mouillé.

Veillez à ce que votre malade soit bien couvert lorsqu'il se lève pour la première fois; il lui faut de chaudes pantoufles, une épaisse robe de chambre, et, si la saison est froide, une couverture sur les genoux.

Après le départ d'un malade, le lit sera lavé avec une solution d'eau de Javel. La literie sera aérée. En cas d'infection ou après décès elle sera désinfectée à l'étuve.

La ventilation de la salle est un problème difficile. Il n'y a pas un malade sur cinquante qui verra avec satisfaction une fenêtre ouverte et vous entendrez souvent des supplications pour la voir fermer. Vous savez pertinemment que la fenêtre doit être ouverte pour renouveler l'air, et dans votre intérêt et dans celui des malades ; mais il est généralement inutile de discuter avec eux et de leur expliquer qu'ils auront plus sûrement des maux de gorge si les fenêtres sont fermées que de mauvais rhumes si elles sont ouvertes. Ouvrez-les donc de bonne heure chaque matin et pendant la belle saison laissez-en une ou deux ouvertes la nuit, protégeant les malades exposés au courant d'air par des paravents ou des rideaux au-dessus du lit, si cela est nécessaire.

Il faut interdire aux malades d'ouvrir ou de fermer une fenêtre ; ce soin appartient à la surveillante : les aspirantes elles-mêmes ne doivent le faire que d'après ses ordres. Donnez à vos malades suffisamment de couvertures et des boules d'eau chaude s'il en est besoin ; mais veillez à ce que l'air frais soit sans cesse renouvelé dans la salle. De préférence, ouvrez les fenêtres du côté opposé à la direction du vent.

Ne fermez pas les volets dès l'apparition du soleil. Le soleil est le grand destructeur des microbes ; garder une atmosphère pure et saine dans une salle de malades est une considération plus importante que d'empêcher les tapis et les rideaux de se faner.

Réglez la température de la chambre au moyen du feu et de la fenêtre ouverte ; ne laissez pas tomber le feu vers trois ou quatre heures du matin, c'est le moment le plus froid de la nuit et ne chargez pas la grille au moment où le soleil pénètre dans la pièce.

Évitez d'agiter votre malade en remuant bruyamment le foyer la nuit ; un bâton constitue un tisonnier discret et un lit de cendres amortit le bruit des parcelles de charbon tombant à travers la grille ; il vaut mieux mettre le combustible à la main avec un vieux gant que de se servir des pincettes ou du seau.

L'air le plus vicié de la pièce est celui qui est près du plafond ; ceci étant donné, il est évident que le haut de la chambre a besoin d'autant de ventilation que la partie inférieure. S'il est impossible d'avoir une fenêtre ouverte très haut, essayez de faire un bon courant d'air dans le couloir et ouvrez la porte. Pour être efficace, la ventilation ne devrait être interrompue ni jour ni nuit.

CHAPITRE IV

ALIMENTATION

Il y a, entre l'acte de soigner et celui de donner la nourriture une si étroite corrélation, que le mot anglais « nurse », si usité même en d'autres pays, a la même étymologie : nourrir. Et miss Nightingale dit que « la fonction la plus importante de l'infirmière, après qu'elle a procuré de l'air pur à son malade, est de surveiller son alimentation et de rapporter au médecin ses observations à ce sujet ». Quelle nourriture donner? Quand et comment la donner ? Telles sont les questions qui nous intéressent toujours spéci alemet.

Hâtons-nous de dire que l'établissement des régimes hospitaliers a subi et subira encore des modifications fréquentes. Il est naturel qu'au fur et à mesure que se réalisent des progrès scientifiques en matière alimentaire, les médecins en fassent bénéficier les malades én appliquant à leur régime les améliorations nouvellement obtenues.

Nous insérons ici, le tableau des régimes adopté en 1924 par le Conseil supérieur de l'Assistance publique (1) pour les Hôpitaux civils (Règlement-modèle).

MENU GÉNÉRAL

Premier déjeuner. — Potage ou café au lait (soupe au lait pour les enfants).

(1) Voir chapitre X, *Administration hospitalière*, note.

Repas de midi. — Potage, un plat de viande ou poisson, un plat de légumes, un dessert (fromage ou fruits).

Repas du soir. — Potage, légumes (œufs ou viande pour les malades), un second plat de légumes ou pâtes en remplacement pour les vieillards.

Les enfants ont de plus le goûter.

RÉGIMES SPÉCIAUX (HÔPITAL ET HOSPICE).

1° *Régime lacté pur*;

2° *Régime lacto-végétarien*;

3° *Régime déchloruré avec ou sans viande*;

4° *Régime de suralimentation pour les tuberculeux* : régime des malades, plus 100 grammes de viande crue ou 100 grammes de suc de viande, ou deux œufs par jour et 20 grammes de sucre (cuisine au beurre);

5° *Régime des dyspeptiques entéritiques* : régime hydrocarboné, potages, farineux, pâtes, riz et sucres, fruits cuits;

6° *Régime pour diabétiques.* — Deux catégories :

a) DIABÈTE SANS DÉNUTRITION. — Suppression des farineux (sauf les pommes de terre). — Viande et corps gras en quantité normale. — Prédominance des légumes frais aqueux non farineux.

b) DIABÈTE AVEC DÉNUTRITION. — Diminuer ou supprimer suivant les cas la viande et les corps gras.

Certains hôpitaux privés ont adopté une série de régimes allant de 1 à 8 et comprenant à peu près toute la gamme alimentaire répondant aux diverses affections dont souffrent les malades. La Maison-École d'Infirmières privées préconise la liste que nous donnons ci-après, d'ailleurs toujours modifiable.

RÉGIMES

N° 1. — *Régime normal* (cas de chirurgie, convalescents).

Premier déjeuner : (1)

Lait	200 gr.
Café	15 gr.
Sucre.	15 gr.
Pain	150 gr.

(1) Evaluation approximative en calories 415.

Repas de midi : (1)

Viande de boucherie	150 gr.
Légumes secs, ou pâtes alimen- taires ou riz, etc	40 à 80 gr.
	(suivant la substance choisie).
Fromage.	25 gr.
ou Confitures.	40 gr.
ou Entremets sucré.	
Pain	200 gr.
Eau de boisson	1/2 litre.

Goûter : (2)

Thé, 1 grande tasse ou 2 petites .	120 cm3
Pain, grillé de préférence. . . .	100 gr.
Beurre.	10 gr.
Sucre	15 gr.

Diner : (3)

Potage.	300 cm3
Légumes verts frais.	200 à 250 gr.
soit Viande.	150 gr.
soit Entremets nourrissants.	
On peut ajouter fruit ou fromage.	
Pain	150 à 200 gr.
Eau de boisson	q. s.

N° 2. — *Régime de diète aqueuse* (analogue au R. 1. des hôpitaux.

> Bouillon de légumes
> Tisanes sucrées
> Eau bouillie ou eaux minérales.

N° 3. — *Régime liquide intégral* (régime lacté des hôpitaux).

Lait maximum	3 litres.
ou succédanés tels que : kéfir, yo- ghourt, koumiss.	
Eau de Vichy.	q. s.
Café dans certains cas.	

N° 4. — *Régime lacto-végétarien.*

Matin :

Potage, lait avec riz ou tapioca .	200 à 300 gr.

10 heures :

Lait	300 gr.

(1) Evaluation approximative en calories 775.
(2) Evaluation approximative en calories 250.
(3) Evaluation approximative en calories 700.

Grand déjeuner :

> Lait . . . . 200 gr.
> Pâtes alimentaises.
> 1 ou 2 biscottes.

4 heures :

> Lait . . . . 300 gr.
> Dîner (vers 7 heures du soir).
> Potage au lait. . . . . 300 gr. environ.
> Légumes verts.
> Biscottes.
> ou Œuf et un peu de confitures,

Le soir, vers 10 heures :

> Lait, sucré ou non . . . . 300 gr.

N° 4 bis. — Même régime avec un ou deux œufs suivant les cas.

N° 5. — Régime des convalescents.

Petit déjeuner :

> Le même que pour le régime normal.

Grand déjeuner :

> Côtelette de mouton.
> ou la 1/6 partie d'un poulet.
> Purée de pommes de terre. . . . 150 gr.
> ou Légumes secs en purée.
> Riz au lait.. . . . . 90 gr. environ.
> Biscottes.
> Boisson, eau.. . . . . q. s.

Goûter :

> Un œuf.
> ou Gelée de viande. . . . . 20 gr.
> Thé au lait sucré . . . . 120 a 130 gr.
> ou Café au lait sucré.

Dîner :

> Potage au lait ou au bouillon. . . 300 cm3 environ.
> Poisson. . . . . 160 gr.
> ou Cervelle . . . . 120 gr.
> ou Œufs.
> Fruits cuits. . . . . 100 gr.
> ou Confitures (quantité moindre).
> Biscottes.
> Eau . . . . q. s.
>   (Vins ou bière sur avis du médecin).

N° 6. — *Régime sur-azoté* (ou régime carné).

Régime normal, auquel on ajoute :

Viande crue. . . . . 100 à 150 gr.
ou Deux œufs.

N° 7. — *Régime déchloruré* (albuminuriques, brightiques).

Petit déjeuner :

Pain ou biscottes sans sel. . . . 100 gr.
Lait . . . . 200 gr.
Café . . . . 15 gr.
Sucre. . . . . 15 gr.
Beurre . . . . 10 gr.

Grand déjeuner :

Viande bouillie, sans sel. . . . . 100 gr.
Pommes de terre . . . . 100 gr.
ou Riz, sans sel . . . . 40 gr.
ou Légumes cuits au sucre :
Carottes ou petits pois. . . . . . 80 gr.
Dessert, confitures ou fromage,
    ou crème non salés.
Pain sans sel. . . . . 150 à 200 gr.
Eau . . . . 400 gr.

Goûter :

Pain sans sel . . . . 100 gr.
Beurre.
Thé, café sucré en petite quantité.

Diner :

Potage lait . . . . 200 gr.
Potage tapioca . . . . 30 gr.
Légumes verts, artichauts, pois
    préparés avec de la gelée de
    viande non salée, ou au lait.
Salade préparée au jus de citron.

N° 8. — *Régime déglycosé* (sans glucose, pour diabétiques).

Comprend deux régimes :

I. — On ajoute le régime carné en supprimant les sucres.
II. — Suppression non seulement des sucres, mais de tous les fécu-
    lents, tous les légumes secs, excepté les pommes de terre.
      Si le diabétique est en intoxication, on supprimera même la
    viande.

Petit déjeuner :

  Café au lait.
 ou Thé au lait.
  1 ou 2 œufs.
  Pain spécial, sans hydro-carbonés. 20 gr.
  Beurre . . . . 10 gr.
  Thé ou café édulcoré avec de la
   glycérine chimiquement pure.

Grand déjeuner :

  1 ou 2 œufs.
  Pommes de terre bouillies. . . . 200 gr.
  Légumes verts . . . . 248 à 250 gr.
  Pain spécial . . . . 50 gr.
  Boisson vin de Bordeaux . . . . 1/4 litre.
  Boisson coupé avec eau de Vichy. 1/4 litre.
    sur indication du médecin.
  Crème fraîche ou fromage blanc. 50 gr.

Goûter :

  Crème fraîche.
 ou Fromage blanc.

Diner :

  Bouillon de viande avec jaune
   d'œuf ou œuf à part.
  Viande ou poisson. . . . . 100 à 150 gr.
  Légumes verts.
  Fromage salé . . . . 50 gr.
  Pain.
  Vin mêmes quantités qu'au déjeuner.

Les repas doivent être servis d'une façon intelligente ; la nourriture saine et abondante des hôpitaux contribue souvent au rétablissement des malades. Cela est surtout le cas pour des enfants mal nourris, qui arrivent sans autre idée d'alimentation qu'une croûte de pain et un doigt de vin et qu'il faut cajoler et distraire pour leur faire prendre des laitages et de la viande.

Le régime complet ne comporte pas nécessairement pour chaque malade même et égale ration. L'un peut être un convalescent affamé qui ne laisse pas une miette sur son assiette ; l'autre, un homme délicat avec un petit appétit et qui ne pourra se décider à entamer une portion trop copieuse. Essayez de flatter le goût du malade et de le consulter sur ses préférences pour le gras et le maigre, pour la viande rôtie ou saignante, et variez son régime le plus possible. Mais à qui que cela soit qu'il faille porter à dîner, veillez à ce que la viande soit bien découpée, bien présentée, sur une assiette chaude, avec sel, pain, couteau et fourchette. Voyez à ce que la position du malade lui permette de se servir commodément, sinon soutenez-le. Etendez une serviette sous son assiette pour préserver des taches et donnez-lui de quoi boire à chaque repas. Quand un malade est très faible et manque d'appétit, ce sont les petites attentions qui peuvent le pousser à manger et leur absence suffit souvent pour qu'il ne veuille rien prendre.

Les heures des repas dans les hôpitaux sont réglées par les autorités avec l'expérience de bien des années d'essais et des perfectionnements ; il faut donc les observer exactement. Le déjeuner de 6 heures semble matinal mais le malade, qui commence par s'en plaindre, s'y habitue rapidement et souvent une tasse de thé chaud, accompagnée d'un peu de nourriture, porte à s'endormir de nouveau. Nous entendons continuellement les gardes de nuit dire : « Il n'a pas fermé l'œil de la nuit, mais après le déjeuner, il a eu une heure de sommeil. » Nous remarquons la grande proportion de malades endormis lorsque la garde de jour prend le service à huit heures.

Le dernier repas avant le coucher doit être léger ; aussi nous donnons du pain, du beurre, du lait ou du bouillon à 7 heures du soir, de préférence à un lourd et indigeste souper. Un peu de nourriture, telle qu'une tasse de lait chaud ou de bouillon, quelques biscuits, ou du pain et du beurre provoquera souvent un peu de sommeil chez un malade qui se sera agité pendant des heures. Dans des cas d'insomnie, on peut toujours essayer de ce facile remède.

Le thé ne doit pas infuser longtemps, sous peine d'avoir une action trop excitante sur le système nerveux. Si l'on veut conserver du thé pour un certain nombre de per-

sonnes, il importe de ne jamais laisser séjourner les feuilles de thé dans la théière ou le récipient où on le garde.
Le thé, une fois fait, peut être réchauffé au besoin, mais
le lait, s'il y a lieu, ne doit jamais y être versé qu'au
moment de le servir.

Les infirmières doivent bien se pénétrer de l'idée que
la nourriture des malades doit être parfaite dans son
genre et servie élégamment. Goûtez-la, avant de
l'apporter au malade, pour être sûre que le bouillon est
assez salé, que le lait n'est pas brûlé, mais ne la goûtez
pas en sa présence, ni avec sa cuillère. La pauvreté des
malades n'est pas une raison pour les offenser dans leur
délicatesse ou dans leur propreté. Ne répandez rien dans
les soucoupes et veillez à ce que les plats chauds le
soient réellement; on aime peu, généralement, les ali--
ments tièdes. Quand le malade ne veut plus d'un plat,
enlevez-le de suite et ne le laissez pas pendant une
heure ou deux dans l'espoir qu'il en reprendra ; il vaut
mieux lui en porter moins que trop, car il est préférable
qu'il en désire davantage que d'être rebuté par la quantité servie devant lui. Si c'est possible, évitez d'apprêter
aucune nourriture devant le malade; il prendra plus
facilement un aliment simple comme des œufs ou du lait,
s'il ne les a pas vus préparer. Ne demandez jamais à un
malade sans appétit s'il désire ceci ou cela, à moins que
vous n'ayez la chose préparée sous la main, car s'il a le
temps de la réflexion, en attendant il changera d'avis, il
n'en voudra plus. Souvent la répugnance d'un malade
pour un aliment vient de ce qu'il ne peut le digérer et
qu'il lui donne des nausées. Dans ce cas, laissez-le tranquille quelques heures et voyez si l'abstention fait du
bien à son estomac; s'il est trop faible pour être laissé
sans aucune nourriture un certain temps, donnez-lui souvent de très petites quantités de liquide, par exemple
une cuillerée à café de lait ou d'eau d'orge. Dans ses
« Notes sur les soins à donner aux malades », miss
Nightingale dit que les personnes qui ne peuvent

prendre de nourriture solide le matin, ayant la bouche sèche après une nuit agitée et fiévreuse, doivent avoir une cuillerée de lait ou de bouillon toutes les heures, jusqu'au moment où elles se sentent assez bien pour prendre quelque chose de plus solide. Ainsi qu'elle le dit énergiquement : « N'importe quel malade qui peut avaler, peut toujours prendre ces choses s'il le veut ». Nous rencontrons souvent des malades qui disent qu'ils ne peuvent et ne pourront jamais boire de lait. Si le lait était dans un flacon de pharmacie et si l'on en mesurait deux cuillerées à bouche dans un verre, ils le prendraient et le garderaient. Non que ceci soit un bon moyen de le faire absorber, mais si quelqu'un est vraiment prêt à avaler n'importe quel médicament, quelque mauvais fût-il, il pourra toujours prendre une semblable quantité de lait *s'il le veut*. C'est ici qu'une bonne infirmière se révèle ; elle persuade le malade, en dépit de lui-même à prendre ce qui est utile à son rétablissement. Le pouvoir de persuasion et une inaltérable patience donneront à la garde qui possède ces qualités un grand avantage sur les autres.

Observez l'appétit du malade. Sachez s'il a absorbé sa ration avec plaisir, s'il en a eu trop ou pas assez. Et dans votre rapport ne commettez pas l'erreur de confondre ce que vous avez donné au malade avec ce qu'il a pris en réalité.

Quand vous nourrissez un enfant, mettez dans la tasse la quantité exacte qu'il doit avaler : ne lui en donnez jamais la moitié en lui disant qu'il aura le reste plus tard. Il aimera aussi mieux boire dans un petit verre plein que dans un grand verre à moitié vide.

Une tasse à bec en verre est utile pour des personnes très malades, on voit mieux que dans la porcelaine la quantité prise par le malade.

Il ne faut réveiller un malade pour le nourrir que si c'est indispensable, Demandez au médecin combien de temps on peut le laisser dormir et guettez le moment du réveil pour apprêter de suite sa nourriture. Le médecin ordonne généralement le régime à suivre, mais la garde doit le pressentir et savoir comment nourrir le malade en attendant le docteur. Tout cas aigu avec une température élevée doit être maintenu strictement au régime lacté ; et c'est même une coutume établie dans les services médicaux de ne donner que du lait aux malades jusqu'à la première visite du médecin. Certains malades souffrant de la tête ou des intestins ne peuvent prendre que quelques cuillerées de lait avant qu'un régime approprié leur soit prescrit.

Une longue et affaiblissante maladie, telle que la phtisie, nécessite le plus de nourriture possible, en évitant toutefois la suralimentation qui fatiguerait le tube digestif du malade : donnez des œufs et beaucoup de lait en supplément du régime complet. Rappelez-vous que le consommé est plus stimulant que nourrissant et ne doit pas prendre la place d'un aliment plus substantiel. La gelée aux fruits n'est pas non plus très nourrissante mais on la prend volontiers et cela vaut mieux que rien du tout ; les malades la préfèrent souvent aux bonbons.

Quand le lait n'est pas digéré facilement, essayez de le donner très froid, mélangé avec de petits morceaux de glace, ou bien coupez-le par moitié avec de l'eau de seltz ou de la limonade. Si tout ceci ne sert à rien, peptonisez le lait. Il y a plusieurs manières de le faire. En voici une : Prenez un demi-litre de lait, 120 grammes d'eau bouillante, 4 grammes de solution pancréatique, 1/2 gramme de bicarbonate de soude. Mettez dans une casserole près du feu, à une température de 60 degrés pendant vingt minutes, puis faites bouillir et, dès les premiers bouillons, versez dans un bol ou dans un pot et mettez au frais, car il faut faire refroidir rapidement, sinon le mélange deviendrait amer. On peut modifier la préparation de ce mélange. Certaines infirmières partagent le lait, en font bouillir une moitié et la mêlent à l'autre partie froide, ne se servant pas d'eau bouillante ; d'autres prennent une plus forte dose de solution pancréatique, tandis que d'autres encore se servent de peptone en poudre. Dans tous les cas, on ne peut éviter un goût particulier, mais on peut l'empêcher d'être amer.

Le lait mélangé avec de l'eau de chaux réussit dans certains cas. L'eau de chaux se trouve chez le pharmacien ou peut être faite à la maison.

Prenez un morceau de chaux, mettez-le dans une bouteille pleine d'eau distillée, remuez bien et versez soigneusement l'eau afin de laisser la chaux non dissoute au fond de la bouteille ; servez-vous en proportion d'une partie d'eau de chaux pour deux parties de lait. Ne craignez pas de mettre trop de chaux dans le mélange, l'eau n'en dissolvant qu'une certaine quantité (1).

Un malade soumis au régime lacté doit prendre trois litres par jour. S'il a une maladie aiguë, telle que la fièvre typhoïde ou la diphtérie, nous le lui donnerons fréquemment, et en petite quantité ; à peu près un demi-verre toutes les deux heures. S'il n'est pas nécessaire de le nourrir aussi souvent, nous partagerons sa ration par 1/4 de litre et nous lui en donnerons 125 grammes à chaque repas le jour, et la même quantité la nuit

Les malades se fatiguent si vite du régime lacté qu'il faut user de beaucoup d'éloquence pour les persuader de le continuer. Essayez de le faire prendre de différentes façons ; les uns préfèrent le lait bouilli ; les autres glacé ; un autre avec de l'eau de seltz ; un autre ne l'avalera qu'aromatisé avec du thé ou du café. Quelquefois, les personnes soumises au régime lacté ne doivent le prendre qu'une ou deux fois par jour ; on peut le leur préparer en blanc-manger avec de la gélatine. On peut le donner aussi caillé ou en petit-lait, ou encore coupé de bouillon de légumes. On peut aussi le faire absorber sous forme de képhir ou de yohourt. Dans les grandes villes on trouve ces préparations dans des maisons spéciales. Mais il est

____

(1) Eau de chaux à saturation.

aisé de le préparer soi-même à l'aide de ferments des-séchés qui existent dans le commerce.

Il n'est pas nécessaire de donner du lait à un malade altéré chaque fois qu'il demande à boire. Tenez-vous au principe de 3 litres par jour et donnez-lui de l'eau d'orge ou de la limonade pour apaiser sa soif ou, ce qui est mieux encore, de l'eau pure, qu'on peut généralement donner toujours sans mesurer la quantité. C'est un pré-jugé de croire que l'eau froide est mauvaise pour les malades ayant la fièvre. Un médecin n'interdit presque jamais l'eau, excepté dans les cas où les malades ne doivent pas absorber plus d'une quantité donnée de liquide ou après une opération sérieuse.

C'est une cruauté de priver d'eau un enfant altéré, car le lait n'apaise guère la soif. Mais veillez à ce que le malade ait bien pris sa ration de lait avant de lui donner une autre boisson.

Tous les malades souffrant des reins, doivent spécia-lement être encouragés à boire : de l'eau, de l'eau de seltz, du thé, peu importe, selon leur goût. L'eau chaude, mais non pas tiède, est un breuvage désalté-rant, préférable ordinairement à une boisson froide. Faites bouillir l'eau si vous avez le moindre doute sur sa pureté.

Le lait bouilli est également plus salubre que lorsqu'il est cru et passe pour être ainsi plus facile à digérer, il se conserve certainement mieux, la cuisson ayant détruit les germes qui le feraient tourner. Evitez de placer le lait dans un endroit chaud et rempli de mauvaises odeurs. La ration de lait pour la ration journalière du service doit être gardée à l'air, mais à l'abri de la poussière.

Le consommé mal fait est un aliment aussi désa-gréable qu'inutile à donner à un malade; quand il est bien préparé, soigneusement passé et parfumé, c'est un excellent supplément à son régime. Donné un quart d'heure avant le repas, il éveille l'appétit.

Prenez 500 grammes de bœuf cru ; hachez-le plutôt fin,

mettez-le dans une casserole propre avec un demi-litre d'eau froide sans sel. Laissez bouillir doucement plusieurs heures, sans que ce liquide cuise trop vite, et versez le consommé dans un plat peu profond. Quand il est bien froid, enlevez toute la graisse et assaisonnez au goût du malade ; aromatisez avec sel, poivre ou graine de céleri ou Liébig.

Variez le plus possible et ne passez le mélange que dans des cas particuliers. Nombre de cas exigent de préférence le bouillon de légumes ou le bouillon de céréales.

On ne donne généralement pas de consommé aux rhumatisants avec néphrite aiguë ni dans quelques autres maladies.

Le jus de viande est ordonné aux personnes qui ne supportent pas une nourriture ordinaire ou aux convalescents. La dose ordinaire est pour les enfants de 4 à 8 grammes par jour, pour les adultes 15 grammes plusieurs fois par jour.

Pour le préparer, prenez 500 grammes de viande de bœuf hachée crue et un demi-litre d'eau. Chauffez à 60 degrés. Remuez pendant un quart d'heure après avoir mis sur le feu, ne laissez pas la température monter à plus de 65 degrés. Refroidissez et ajoutez 100 grammes de consommé ordinaire et 4 grammes de sel pour assaisonner. Filtrez à travers une mousseline, dans une bouteille que vous bouchez avec un tampon d'ouate, et conservez dans la glacière. Ne réchauffez ce mélange qu'au moment de le donner au malade. Il faut le plus grand soin pour maintenir la cuisson à la température voulue et pour cela un thermomètre est nécessaire, car si la chaleur dépasse 70 degrés, ce ne sera plus que du consommé ordinaire, ainsi que vous le constaterez par la couleur changeant du rouge au brun ordinaire du consommé.

La recette précédente est la meilleure pour préparer du jus de viande ; il y a plusieurs autres méthodes rapides, mais inférieures. En voici quelques-unes :

Hachez la viande dans la machine à hacher, mettez-la dans un récipient avec assez d'eau pour la recouvrir, ajoutez quelques gouttes d'acide chlorhydrique, puis laissez reposer douze heures dans un endroit frais et filtrez avant de servir. Il ne doit plus y avoir de substance rouge dans la viande quand le jus est fait.

Vous pouvez aussi couper la viande par petits morceaux, la mettre dans un gobelet, recouvrir d'eau : puis, mettez le tout pendant quelques minutes sur le feu dans une casserole d'eau chaude non bouillante.

Coupez la viande, mettez-la entre deux assiettes avec un poids lourd pesant sur l'assiette supérieure. Cette recette n'est ni économique, ni très pratique, mais il en résulte du jus de viande pur, sans eau.

On ordonne souvent aux enfants de la viande crue. Une cuillerée à café est suffisante pour une dose ; le goût doit en être masqué avec du sucre avant de la donner. Prenez de la viande maigre de bœuf ou de mouton, coupez-la en très petits morceaux et réduisez-la en pâte, en la pilant dans un mortier. Passer au tamis fin et prenez soin de ramasser ce qui est resté sous le tamis pour le joindre au reste.

Le jus de viande crue n'est pas appétissant ; il vaut mieux le donner dans un peu de consommé ou mélangé avec du lait ; ou peut encore le faire prendre dans une cuillère couverte.

Pour préparer de l'eau d'orge, prenez 60 grammes d'orge perlée ; lavez-la à grande eau ; ajoutez-y un litre d'eau ; laissez bouillir lentement dans une casserole pendant une demi-heure ; filtrez avant de vous en servir. Donnée comme boisson, l'eau d'orge peut être parfumée avec un peu de sucre et de citron.

Le bouillon de légumes est une précieuse ressource pour varier le régime lacté, ou pour commencer une alimentation après maladie prolongée. Il est aussi employé pour les nourrissons dans certains cas. En voici une formule assez usitée : Pour 1 litre d'eau.

Pommes de terre . . . . 65 gr.
Carottes. . . . . 65 —
Haricots . . . . 25 —
Navets . . . . 25 —

Faire bouillir 3 heures, passer sans presser et ramener au litre avec eau bouillie.

L'eau albumineuse est donnée dans des cas de nausées persistantes lorsque le malade rejette tout ce qu'il prend. Prenez les blancs de deux œufs très frais ; battez-les en enlevant soigneusement toutes les petite fibres ; ajoutez un quart de litre d'eau bouillie froide ; le mélange doit être clair et sans goût ; il est donné glacé, fréquemment et par petites doses aux personnes qui vomissent. Il peut être donné en plus grande quantité aux malades qui ne veulent boire que de l'eau.

Le goût de l'albumine ne doit pas être soupçonné si la boisson est bien faite. Elle n'est pas très nourrissante mais elle vaut souvent mieux que la diète absolue.

On ajoute de la même façon un jaune d'œuf à une tasse de café sans que le malade s'en doute. Séparez bien le jaune du blanc, battez-le dans le café pas trop bouillant ; il faut enlever le blanc, car l'albumine se coagulerait, rendrait le café granuleux et d'un goût désagréable.

Il est inutile de chercher à suralimenter un malade qui a une forte fièvre ; les fonctions digestives sont affaiblies par la température et la nourriture ne peut être assimilée. Du reste, le malade n'a pas d'appétit lorsque la température est élevée. Soyez satisfaites s'il veut bien prendre une quantité suffisante de lait.

De même ne fatiguez pas un mourant en le forçant à se nourrir.

CHAPITRE V

NOURRITURE ARTIFICIELLE

On doit recourir à la nourriture artificielle lorsque le malade ne peut ou ne veut avaler, ou dans des cas d'opérations au niveau de la langue, du larynx, de l'estomac, ou dans la partie supérieure de l'intestin.

Lorsqu'un malade est insconscient, il est cependant nécessaire de le nourrir. Ranimez-le autant que possible; passez la cuillère contre sa bouche afin de mouiller ses lèvres avec du lait; souvent il ouvrira la bouche involontairement. Enfoncez alors la cuillère aussi profondément que possible dans sa bouche et versez la nourriture, quelques gouttes à la fois.

Ne versez pas le lait dans la bouche du malade s'il ne l'avale pas, car il le laisserait couler goutte à goutte dans la trachée. Si vous essayez de nourrir par ce moyen des personnes complètement inconscientes, la nourriture pénétrera dans la trachée au lieu de l'estomac, et produira des accidents graves (pneumonie par déglutition).

Dans ce cas il faut nourrir le malade par le tube nasal. Préparez pour le docteur une sonde molle, longue de 0 m. 30, stérilisée préalablement. Ayez une cuvette d'eau bouillante pour amollir le tube, de la glycérine dans une soucoupe pour l'enduire, un petit entonnoir de verre pour adapter au tube et la quantité nécessaire de nourriture liquide dans un récipient à bec.

Pour un adulte on donne un demi-litre à la fois; généralement ce sera du lait et du consommé avec un œuf battu. Naturellement, la nourriture doit être chauffée.

Il est peu probable qu'on charge une infirmiére d'introduire le tube nasal avant qu'un médecin lui ait montré la manière de procéder. Le tube doit être poussé doucement, droit, contre la paroi du nez, pas en l'air, dans une longueur de 25 centimètres pour un adulte.

La grande difficulté dans cette façon de nourrir un malade inconscient, est que le tube peut passer dans la trachée : une crise de toux violente vous avertira qu'il se passe quelque chose d'anormal. Mais si le malade est complètement inconscient, vous pouvez avoir des doutes sur l'exacte position du tube. Observez alors si l'air n'est pas aspiré et expiré par le tube et si la respiration est altérée ; si vous n'êtes pas fixée, enlevez le tube et constatez que vous l'avez bien placé avant de verser la nourriture. Versez-la lentement d'abord mais veillez à ce que le tube soit toujours rempli ; empêchez l'air d'entrer en pinçant le tube à chaque fois que vous versez le liquide. Continuez régulièrement jusqu'à la fin. Si l'enfant est disposé à se débattre, enveloppez-le dans un grand drap qui l'empêchera de remuer les bras ; mais il serait préférable de lui faire tenir le bras par un aide.

On nourrit quelquefois, de cette manière, un enfant qui refuse de prendre aucun aliment, soit à cause du délire ou par simple méchanceté. Un bon moyen pratique, dans ce cas, est de mettre une petite cuillerée de sel dans la nourriture donnée, l'enfant aura soif et la fois suivante se nourrira sans difficulté.

On fixe quelquefois quelques centimètres de tube de caoutchouc au bec d'une tasse et le lait est versé dans l'arrière-bouche ; ceci doit être fait soigneusement et on doit laisser respirer le patient entre chaque gorgée.

On peut nourrir aussi les malades au moyen d'une poire en caoutchouc dont on introduit la canule dans la bouche, pressant doucement la poire pour envoyer le liquide dans l'arrière-bouche.

Les malades qui avalent difficilement, se nourrissent parfois plus aisément la tête renversée en arrière sur l'oreiller.

Lorsqu'il est impossible de nourrir les malades par la voie ordinaire, l'alimentation par le rectum est nécessaire. On l'ordonne généralement après des interventions sur l'estomac; dans des cas d'ulcère de l'estomac, ou d'obstruction du canal alimentaire, au niveau de la gorge, de l'œsophage, de l'estomac ou de tout autre point empêchant la nourriture de passer par la voie naturelle.

La nourriture solide et liquide peut être donnée par le rectum. Les aliments solides, sous forme de suppositoires, en petits cônes de viande ou de lait comprimé.

Pour l'administrer, tournez le malade sur le côté droit, graissez le suppositoire avec de la vaseline ; couvrez votre index avec un morceau de gaze, également vaseliné, et poussez la pointe du suppositoire en avant. Vous le sentirez glisser au bout de votre doigt lorsqu'il aura été bien poussé dans l'intérieur du sphincter. Ayez une serviette à la main et pressez l'anus pour assurer sa rétention. Mais la méthode usuelle et la plus efficace pour l'alimentation rectale se fait au moyen de lavements nutritifs.

Il est inutile d'essayer de nourrir ainsi un malade dont l'intestin est encombré de matières fécales; donc, à moins qu'il n'y ait eu action récente, la première chose à faire est de dégager l'intestin par un lavement d'eau et de savon. Après quoi, le malade sera laissé au repos une demi-heure avant de procéder à son alimentation.

250 grammes de nourriture liquide sont souvent donnés à la fois, — ceci est généralement alterné avec un lavement salé. Ainsi, si 250 grammes de lait peptonisé sont administrés à 2 heures, à 6 heures un lavement salé sera donné et à 10 heures de nouveau du lait. Il est suffisant de donner toutes les quatre heures un lavement. Il faut procéder comme suit :

Ayez un tube de caoutchouc mou, long de 80 à 90 centimètres, communiquant à son extrémité à un entonnoir en verre de bonne grandeur et l'autre une sonde dure ou canule. Cet appareil sera chauffé avant de s'en servir, en versant de l'eau chaude dans le tube. Afin de faciliter l'introduction de la sonde, graissez-la; si le malade peut être remué, couchez-le sur le côté droit, les genoux légèrement repliés. Versez le liquide dans l'entonnoir jusqu'à ce que le tube soit rempli jusqu'en haut, et entrez celui-ci dans le rectum aussi loin que possible, ce qui peut être de 12 à 15 centimètres. Empêchez le liquide de s'échapper du tube pendant que vous l'introduisez dans l'intestin, soit en pinçant le tube entre le pouce et l'index, soit en abaissant l'entonnoir au-dessous du niveau du tube.

Pour assurer la rétention du liquide, on doit se rappeler deux conditions :

1° Il faut que la température du lavement soit celle du corps ;

2° Il doit être donné aussi lentement que possible. L'entonnoir doit être un peu au-dessus du niveau du lit et le tube sera pincé pour permettre au liquide de couler doucement.

Une sonde œsophagienne est d'un usage plus commode que le tube ordinaire ; comme elle est extrêmement molle, il n'y a pas de danger de blesser les membranes muqueuses du rectum. Cependant, avec n'importe quel genre de tube, il faut veiller à ne causer aucune douleur au malade; s'il se plaint, la garde agira avec plus de douceur.

La canule dure pourrait percer la membrane du rectum, si la nourriture ou un corps septique entrait dans la plaie, un abcès serait à craindre, retarderait la guérison et des accidents graves et douloureux seraient la suite de l'imprévoyance de l'infirmière.

Pour préparer le lavement nutritif : prenez trois blancs d'œufs, 60 grammes d'amidon en poudre et une pincée de sel. Mélangez bien et ajoutez du lait peptonisé ou de l'eau chaude à 40° pour atteindre la mesure de 250 grammes.

Ceci ayant été donné à deux heures, on ordonnera probablement au malade de prendre, à six heures, 250 grammes de solution salée, préparée ainsi :

4 grammes de sel dissous dans de l'eau à 40°. Si le malade ne peut prendre cette quantité, on diminuera la dose, mais beaucoup de personnes peuvent la supporter.

On se sert souvent de lait simplement peptonisé pour ce genre d'alimentation; quelquefois du jus de bœuf cru et d'autres formes de nourriture liquide sont ordonnés. Mais avec n'importe quel genre de lavement nutritif, le malade prendra 1 litre 1/2 ou 2 litres par jour de solution salée ; en partie pour apaiser la soif qui souvent est torturante après les opérations abdominales et dans les autres cas où l'alimentation par le rectum est nécessaire.

Des stimulants et des médicaments peuvent être ajoutés à un lavement; ainsi, par exemple, 2 cuillerées à bouche d'eau-de-vie peuvent être données dans 100 grammes d'eau chaude.

Une autre formule pour lavement est la suivante :

125 grammes de vin de Porto chaud, recommandé en cas de secousse ou d'affaissement dans une opération.

On peut remplacer le vin chaud par du café ; on donne alors 250 grammes; on l'administre lentement ainsi que doivent l'être tous ces remèdes. Il est de la plus haute importance de vérifier toujours au thermomètre la température des aliments à administrer.

Il est parfois plus commode pour donner un lavement de ce genre de se servir d'une poire en caoutchouc à canule.

L'infirmière doit veiller à ce que la poire soit remplie jusqu'à l'ouverture et faire attention à ne pas desserrer la main avant que la poire ne soit complètement vide, autrement l'air entrerait. Cela aurait deux inconvénients : l'air occasionne souvent des douleurs et souvent aussi fait rejeter le lavement immédiatement. L'infirmière doit se rendre compte quand l'air pénètre dans la poire par la difficulté qu'elle éprouve à s'en servir.

Il n'est pas prudent de se servir de tubes ou de poires ayant une canule mobile; celle-ci pourrait glisser dans le rectum.

Souvent, après un certain temps d'alimentation rectale, les intestins ne peuvent plus retenir la nourriture, il faut alors laisser le malade se reposer et recommencer avec de moindres quantités après sept heures d'intervalle; quelquefois le médecin prescrit X gouttes de laudanum dans le lavement.

Il se produit souvent beaucoup d'irritation de l'anus qui peut être adoucie par de la vaseline ou toute autre pommade indiquée par le médecin.

Après l'opération de la gastronomie, le malade est nourri au moyen de liquides introduits directement dans l'estomac. Quand le chirurgien a fait l'opération il laisse un tube en caoutchouc dans l'estomac par lequel le lait et le bouillon sont introduits au moyen d'un entonnoir en verre que l'on pose sur le tube. L'opérateur donne généralement lui-même la nourriture la première fois, de crainte que, le tube venant à glisser, les aliments ne soient introduits dans la cavité abdominale. Ensuite le malade est alimenté trois ou quatre fois par jour par son infirmière. La peau, dans le voisinage de la plaie, est facilement irritée par le suc gastrique qui s'échappe de l'estomac, puis les aliments ne pouvant être retenus sont parfois rejetés dans le tube. Ces cas sont difficiles à soigner d'une façon satisfaisante. Pour remédier à l'irritation produite par l'écoulement du suc gastrique, on peut employer du dermatol ou de la pommade à l'oxyde de zinc.

CHAPITRE VI

LOTIONS ET BAINS
ENVELOPPEMENTS CHAUDS ET FROIDS

La plupart des malades des hôpitaux sont persuadés que les soins de propreté sont plus nuisibles que salutaires en cas de maladie.

Quelques malades laissés à leur propre inspiration se laveront la figure et les mains lorsqu'il leur sera permis de se lever. D'autres iront plus loin et feront chaque jour cette toilette, même s'ils sont au lit. Mais peu s'élèvent jusqu'à l'idéal de l'infirmière qui serait de les voir enlever leurs vêtements de se laver consciencieusement jusqu'à la taille chaque matin; ils ne prennent ce soin que quand la garde-malade les surveille du coin de l'œil en vaquant à la besogne.

Lorsqu'un malade n'a pas la force de faire sa toilette lui-même, il aime encore moins à être lavé; c'est le cas pour l'infirmière de montrer son tact et son savoir-faire. Elle arrangera les rideaux et le paravent pour éviter les courants d'air, fermera la fenêtre, s'il en est besoin; elle apportera de l'eau chaude et lavera son malade avec tant de soin et de douceur qu'elle lui donnera le désir plutôt que la crainte de cette opération. Laissez-le faire tout ce qu'il pourra faire lui-même, comme brosser ses cheveux, etc.; encouragez-le à se servir d'une brosse à dents, s'il en possède. S'il est très faible, ne le pressez pas et laissez-lui le temps de respirer pendant les différentes phases de sa toilette. Lorsqu'elle est terminée, l'aspect du malade doit prouver qu'il a été bien lavé et arrangé. C'est un bon moment pour apporter un petit repas à une personne sans appétit, car elle se sentira rafraîchie et plus en train.

Veillez avec grand soin à la propreté des orifices du visage : nez, oreilles, yeux, bouche, et à celle des organes génitaux. Les mains et les dents doivent être lavées de nouveau tous les soirs.

Outre la toilette de chaque matin, il devrait y avoir un bain hebdomadaire pour tout malade pouvant le supporter et des jours fixés d'avance pour laver la tête et les pieds de ceux qui ne doivent pas se lever.

A l'admission d'un nouveau malade, vous considérerez si un bain peut lui être nuisible.

En cas d'accidents, l'affaissement et l'ébranlement du malade l'empêcheront d'être baigné, même s'il n'y a ni blessure, ni fracture. Un malade avec une haute température est mieux lavé dans son lit, ainsi que les malades respirant difficilement; à moins que ce soit un enfant si petit que vous puissiez le porter dans vos bras et le baigner vous-même sans qu'il se fatigue.

Les personnes ayant des blessures ouvertes, des hémorragies, des éruptions ou certaines maladies de peau ne seront pas baignées. Il ne faut jamais donner de bains à un malade cardiaque sans la permission expresse du docteur, et s'il le commande, veiller à ce que la température de l'eau n'excède pas 35 degrés.

S'il y a un doute sur la nature infectieuse de la maladie, ou si le malade a de la vermine, nettoyez et désinfectez la baignoire avec de la crésyline et du savon noir, ou un autre antiseptique indiqué, après vous en être servie.

Servez-vous toujours du thermomètre en préparant un bain, au moins jusqu'à ce que l'expérience ait rendu votre main capable de distinguer une température de 38° sans thermomètre. Pour un bain de propreté 37°

est une bonne température, c'est celle du corps humain.

Préparez complètement le bain avant d'y faire entrer votre malade; n'ajoutez pas d'eau chaude lorsqu'il est dedans.

Ayez encore plus de précautions pour les enfants que pour les adultes, car leur peau est plus délicate et supporte moins la chaleur que celle des grandes personnes.

Ne mettez pas un enfant dans de l'eau assez chaude pour le faire crier, même si elle paraît tiède à votre main. Il est préférable d'éprouver la chaleur de l'eau avec le coude, qui est plus sensible que la main.

Il est imprudent et défendu à l'hôpital de quitter un malade au bain; même un convalescent ne doit pas rester seul, c'est une précaution nécessaire pour empêcher tout accident provenant d'une syncope ou d'un accès survenant pendant l'absence de la garde.

Lorsque le malade est recouché, voyez s'il a les pieds chauds; il aura peut-être besoin d'une couverture chaude ou d'une boule. Si c'est son premier bain, rappelez-vous qu'il n'a peut-être pas lavé sa tête.

Dans certaines maladies de peau, on ajoute des substances variées au bain ordinaire.

Un bain de soude ou bain alcalin, est préparé avec un quart de litre de bicarbonate de soude pour un bain ordinaire.

Un bain de son est préparé en mettant, dans un sac de mousseline, un quart de livre de son que l'on ajoute dans l'eau jusqu'à ce qu'elle soit douce et onctueuse. Un bon sac de son peut servir pour deux ou trois bains donnés au même malade. On ne le met pas à même dans l'eau, pour ne pas boucher les conduits d'écoulement.

Un bain d'amidon demande 500 à 1.000 grammes d'amidon.

Un bain de sel (enfants débiles) trois poignées de sel de cuivre.

Les bains de moutarde sont fréquemment employés pour des enfants atteints du croup, et le bain de pieds à la moutarde est un remède 'populaire contre le rhume de cerveau.

Le Codex ordonne 30 grammes de moutarde pour quatre litres d'eau; c'est une forte mesure qu'un enfant supportera peu de temps. On compte environ 1.000 grammes pour un grand bain d'adulte. La moutarde sera d'abord imbibée d'eau froide dans une compresse. La chaleur à 50 degrés, lui fait perdre ses qualités. Le bain sinapisé sera donné de 36 à 38 degrés, quelquefois à 18 degrés seulement, d'après l'indication du médecin. Le malade y restera jusqu'à ce que sa peau soit légèrement rougie.

Un bain chaud doit avoir 38 degrés ou davantage sur ordonnance; un bain froid aura la température de la pièce où se trouve le malade; les bains tièdes resteront entre ces deux températures.

Si le bain chaud fait partie du traitement ordonné par le docteur, comme cela arrive pour le mal de Bright, la température du bain sera maintenue au degré demandé par l'addition constante d'eau chaude. Il est bon de couvrir la baignoire avec une couverture pour empêcher le refroidissement du bain; lire rapidement le thermomètre en le sortant de l'eau, car il descend très vite à la température de l'air.

Une personne trop malade pour entrer dans le bain sera soulevée dans un drap, la baignoire étant près du lit. Laissez seulement une couverture sur le malade lorsqu'il est soulevé, mais étendez-la sur la baignoire, afin qu'elle ne trempe pas dans l'eau.

Pendant qu'une personne surveille le malade, son pouls et la température du bain, une autre prépare le lit, posant une grande toile cirée sur le drap du dessous et chauffant une couverture devant le feu. Laissez le malade vingt minutes dans l'eau; mais si son pouls diminue ou s'il se plaint de faiblesse, remettez-le de suite au lit. Soulevez-le et posez le drap et la couverture sur la toile cirée. Mettez-le de côté pour enlever le drap mouillé, frottez-le rapidement avec une serviette chaude sous la première couverture. Mettez-lui une chemise chaude et roulez-le dans la couverture, enlevant la toile cirée en même temps. Si le bain est destiné à provoquer la transpiration, usez de tous les moyens pour y arriver par des boissons chaudes et des boules dans le lit.

On fait usage de bains chauds dans bien des circonstances; pour calmer les douleurs néphrétiques et hépatiques, pour apaiser l'excitation dans la chorée et le délire, pour aider à uriner dans les cas de rétention, pour provoquer la transpiration dans l'urémie et dans beaucoup d'autres cas, par exemple, dans les convulsions des enfants, dans la méningite cérébro-spinale et durant les périodes d'agitation chez certains mentaux.

Les bains froids sont donnés dans les cas d'hyperpyrexie ou fièvre ardente qui arrive parfois dans les fièvres typhoïdes, la pneumonie, etc... Il faut s'en abstenir dans la fièvre typhoïde, s'il y a hémorragie ou bronchite grave.

Le malade est toujours si fatigué lorsque ces bains sont ordonnés, que le médecin sera ordinairement présent pour en surveiller l'exécution. Le malade n'est pas plongé de suite dans l'eau froide qui pourrait donner un choc trop brusque à un cœur faible. Le bain est préparé à l'eau tiède; lorsque le malade est dedans on le refroidit avec de l'eau froide jusqu'à la température indiquée par le médecin.

Ayez à portée de la main, de quoi donner un grog chaud et préparez de l'huile camphrée pour une injection hypodermique, le cas échéant.

Surveillez le pouls continuellement, et prenez fréquemment la température au thermomètre dans le rectum. S'il commence à grelotter, remettez-le au lit. Revêtez-le de linge chaud et enveloppez-le dans une couverture de laine pendant un quart d'heure, puis prenez sa température : s'il a bien « réagi », elle aura baissé de 1 à 2 degrés. Prenez sa température plusieurs fois pendant les deux ou trois heures suivantes, car il est probable qu'elle s'abaissera encore quelque temps après le bain.

Il faut un appareil spécial pour donner un bain d'air chaud; il consiste en un tuyau de métal sous lequel est placée et allumée une lampe à alcool.à plusieurs mèches; on introduit le tuyau au pied du lit, de façon à envoyer la chaleur de la lampe dans le lit.

Vous enlevez préalablement tous les vêtements du malade et l'enveloppez dans une couverture de laine, après avoir glissé sous lui une grande toile cirée. Vous isolez le malade de ses draps, à l'aide de cerceaux d'osier; s'ils étaient de métal, ils deviendraient trop chauds. Vous les recouvrez d'une grande toile cirée et de deux ou trois couvertures de laine, que vous bordez bien tout autour. Veillez à ce qu'elles ne touchent pas le tuyau d'air chaud, qui pourrait les brûler. Protégez bien les pieds du malade avec une couverture. Il faut prendre beaucoup de précautions pour qu'il ne soit pas brûlé, car les malades à qui l'on recommande ces bains souffrent généralement du mal de Bright, dans lequel la peau est très délicate, et les plaies qui s'y produisent sont très difficiles à guérir.

Le malade peut être aussi à moitié ou complètement inconscient par suite d'urémie, et se plaindra moins rapidement de la douleur que lui causera la brûlure que s'il était lucide.

Prenez toujours en considération une plainte ; il y a des personnes qui supportent beaucoup de souffrance, croyant qu'elle fait partie du traitement, et vous découvrez ensuite une brûlure qui sera longue à guérir.

A moins d'indications spéciales, la durée usuelle d'un bain d'air chaud est de 20 minutes. Au bout de ce temps, éteignez la lampe, enlevez le tuyau et glissez les cerceaux et la toile cirée au pied du lit.

Laissez le malade couché entre les deux couvertures

jusqu'à ce qu'il ait fini de transpirer, peut-être deux ou trois heures. Donnez-lui beaucoup de boissons chaudes, veillez à ce qu'il reste bien couvert jusqu'au moment où il faudra le changer avec du linge chaud et lui refaire son lit.

On donne de la même façon un bain de vapeur au lit, sauf que de la vapeur d'eau chaude est introduite dans le lit au lieu d'air chaud et sec.

Veillez à ce que l'eau soit bien bouillante lorsque vous la mettez dans l'appareil, et ne remplissez qu'à moitié. Les couvertures du lit deviennent bien plus humides avec un bain de vapeur qu'avec un bain d'air chaud, ou du moins elles le seront si vous ne disposez pas très soigneusement les toiles cirées.

Ne vous servez pas de vos meilleures couvertures pour ces différentes sortes de bains ; si vous n'avez pas de couvertures réservées spécialement à cet usage, prenez les plus vieilles que vous possédiez.

Un enveloppement chaud est donné pour les mêmes motifs qu'un bain chaud, mais c'est un moyen plus pratique pour un malade inconscient et une infirmière peut le préparer seule plus facilement.

Recouvrez le lit d'une toile cirée et placez une couverture chaude par dessus. Enlevez les vêtements du malade. Prenez un grand drap que vous roulez dans sa longueur, repliez-le deux où trois fois ; trempez-le dans de l'eau bouillante, tordez-le dans une serviette.

Tournez le malade sur le côté au bord du lit, posez sous lui la moitié du drap aussi chaud qu'il pourra le supporter ; retournez le malade et enveloppez-le, relevez les bords de la couverture sur laquelle il est couché de façon à l'entourer complètement.

Opérez rapidement, le drap refroidissant très vite. Recouvrez d'une grande toile cirée et de plusieurs couvertures. Pour activer la transpiration, donnez toujours des boissons chaudes ; en hiver, mettez deux ou trois boules d'eau chaude dans le lit. Veillez à ce que les fenêtres soient fermées ou mettez des paravents autour du lit.

Laissez votre malade dans l'enveloppement environ vingt minutes; enlevez le drap mouillé avec la couverture de toile cirée; les remplaçant aussi vite que possible par des couvertures chaudes et sèches.

Un malade dort souvent pendant des heures après son enveloppement; aussi vaut-il mieux le faire le soir lorsqu'il n'a plus besoin de sortir les bras hors des couvertures pour manger, etc.

L'enveloppement froid est ordonné pour des raisons toutes différentes de l'enveloppement chaud; généralement pour abaisser la température, on procède d'une autre façon.

Enveloppez le malade dans un drap trempé d'eau froide ou glacée et couvrez-le d'un simple drap qui peut être posé sur des cerceaux. Le drap froid est entretenu à la même température en le frottant avec des morceaux de glace ou en le mouillant constamment d'eau froide.

Une autre méthode, souvent usitée, consiste à recouvrir un lit de sangle d'une couverture et d'un drap mouillé avec de l'eau froide; le malade est mis sur ce lit, on l'enveloppe avec le drap, puis avec la couverture en lui laissant le visage découvert; puis on le frictionne durant quelque sminutes pour l'aider à faire la réaction. L'enveloppement dure généralement vingt minutes.

Pour ces différentes applications, l'infirmière doit suivre les avis du médecin qui varient souvent en pareil cas.

Il faut se rendre compte de la température du malade avec la main toutes les cinq minutes et surveiller le pouls; soyez vigilante afin de découvrir l'apparition du frisson, ayez des stimulants à votre portée, ainsi que de l'huile camphrée ou de l'éther d'après indications du médecin.

La température peut continuer à descendre après que

le frisson a cessé, mais la durée de l'enveloppement dépend de son effet sur la température. Demandez toujours au médecin quelle durée doit avoir l'enveloppement.

Si, après qu'un enveloppement froid a été ordonné, le malade commence à transpirer, n'exécutez pas l'ordonnance avant que le médecin soit au courant de ce qui est arrivé; car il pourrait être dangereux d'arrêter la transpiration.

Bien que les applications froides puissent causer un saisissement et provoquer une syncope; néanmoins, le froid lui-même agit souvent comme stimulant.

Pour un nouveau-né qui ne respire pas, ou pour une personne s'évanouissant, ou ne revenant pas à elle après un anesthésique, l'application d'eau froide donne souvent de bons résultats.

Jeter de l'eau froide au malade, ou le flageller avec une serviette froide et mouillée lui fait reprendre connaissance.

On se sert de vessies remplies de glace pour calmer les inflammations extérieures et quelquefois en cas de congestion cérébrale ou pulmonaire. Egalement dans les hernies irréductibles, la glace contracte les parties affectées et rend la réduction possible. On en applique aussi dans les hémorragies internes; pour les cas d'hémoptysie on l'applique sur la poitrine; dans la fièvre typhoïde, sur le côté droit de l'abdomen et pour les hémorragies de l'estomac sur l'épigastre. Un sac de glace calme aussi la douleur de la pleurésie lorsqu'on l'applique sur le côté malade; sur la tête, pour la méningite.

Rappelez-vous, en remplissant le sac de glace, qu'il s'adapte bien mieux au membre souffrant lorsqu'il n'est qu'à moitié plein. Ayez soin d'exprimer l'air avant de visser le bouchon.

Une pioche à glace est un instrument superflu pour casser la glace, une épingle à chapeau est préférable.

Quand vous appliquez le sac de glace, à moins que ce ne soit sur la tête, protégez la peau avec une flanelle; et ne laissez pas supporter au malade tout le poids du sac, mais suspendez-le soit à la tête du lit, soit à un arceau sous les couvertures en veillant à établir le contact. On doit renouveler la glace toutes les deux heures en hiver et plus souvent en été, car il est mauvais et inutile de laisser la glace se fondre et devenir eau tiède quand un froid constant a été ordonné.

Le cataplasme glacé est une manière très efficace de se servir de la glace; il doit être changé toutes les heures et demie, car il y entre moins de glace que dans un sac et, s'adaptant plus étroitement au corps, elle fond plus rapidement.

Les matériaux nécessaires sont de la gutta-percha, du chloroforme, de la glace, de la farine de graine de lin ou du feutre végétal (1); ce dernier est préférable, étant plus absorbant, plus propre et plus léger que la farine de graine de lin.

Prenez un double morceau de gutta-percha de deux ou trois centimètres plus large que ne doit l'être le cataplasme. Etendez sur le morceau du dessous une couche mince de feutre végétal, puis mettez dessus une couche de glace pilée recouverte de gros sel, remettez du feutre végétal; recouvrez le tout avec la pièce de gutta-percha que vous réunissez à celle d'en dessous avec du collodion.

Quand vous vous êtes servi de ce sac vous le videz en le coupant par un côté; ce tissu étant très cher, vous pourrez ainsi vous en servir un plus grand nombre de fois pourvu que vous le fassiez avec soin. On peut également faire servir de nouveau le feutre végétal en le séchant soigneusement au four. Vous pouvez mettre le cataplasme dans un sac de flanelle; mais une compresse

---

(1) Le feutre végétal est un tissu absorbant, très usité en Angleterre; il a les mêmes propriétés que le coton hydrophile. Les ouataplasmes français, de fabrication industrielle, pourraient remplir le même objet.

de gaze ou de toile est aussi efficace pour préserver la peau.

Les cataplasmes glacés soulagent les douleurs dans les pleurésies ou pneumonies, calment l'inflammation dans l'esquinancie et généralement font baisser la température.

On fait abaisser la température au moyen de lotions. Elles sont ordonnées généralement aux malades dont les forces doivent être épargnées le plus possible.

Enlevez la chemise du malade en le couvrant d'un simple drap. Evitez les courants d'air pendant qu'il est découvert, afin de ne pas ajouter la bronchite à ses autres maux. Ayez une éponge aussi large que possible et de l'eau à la température ordonnée.

Il y a des médecins qui recommandent l'eau glacée; dans ce cas, il est préférable de commencer avec de l'eau tiède que vous refroidirez peu à peu avec de la glace.

D'autres fois, l'eau très chaude est ordonnée à 45 degrés; le malade la redoutera autant que la lotion, froide. Cette opération peut durer un temps variable.

Commencez par le visage, ensuite la poitrine, les bras et l'abdomen, puis les jambes; mettez le malade sur le côté et épongez son dos.

Faites les lotions largement et vite, non par petites parties et d'une manière saccadée qui fatiguerait le malade. Essuyez-le doucement, mettez-lui une chemise sèche, voyez s'il a les pieds chauds et couvrez légèrement son lit. Reprenez sa température au bout d'une demi-heure. Si vous avez bien procédé, le lit n'aura pas été mouillé. Si le malade commence à frissonner, il faut cesser la lotion.

Le malade est généralement fortement opposé à toutes espèces de bains ou de lotions froides et il faut tâcher de les lui rendre le plus agréables possible.

Veillez à ne pas l'exposer plus qu'il n'est nécessaire; ne le laissez pas prendre froid; ne lui parlez pas, par dessus tout; ne le tracassez pas en exécutant votre besogne.

Les compresses froides sont appliquées sur des surfaces enflammées, ainsi que dans d'autres cas divers.

Trempez dans un vase contenant une lotion glacée un morceau de gaze que vous placez à l'endroit malade sans le recouvrir d'ouate, de gutta-percha ou de bandage. Laissez baigner dans la lotion un autre morceau de gaze qui remplacera le premier dès que celle-ci s'échauffera, ou encore versez, goutte à goutte, la lotion sur la gaze sans la changer afin qu'elle reste toujours froide et humide (1).

Une lotion à l'alcool ou à l'eau de Cologne, sur le front, soulage souvent un mal de tête.

La glace est usitée pour arrêter les hémorragies. Quand on veut faire cesser l'hémorragie après une application de sangsues, il faut envelopper le morceau de glace avec de la gaze, puis le mettre sur la piqûre. Pour combattre les saignements de nez ou épistaxis, on introduit quelques morceaux de glace dans les narines.

Les compresses d'opium, qui sont destinées à endormir la douleur, sont plus efficaces lorsqu'on les applique chaudes, en les recouvrant de laine.

On se sert moins de cataplasmes qu'autrefois. On les remplace souvent, sur la poitrine, par de l'ouate sèche et chaude ou par un plastron de tarlatane, et en chirurgie par des fomentations chaudes, simples ou médicamenteuses, et des pansements secs. Mais un cataplasme est souvent un grand soulagement pour la douleur, c'est son usage le plus fréquent. Aussi une garde-malade soigneuse n'appliquera-t-elle pas un cataplasme assez bouillant pour causer de la souffrance au malade, et encore moins provoquer des ampoules ou phlyctènes.

Le malade sait lorsqu'on lui fait mal, mieux encore que l'infirmière, et elle doit se rappeler que les appli-

---

(1) Même technique pour les compresses chaudes.

cations de chaleur humide répétées souvent amollissent la peau et peuvent occasionner des ampoules.

Soyez très attentive en mettant un cataplasme sur la peau fine et tendre d'un enfant ou sur un malade paralytique, dont l'état de faiblesse lui permettra difficilement de supporter les extrêmes de chaleur ou de froid.

Mais d'un autre côté, quand on applique constamment des fomentations chaudes pour des coliques ou des douleurs violentes, elles perdent leur vertu avant que le malade n'avoue qu'elles sont trop chaudes pour qu'il puisse les supporter.

Après l'application d'un cataplasme de moutarde, la peau est tendre et enflammée et ne peut supporter que peu de chaleur. Dans ce cas, la vaseline adoucit la peau rougie par la moutarde et diminue la souffrance du cataplasme y succédant.

Lorsque vous changez de cataplasme, avant d'enlever l'ancien, ayez tout prêt celui qui doit le remplacer. Ne le changez pas quelques minutes avant la visite du docteur. Ingéniez-vous pour arranger le cataplasme de façon à ce qu'il ne bouge pas de la place où il doit rester; il glisse facilement de la poitrine d'un malade atteint de bronchite, lorsqu'il s'asseoit sur son lit. Il faut le fixer avec un solide bandage de corps ou un morceau de flanelle assujetti avec trois ou quatre épingles de sûreté. Une bande de flanelle est préférable.

Une bande de calicot doublée de flanelle, de 0 m. 30 de large et longue d'un mètre, fait un excellent bandage abdominal pour tenir les cataplasmes.

Un morceau plus large, garni de rubans à nouer sur les épaules, maintient bien un cataplasme sur la poitrine. Un tricot étroit répond très bien à cet usage, mais il est difficile de le passer par dessus la tête.

On emploie généralement la graine de lin concassée pour les cataplasmes; l'huile n'en ayant pas été extraite garde la chaleur plus longtemps. Ce qu'on appelle farine de lin chez un droguiste est très différent de la graine de lin employée à l'hôpital. Pour confectionner un cataplasme, faites d'abord chauffer de l'eau et, si la saison est froide, mettez tout ce dont vous aurez besoin auprès du feu quelques minutes.

Préparez une terrine, un couteau ou spatule, de la graine de lin, de l'ouate ou du vieux linge. Si c'est pour un bébé, une feuille d'ouate.

Si vous vous servez d'ouate, étendez-la bien en couche mince, de la taille que doit avoir le cataplasme; si vous ne lui donnez pas une bonne forme, ce dernier sera mal préparé et ne tiendra pas.

Rincez la terrine à l'eau chaude et remplissez-la d'eau bouillante en quantité suffisante, l'expérience seule vous dira combien il en faut. Avec une main, versez lentement la graine de lin dans l'eau en remuant continuellement de l'autre avec une spatule, jusqu'à ce qu'elle ait la consistance désirée, ni sèche et granuleuse, ni bourbeuse, mais onctueuse et assez ferme pour être facilement étalée, sans couler de tous côtés.

Versez-la en masse au milieu de l'ouate ou du vieux linge, étalez-la avec la spatule que vous trempez parfois dans l'eau bouillante pour l'empêcher de coller.

Si le cataplasme doit être placé sur la poitrine ou l'abdomen, il ne doit pas être trop épais, car un malade respirant difficilement ou ayant des douleurs abdominales ne supportera pas le poids d'une livre de graine de lin. Un cataplasme bien fait doit s'enlever facilement sans se casser ou rester collé à la peau.

Quelques personnes recommandent de le mettre dans un sac de flanelle pour le conserver longtemps chaud.

Un cataplasme sinapisé se fait de la même manière en ajoutant de la farine de moutarde.

Le Codex ordonne une partie de moutarde pour seize de graine de lin, en tout cas le maximum que puisse supporter un malade est de une partie pour sept ou huit.

La moutarde et la graine de lin seront mélangées à sec, ou bien la moutarde sera préparée à part avec de l'eau chaude, main non bouillante, et on l'ajoute ensuite lorsque la graine de lin est faite. On peut aussi saupoudrer le cataplasme ordinaire de farine de moutarde avant de le refermer avec la couche d'ouate ou de vieux linge.

On fait parfois des emplâtres de moutarde en versant de la farine de moutarde sur un morceau de papier brun, mais les feuilles de papier-moutarde ou papier Rigollot sont plus propres et plus pratiques. La feuille est trempée dans l'eau tiède et appliquée sur la partie désignée; sur une peau délicate il faut mettre un morceau de vieux linge, tel qu'un mouchoir simple ou plié deux ou trois fois, que l'on place entre le papier Rigollot et la peau. Si le malade peut le supporter, il faut laisser le papier en place jusqu'à ce que la peau soit bien rouge, mais pas assez pour produire une ampoule.

Ne laissez jamais aucun cataplasme, fomentation ou sinapisme, glissez sur le corps du malade lorsque celui-ci bouge et ayez soin de le fixer solidement à sa place avec un bandage quelconque.

Un enveloppement spécial est quelquefois usité dans la bronchite; il se compose de deux pièces, l'une pour la poitrine, montant jusqu'à la clavicule, et l'autre pour le dos; il ne doit pas y avoir beaucoup de place vide sous les bras. Il est suffisant de le changer toutes les quatre heures.

Pour un enfant, on le fera en gaze ou en toile, couvert d'une mousseline pour ne pas le brûler, vous le changerez plus souvent qu'à un adulte; de même un malade agité aura son cataplasme changé plus souvent.

Les cataplasmes pour la gorge doivent monter jusqu'aux oreilles; on les fixe par un bandage passant par dessus la tête. On s'en sert dans l'esquinancie, car cette application en calme les douleurs; mais après l'ouverture de l'abcès, on les remplace par une couche d'ouate, ainsi qu'il est d'usage de le faire chaque fois qu'on enlève un cataplasme pour ne pas laisser à nu l'endroit soigné.

Les fomentations sont destinées, ainsi que les cataplasmes, à calmer la douleur, l'enflure ou l'inflammation.

Pour préparer les fomentations, faites d'abord bouillir l'eau ou la lotion dont vous devez vous servir. Ayez deux morceaux de vieilles couvertures en flanelle ou de gaze et de tissu, si c'est pour une petite surface; préparez un bandage ou bien deux épingles de sûreté et un linge destiné à tordre qui sera d'étoffe solide, bordé aux deux bouts d'un large ourlet dans lequel vous passerez deux bâtons. Mettez la flanelle au milieu de ce linge, versez dessus l'eau ou la lotion bouillante.

Tordez le linge à l'aide des deux bâtons jusqu'à ce que la flanelle soit aussi sèche que possible. Portez-la dans le linge jusqu'au lit du malade, secouez la flanelle et appliquez-la aussi chaude qu'il pourra la supporter; couvrez avec la flanelle sèche et fixez avec le bandage.

Il faut changer une fomentation toutes les deux heures, à moins qu'elle n'ait pour but de soulager une grande douleur ou des symptômes de mal de gorge, il faut la renouveler fréquemment; on répand parfois sur la flanelle un peu de térébenthine; on n'en emploie pas pour les enfants.

Dans les fomentations, on se sert quelquefois de laudanum, la quantité ordonnée est généralement de 2 à 4 grammes qui doivent être sérieusement mesurés.

Si on ordonne, avec un cataplasme ou une fomentation, un liniment tel que de la glycérine, de la belladone, ou du laudanum, enduisez-en la peau avant de mettre le cataplasme.

Des fomentations de têtes de pavots calment beaucoup les douleurs de dents et les douleurs faciales.

Mettez deux têtes de pavots dans un morceau de mousseline, cassez-les et faites-les bouillir dans un litre d'eau pendant une demi-heure ou plus, trempez votre flanelle dans ce liquide au lieu d'eau ordinaire.

Pour les fomentations à l'acide borique, à l'opium, la lotion doit être chauffée dans une casserole spécialement réservée pour cet usage. Il est préférable de se servir d'un appareil à bain-marie, tel que ceux dont on se sert pour bouillir le lait, car il n'y a pas ainsi de danger de brûler la préparation.

N'ajoutez pas un peu d'eau bouillante à la lotion avec la pensée qu'elle sera encore assez forte ainsi : une lotion doit être employée telle qu'elle arrive de la pharmacie. Pour les lavages d'yeux, on coupe cependant avec de l'eau chaude les solutions d'acide borique.

Les boules d'eau chaude sont indispensables pour les malades. On en fait en caoutchouc, en fer blanc ou en poterie. Celles en métal ont plusieurs inconvénients : elles laissent facilement fuir l'eau et tachent de rouille les draps à moins qu'elles soient nickelées.

Les boules de caoutchouc s'adaptent au corps, mais sont chères et demandent beaucoup de soins; elles ne gardent pas la chaleur aussi longtemps que celles en poterie. Quelle que soit leur sorte, il faut toujours les mettre dans une housse de flanelle et en visser le fermoir hermétiquement.

Si le malade est sous l'influence du chloroforme ou s'il est inconscient, veillez à ce que la boule ne le touche pas ou qu'il y ait au moins une couverture entre lui et les boules d'eau chaude; surveillez-le afin qu'en remuant il ne les dérange pas, car si elles le pressaient, même n'étant que médiocrement chaudes, elles pourraient produire des escharres.

Des briques chauffées au four et bien enveloppées de flanelle réchauffent également.

Pour calmer des douleurs, la flanelle ou l'ouate très chaudes sont efficaces, mais seulement si elles sont très chaudes. En cas d'évanouissement ou après le chloroforme, un accident ou un arrêt du cœur, une couverture extrèmement chaude produit de bons effets.

La chaleur dans la gorge ou les poumons est appliquée sous la forme de vapeur au moyen d'un inhalateur, c'est-à-dire un vase recouvert ayant une ouverture laissant entrer l'air et une autre terminée par un embouchoir, par lequel le malade respire la vapeur chaude; une théière ordinaire pourrait servir pour cet usage.

On met dans l'inhalateur à peu près un demi-litre d'eau bouillante à laquelle on ajoute généralement une substance prescrite, telle que de la teinture de benjoin composée ou un peu de créosote.

Ces substances sont désinfectantes, adoucissent les voies respiratoires et détruisent les causes de la fétidité de l'haleine qui rendent certaines maladies de poitrine si déplaisantes pour l'infirmière et même pour le malade.

Le pulvérisateur est employé pour le même motif avec du goménol ou autre désinfectant; on s'en sert aussi avec de la morphine pour calmer la toux, et avec du bicarbonate de soude pour dissoudre les membranes et le mucus gluant de la diphtérie. Il existe aussi plusieurs petits pulvérisateurs pour envoyer de la vapeur froide de cocaïne ou autres remèdes pour la gorge. Il ne faut jamais faire d'inhalations chaudes s'il y a hémoptysie, à moins d'avoir reçu du médecin des ordres exprès et spéciaux.

Lorsque l'haleine et les crachats sont particulièrement fétides comme dans les cas de bronchectasie, le malade sera enfermé au moyen de rideaux et de paravents et d'un voile servant de toit au-dessus de lui, et on lui fera respirer ainsi pendant une heure, deux fois par jour, de l'air fortement imprégné de créosote.

La créosote, ou encore de l'eucalyptol, est ajoutée à 250 grammes d'eau, dans une casserole très plate; on la maintient en ébullition au moyen d'une lampe à alcool posée à côté du lit. S'il s'agit d'un enfant, il vaut mieux faire ceci quand il dort.

CHAPITRE VII

SOINS DIVERS, VÉSICATOIRES, TOPIQUES, VENTOUSES, SONDAGES ET LAVEMENTS

Lorsqu'on applique un liniment, une embrocation quelconque telle qu'un liquide vésicant ou du collodion, on verse la quantité nécessaire dans une soucoupe afin de ne pas tremper le pinceau dans la bouteille commune.

On ordonne généralement un vésicatoire comme révulsif ou pour soulager la douleur : il est préparé avec une composition de cantharides ou mouches de [Milan. Ce ne sont pas de vraies mouches, mais des coléoptères longs de 2 centimètres environ, que l'on trouve en Hongrie.

Cette liqueur épispastique est préparée avec de l'éther acétique que l'on mélange avec de la cire et de la résine et que l'on étend sur du diachylon pour former un emplâtre.

La peau doit être lavée au savon avant de recevoir un vésicatoire, puis passé à l'alcool. Chauffez légèrement l'emplâtre; mettez-le à la place où il doit former une phlyctène ou ampoule, recouvrez-le de coton hydrophile et fixez-le avec deux petites bandes ou un bandage.

Prenez garde à ce qu'il ne glisse pas, car un vésicatoire à un endroit non indiqué ferait souffrir le malade sans qu'il en retire aucun bénéfice.

On ordonne parfois un vésicatoire volant, c'est-à-dire

un emplâtre gardé le temps nécessaire pour faire seulement rougir la peau du malade sans qu'il se forme de phlyctène.

Lorsque le vésicatoire est destiné à faire sortir beaucoup d'eau, on le remplace par un cataplasme dès qu'il a produit son effet.

Pour appliquer un liquide vésicant, tracez un cercle avec de l'huile d'olive sur la place qui a besoin de ce révulsif, afin d'empêcher le liquide de s'étaler plus loin; puis enduisez-en la peau avec un pinceau, laissez sécher et repassez de nouveau cinq ou six fois jusqu'à ce que l'endroit devienne douloureux.

Couvrez-le avec un morceau de tissu de gutta-percha coupé de la dimension du vésicatoire et fixer le tout avec du coton et un bandage.

La durée du temps que met le vésicatoire à agir est très variable. Au bout de trois heures il se forme souvent une ampoule, quelquefois cela dure un jour.

Si le topique n'a pas agi au bout d'un certain temps, couvrez-le avec un cataplasme de graine de lin; s'il n'est pas suivi d'effet, enduisez de nouveau l'endroit avec le liquide vésicant.

Quand l'ampoule est bien remplie de liquide — à moins d'ordres contraires — coupez-la en plusieurs places avec des ciseaux flambés à l'alcool, en recueillant le liquide dans un récipient s'il doit être gardé. Il faut éviter que le liquide d'un vésicatoire coule sur le corps, car cela pourrait faire naître des ampoules ailleurs.

Pansez la place avec de la gaze enduite de pommade à l'acide borique; il se forme généralement une autre ampoule deux ou trois heures après; il faudra l'ouvrir de même; de toute façon, il faut faire deux pansements dans les premières vingt-quatre heures, puis une fois par jour pendant deux ou trois jours; après quoi il suffira d'un morceau de gaze sèche pour l'empêcher d'être écorchée.

On dessine généralement sur la peau la place où doit

être posé le vésicatoire, mais si elle n'est pas marquée, la règle est de ne jamais le poser sur un os.

Un vésicatoire destiné au genou est coupé en forme de fer à cheval ; il épargne ainsi la rotule, étant posé, les deux pointes se trouvant au-dessous.

Un vésicatoire pour l'épine dorsale est posé sur une côte ou coupé en deux et mis de chaque côté.

On ordonne souvent un vésicatoire à la base droite ou gauche du poumon, on l'applique alors sur le dos au-dessous de l'angle de l'omoplate.

Un vésicatoire sur le cœur doit épargner le mamelon.

Lorsqu'il faut placer un très grand vésicatoire, on peut le tailler en plusieurs lanières comme une grille, les ampoules se forment ainsi plus rapidement.

Un vésicatoire pour l'œil est posé sur la tempe à 2 centimètres de l'œil; pour soulager un mal de tête on peut en mettre un derrière chaque oreille.

La révulsion par les vésicatoires présente certains dangers; une infirmière ne doit jamais l'appliquer sans l'ordonnance du médecin.

Un autre révulsif est le séton. C'est un remède très ancien qu'on mettait derrière la tête pour des maux de tête persistants ou à la peau de la tempe dans certaines maladies d'yeux. Cela consiste en un morceau de soie brute passé dans la peau avec une large aiguille, dont les deux bouts sont noués ensemble pour qu'ils ne glissent pas. Le bout doit être tenu scrupuleusement propre et la soie doit être passée une fois par jour pour laisser la plaie ouverte.

Dans certaines maladies, on combat aujourd'hui l'infection générale en créant des abcès que l'on nomme « abcès de fixation ».

On frotte parfois la peau avec un liniment irritant pour provoquer une éruption pustuleuse.

L'huile de croton, la teinture d'iode, l'onguent à l'antimoine sont employés de cette manière.

Il ne faut naturellement pas se servir de ses doigts

pour l'étendre. L'infirmière doit veiller à ses mains lorsqu'elle fait une lotion ou friction ; surtout si la substance employée est d'un effet violent, tel que le mercure ou la belladone, elle devra se servir d'un morceau de gaze ou d'un tampon de coton hydrophile pour l'appliquer et se laver les mains immédiatement après.

Les onguents à l'iode et quelques autres rendent la peau très douloureuse après deux ou trois applications et doivent être interrompus pendant quelques jours jusqu'à ce que l'irritation soit calmée.

L'huile camphrée en frictions sur la pointe et le dos est un remède populaire contre un mauvais rhume ou une crise de bronchite.

On se sert beaucoup de belladone et de glycérine pour des glandes enflées et douloureuses afin d'en provoquer la résorption.

On l'emploie pour le sein des nourrices forcées subitement de cesser de nourrir. Trempez un grand morceau de gaze dans le liniment, coupez un trou pour le mamelon, couvrez avec de l'ouate et comprimez avec une bande. Le bandage devra être de nouveau assujetti deux ou trois fois par jour, car il ne reste pas aisément en place.

Les *sangsues*, en suçant le sang de différentes parties du corps, arrêtent ainsi l'inflammation et calment la douleur. Ce sont de petites bêtes vertes et noires semblables à des limaçons de jardin.

On les conserve dans des bocaux dont on renouvelle l'eau de temps en temps. Moins on touche les sangsues avant de s'en servir, mieux elles prennent.

La peau doit être scrupuleusement lavée : une sangsue ne mordant pas une peau malpropre, ni conservant des taches de liniment ou autres lotions.

Les matériaux nécessaires sont : de l'ouate, des bandes et de petites pièces de gaze de la taille d'une pièce de cinquante centimes ; de la teinture de benjoin et une cuvette d'eau fortement salée.

S'il n'y a pas de points bien marqués pour y mettre les sangsues — si, par exemple, on les a simplement ordonnées sur l'épigastre ou sur le foie, — enlevez le couvercle de la boîte où elles sont renfermées, renversez la boîte sur l'endroit indiqué et au bout d'une ou deux minutes, vous les trouverez toutes pendues après.

Si la sangsue doit être posée sur un point déterminé, mettez un tampon d'ouate à l'orifice d'une tubulure en verre, introduisez la sangsue par l'orifice inférieur et renversez le tube sur la place indiquée. Si la sangsue ne mord pas, mettez une goutte de lait sur la peau, cela la fera prendre.

Il ne faut jamais laisser un enfant seul avec des sangsues sur lui ; elles effraient toujours. Il n'est jamais prudent non plus de quitter un malade impotent ou nerveux avec des sangsues.

Si on en met une demi-douzaine sur quelqu'un, c'est une épuisante épreuve, car il faut rester immobile pendant une demi-heure ou plus ; le malade étant généralement au début dans un état d'essoufflement et d'affaiblissement, il faut le veiller et, s'il paraît épuisé, enlever les sangsues avant qu'elles tombent d'elles-mêmes, en leur mettant quelques grains de sel sur la queue.

Ne retirez jamais une sangsue brusquement ; elle pourrait laisser son suçoir dans la plaie et causer de l'inflammation ou même un abcès.

Une sangsue absorbe plus que son propre poids de sang : de 4 à 8 grammes, mais outre cela, la plaie saigne toujours un peu après.

Surveillez le moment où les sangsues tomberont ; tuez-les en les mettant dans l'eau salée que vous aurez préparée ; sans quoi, laissées à elles-mêmes, elles ramperont dans un coin digérer leur repas. Puis, empêchez le sang de couler à moins que le contraire n'ait été ordonné. Si la plaie doit continuer à saigner, on met un cataplasme chaud ; sinon le meilleur pansement est un petit morceau d'ouate hydrophile trempé dans la teinture de benjoin pour chaque morsure; puis recouvrez d'un large cousinet d'ouate fixé avec un bandage.

Il est facile d'arrêter le sang d'une morsure de sangsue sur un os, sur la tête, par exemple, car vous pouvez presser fortement; mais cela est plus difficile sur les parties du corps, que vous ne pouvez comprimer fortement par un bandage sans incommoder le malade.

Si un remède ne réussit pas, essayez-en un autre, mais n'empilez pas la gaze et les bandes sur le pansement souillé, enlevez tout et recommencez. Quelquefois on peut arrêter le sang avec du collodion, de l'acide tannique, du perchlorure de fer ou de la glace. Ce sont des astringents, mais si rien ne réussit, la compression avec un doigt pendant 10 ou 15 minutes est toujours infaillible.

N'oubliez pas de surveiller votre malade après le pansement, car il peut perdre beaucoup de sang avant qu'il s'en aperçoive; faites attention à ne pas déranger le pansement avant deux jours, les plaies pouvant recommencer à saigner si on y touche.

Les sangsues calment certaines douleurs de tête lorsqu'on les applique derrière les oreilles.

Quand on les pose près du rectum ou du vagin, il faut les tenir par un fil passé dans leur queue; il est difficile de distinguer la tête de la queue dans une sangsue tant qu'elle ne suce pas.

Il ne faut jamais mettre une sangsue sur une veine.

VENTOUSES

On pose les ventouses de deux façons : scarifiées ou sèches; la dernière est la plus usitée. Leur objet est de combattre la congestion, en chassant le sang d'une partie enflammée, et de soulager la douleur.

Les ventouses sont fréquemment prescrites en cas de congestion pulmonaire : on peut en appliquer vingt à trente à la fois d'après indication médicale. Elles sont souvent ordonnées aussi aux personnes atteintes de néphrite aiguë ; dans ce cas, on les pose sur les reins. On se sert généralement de 4 à 6 verres spéciaux de la taille d'un verre à bordeaux ; il faut aussi avoir un tampon de coton imbibé d'alcool ou de préférence une lampe à bec, spéciale pour cet usage.

La peau du malade sera nettoyée à l'alcool si le sujet est gras, enduite légèrement de vaseline dans le cas contraire.

Le tampon imbibé d'alcool est allumé, et rapidement introduit dans la ventouse, où sa combustion opère le vide, puis le verre est immédiatement renversé sur la peau du malade avant que les bords soient devenus chauds. Si ce mouvement est bien exécuté, la peau recouverte par le verre doit lever à l'intérieur en forme de demi-sphère et le verre adhèrera solidement à la peau. Lorsque les verres sont tous appliqués, on les laisse à peu près un quart d'heure, si la douleur n'est pas trop vive. On les retire en appuyant sur la peau près du rebord du verre, ou en passant l'ongle sous le bord.

L'infirmière met un cataplasme chaud pendant quelques heures si le médecin l'a jugé utile ; après quoi il n'est plus nécessaire que de mettre une couche d'ouate hydrophile pour protéger la peau.

S'il s'agit de ventouses scarifiées, on fait de petites entailles dans la peau avec un instrument spécial, nommé scarificateur ; ou à son défaut avec un bistouri ou un rasoir bien affilé ; puis on applique de nouveau les ventouses en les laissant jusqu'à ce que la quantité nécessaire de sang ait été tirée. Les places ventousées sont alors pansées avec de la gaze sèche, de l'onguent ou tout autre pansement indiqué ; on ne met de cataplasme chaud que si le sang doit continuer à couler.

SAIGNÉE.

La saignée est une ouverture pratiquée dans une veine pour en laisser sortir le sang.

L'infirmière doit préparer pour le médecin : une toile cirée, un garrot, un récipient gradué, de l'ouate, de la gaze, des bandes, une pince, un bistouri, une sonde cannelée.

Il faut avoir aussi près de soi un cordial en cas de faiblesse, un peu d'eau-de-vie dans de l'eau, par exemple, On saigne presque toujours au bras en ouvrant une veine du pli du coude, facile à comprimer. Lorsque le bandage est fait, levez le bras sur un oreiller, si le malade peut le supporter.

Si la veine recommence à saigner, ayez quelqu'un pour soutenir le bras élevé au-dessus de la tête du malade pendant que vous enlevez le pansement souillé et en mettez un autre.

Laissez le bras élevé au moyen d'oreillers ou attachez-le avec une bande au dossier du lit.

Veillez soigneusement en tous cas et ne laissez pas le malade perdre plus de sang qu'il ne lui en a déjà été enlevé.

Surveillez toute plaie d'où le sang a coulé, que ce soit une jambe amputée ou une morsure de sangsue.

TRANSFUSION ET INJECTIONS INTRA-VEINEUSES

La transfusion est juste l'opposé de la saignée, cette opération consistant à injecter du liquide dans une veine au lieu d'en retirer. Le liquide injecté est de l'eau salée à la proportion :

Sel pur	5 grammes.
Sulfate de soude pur.	10 —
Eau distillée stérilisée.	1.000 —

à la température de 38°. On injecte généralement 1 litre 1/2 à la fois. On pratique la transfusion lorsque le malade a perdu beaucoup de sang pendant une opération et quand le corps a perdu beaucoup de liquide d'une façon quelconque, telle que dans de violentes diarrhées cholériques; on s'en sert aussi dans des cas de *coma diabétique*.

On fait aussi la « transfusion du sang » en injectant au malade au moins 500 grammes de sang d'une personne saine avec une technique spéciale. Cette médication est très efficace.

Certains médicaments sont introduits dans la circulation par injections intra-veineuses, notamment les arsenobenzènes dans la syphilis.

D'autres sont administrés par injection hypodermique, sous-cutanée ou intra-musculaire (voir p. 114).

HÉMORRAGIES

Une infirmière doit savoir que faire en cas d'hémorragies soudaines avant l'arrivée du docteur.

Si le sang coule d'une plaie extérieure, la connaissance de la position de l'artère principale l'aidera à comprimer l'artère et à arrêter l'hémorragie jusqu'au moment de l'arrivée des secours; cette connaissance a sauvé bien des vies.

Si l'hémorragie vient d'un membre, ce membre doit être soulevé; si elle vient des poumons, elle se nomme *hémoptysie*. Dans ce cas, et si le malade est en danger d'étouffer, sa bouche et son nez étant pleins de sang, l'infirmière doit essayer d'enlever les caillots et de dégager les voies respiratoires en penchant sa tête au bord du lit, ou en enlevant tous les oreillers et soulevant le pied du lit par une chaise ou autre meuble, de façon à ce que les pieds du malade soient bien plus élevés que sa tête.

Quand la crise aiguë est passée, il doit rester le plus tranquille possible, ne pas parler et n'avoir qu'un petit oreiller sous la tête.

On peut lui permettre de sucer de petits morceaux de glace, mais ne rien lui laisser avaler d'autre pendant une ou deux heures.

Un régime sec est généralement ordonné après une crise d'hémoptysie. Les intestins du malade seront gardés libres au moyen de laxatifs ou de lavements ; des efforts amèneraient facilement une nouvelle hémorragie.

Lorsque le sang ne vient pas à la suite d'un accès de toux, mais par vomissement, c'est de l'hématémèse. Le sang est généralement plus noir et plus épais que le sang écumeux venant des poumons ; il peut souvent être mêlé à des aliments ou à du mucus.

On ne meurt généralement pas durant une crise d'hématémèse, quoique ce soit très alarmant et souvent difficile à distinguer de l'hémoptysie.

Le traitement immédiat est le repos et la défense de prendre quoi que ce soit par la bouche.

Il ne faut jamais donner d'eau-de-vie en cas d'hémorragie, à moins d'ordre du médecin, ou lorsque le malade est à son dernier soupir.

Les saignements de nez sont nommés *épistaxis*. Le saignement de nez s'arrête généralement de lui-même lorsque le malade est étendu et qu'il ne penche pas la tête sur une cuvette. S'il continue à saigner, on peut lui appliquer de la glace sur la partie haute du nez ou lui en introduire dans les narines.

On peut tamponner les narines à l'extérieur, ce qui suffit parfois pour arrêter le flux sanguin, mais souvent le sang coule dans la gorge. Il faut toujours essayer de pincer le nez, le sang venant parfois des narines.

Lorsque l'hémorragie vient du rectum, le malade doit rester tout à fait à plat et immobile au lit.

En cas d'hémorragie du vagin, la malade doit avoir le siège surélevé sur un coussin ferme. Souvent des injections d'eau chaude à 45°, ou plus chaudes, si c'est possible, arrêtent les hémorragies. Il est parfois nécessaire de tamponner le vagin.

Après une hémorragie grave, de n'importe quelle nature, il est utile de bander fermement les bras et les jambes en commençant par les extrémités.

Dans toute hémorragie, les boissons chaudes sont à éviter; les extrémités doivent être chaudes, la tête basse. Les stimulants ne seront administrés que sur un ordre exprès.

Pour les lavages d'estomac (1), il faut préparer pour le docteur une longue sonde stomacale en caoutchouc, appelée tube de Faucher, fixée à un large entonnoir; de la glycérine pour enduire le tube; deux grandes cuvettes vides, un récipient gradué, plusieurs pots d'eau bouillie à 38 degrés ou de l'eau de Vichy.

Epinglez une toile cirée autour du cou du malade et étendez-en une sur le lit en face de lui. Tant qu'il ne sera pas habitué à l'opération, elle lui causera des nausées.

On prescrit les lavages d'estomac pour les dilatations stomacales, les cancers ou d'autres maladies et avant les opérations sur l'estomac; ils soulagent souvent les malaises et les douleurs causés par l'accumulation de nourriture dans l'estomac.

L'infirmière doit souvent mesurer la quantité d'eau employée dans l'opération et celle retirée par le tube.

SONDAGES

Les sondes sont faites en verre, en argent ou en caoutchouc mou ou durci. Chaque fois que l'on s'est servi d'une sonde, il faut la stériliser en la faisant bouillir un quart d'heure et en la baignant dans une solution désinfectante où elle restera jusqu'à ce que l'on s'en serve de nouveau.

L'infirmière doit aussi laver et désinfecter soigneusement ses mains et laver les parties autour du méat ou orifice avec de l'eau bouillie pour enlever toute souillure qui, introduite dans la vessie, pourrait y provoquer de la cystite.

(1) Voir chapitre XXIV.

Une explication théorique de la façon d'introduire la sonde ne peut guère être utile.

S'il s'agit d'une femme, la malade doit être couchée sur le dos, aussi peu découverte que possible. Beaucoup de bonnes infirmières disent pouvoir plus facilement introduire une sonde par le toucher que par la vue; mais les commençantes doivent toujours regarder et voir ce qu'elles font pour ne pas faire souffrir la malade.

Enduisez, graissez la sonde après l'avoir aseptisée.

N'employez aucune violence; si la sonde ne glisse pas aisément, vous n'avez probablement pas trouvé l'ouverture, et si elle pénètre trop facilement, elle a dû glisser dans le vagin, auquel cas vous la retirez et vous la stérilisez de nouveau avant de recommencer.

Ne la faites pas pénétrer plus de 4 centimètres et ne l'enlevez pas avant que l'écoulement ait cessé: retirez-la doucement en fermant l'extrémité du tube avec le doigt pour empêcher les gouttes d'urine de tomber dans le lit. On retire de l'urine généralement six ou huit heures après une opération, plus fréquemment, si c'est nécessaire.

Surveillez tous symptômes de cystite qui seraient : une mauvaise odeur de l'urine; elle sent l'ammoniaque comme en se décomposant; le désir d'uriner souvent et une sensation de brûlure et de douleur en urinant. Si vous voyez le moindre de ces signes, rapportez-les au docteur et gardez de l'urine pour qu'elle soit analysée. Le docteur ordonnera peut-être un lavage de la vessie.

Un lavage de vessie nécessite une sonde munie d'un long tube de caoutchouc et terminée par un entonnoir de verre, de l'eau bouillie chaude et généralement une solution spéciale indiquée par le médecin.

Sondez avant d'introduire la lotion, puis versez, à la fois, une petite quantité dans l'entonnoir et faites-la ressortir dans une cuvette par terre. Il faut empêcher l'air d'entrer dans le tube; aussitôt que la mesure y a été versée, renversez l'entonnoir dans la cuvette pour le vider. On administre généralement un demi-litre à un litre de lotion, ou jusqu'à ce que le liquide revienne tout à fait clair.

La cystite est une si grande et si inutile aggravation aux souffrances d'un malade que la garde ne peut être trop scrupuleuse quant aux précautions de propreté.

C'est de plus une mauvaise note pour l'habileté d'une infirmière si son malade a de la cystite, puisqu'on peut la prévenir dans la plupart des cas.

INJECTIONS

On se sert pour donner une douche vaginale ou une injection d'une canule vaginale en caoutchouc ou en verre; elle est fixée à un tuyau descendant d'un bock contenant le liquide à injecter et placé à quelques pieds au-dessus du niveau de la malade. Elle doit être couchée, la tête basse; un bassin spécial sera placé sous elle; on peut mettre un coussin pour soutenir les épaules et le dos.

La canule doit être bien graissée à l'aide de vaseline avant d'être introduite dans le vagin.

Avant d'introduire la canule, l'infirmière se lavera méticuleusement les mains et fera la toilette externe de la malade à l'aide de coton hydrophile, d'eau bouillie et au besoin, de savon.

On donne fréquemment deux litres ou plus, soit d'eau bouillie, chaude, pure, soit d'eau contenant un désinfectant. La température est prescrite par le médecin; une douche chaude est à 40° ou plus. La canule dont on se sert n'a de trous que sur le côté et non à l'extrémité.

Lorsqu'on ne donne qu'une petite quantité de liquide on se sert d'une seringue d'Higginson, munie d'une canule vaginale. On ne doit pas l'employer avec force.

Lorsque la douche est donnée, l'infirmière pressera un peu sur le périnée et essuiera le reste du liquide avec de l'ouate hydrophile.

Les malades ont facilement les symptômes d'un empoisonnement mercuriel après des injections de sublimé et la garde doit toujours y veiller ; ce sont : la diarrhée, l'haleine fétide, etc.

Elle désinfectera soigneusement ses mains après avoir donné ces soins à sa malade et désinfectera également les vases de nuit, bassins, etc..., après que chaque malade s'en sera servie.

Pour les hommes, on se sert de sondes en gomme, qu'on doit immerger 5 minutes seulement dans l'eau bouillante. On peut aussi les stériliser dans un tube contenant du trioxyméthylène.

Si c'est possible, chaque malade devrait avoir sa propre canule vaginale pour son usage personnel ; la canule sera au moins bouillie pour chaque injection.

LAVEMENTS

Un lavement simple se compose de 500 grammes d'eau bouillie à 37 degrés ; il est dit évacuateur, c'est-à-dire destiné à faire évacuer le rectum, soit avant un examen ; soit avant une opération ou avant l'administration d'un lavement médicamenteux.

Pour administrer un lavement, on prend de préférence un bock gradué, muni d'un tuyau de caoutchouc de 0 m. 75 de long, une canule en caoutchouc n° 25 à 30, de 20 centimètres de long. Le tout sera bouilli. Le malade sera couché, sans oreillers, sur le côté droit, la jambe droite étant repliée, la jambe gauche étendue, le siège surélevé. Recommander au malade de respirer tranquillement. La canule sera introduite après avoir été enduite de vaseline.

Il faut une pression de 0, 50 dans tous les cas ; si le malade est un typhique ou un entéritique il faudra agir lentement, à pression basse. De même, si le malade est très constipé.

Un lavement saponiné est une injection de savon et

d'eau donnée dans le but de vider l'intestin en cas de constipation, ou avant une opération ou un examen. La solution employée se compose de 30 grammes de savon mou, dissous dans l'eau chaude, en quantité suffisante pour un litre. On y ajoute quelquefois une cuillerée à soupe d'huile d'olive.

Tournez le malade sur le côté gauche, les genoux repliés pendant que vous lui donnez le lavement, qu'il gardera quelques minutes si possible.

La température du lavement doit être de 38° ou un peu moins; n'usez d'aucune violence; cependant il n'est pas nécessaire d'employer la même lenteur que pour un lavement qui doit être gardé. Si le malade en est capable, il vaut mieux qu'il introduise la canule lui-même; il courra ainsi moins le risque de se faire mal.

En cas d'extrême constipation et lorsqu'il est nécessaire d'amollir les matières fécales en vue d'opérations dans la partie rectale, on injecte de l'huile d'olive quelques heures avant de donner le lavement au savon; il faut agir lentement. Il est d'usage de donner 125 grammes d'huile dans une seringue à piston, spéciale pour cet usage.

De quelque espèce que soit la seringue, il faut la nettoyer à fond à l'eau tiède savonneuse; la canule sera nettoyée avec un soin spécial. Une sonde molle s'abîme si elle reste roulée dans une boîte. Il est préférable de la suspendre.

On donne des lavements médicamenteux dans certains cas.

De la térébenthine mêlée à de l'amidon soulage beaucoup la « flatulence » qui est souvent une suite bien ennuyeuse des opérations abdominales.

On donne des lavements d'eau salée pour tuer les vers chez les enfants; l'alun mélangé d'eau est employé comme astringent.

Les lavements opiacés sont donnés dans les diarrhées violentes ou les hémorragies intestinales, comme dans la fièvre typhoïde. Ils se composent de 60 grammes d'amidon additionné de 30 gouttes d'opium ; ils s'administrent tièdes ou froids.

Il faut encourager le malade à conserver le lavement le plus longtemps possible. On peut l'y aider en pressant l'anus avec une serviette pliée jusqu'à ce que le besoin de le rendre soit passé.

On se sert quelquefois d'eau glacée pour les lavements.

La glycérine est employée contre la constipation à la proportion de 3 grammes pour un enfant et de 6 grammes pour un adulte.

On se sert d'une petite seringue spéciale en métal avec une longue canule ; mais pour un enfant, une seringue de verre ou une poire en caoutchouc suffit.

Un lavement d'huile de ricin consiste en 30 grammes d'huile de ricin ajoutée à un lavement de savon ou d'amidon ; il est réputé plus efficace qu'un simple lavement au savon.

Les lavages d'intestins se donnent dans les cas de constipation intense, dans certains cas d'entérite. On se sert pour cet usage d'une sonde à double courant ; il faut 2 à 3 litres d'eau bouillie tiède ; le malade est couché comme pour un lavement simple, évacuateur, du côté droit ; on aura la précaution de le mettre au bord du lit et de glisser sous lui une alèze de caoutchouc recouverte d'un drap plié en quatre ; un seau au bord du lit recevra le liquide au fur et à mesure qu'il sortira ; car, dans un lavage d'intestins, tout le liquide doit être rendu.

Les lavages d'intestins sont souvent une grosse fatigue pour le malade ; choisir son moment, procéder lentement et lui donner ensuite une boisson tonique.

CHAPITRE VIII

DIVERS POINTS A OBSERVER EN SOIGNANT LES MALADES

Lorsqu'un malade est admis dans un service, l'infirmière doit remarquer son état général, en observant s'il est capable de marcher, s'il doit être porté ou s'il a une démarche particulière, s'il est dans un état de souffrance, s'il respire difficilement, s'il semble être dans son bon sens. Puis, à moins qu'il ne soit tellement malade qu'il faille le coucher immédiatement, elle prend sa température sans attendre (1).

Avant l'invention du thermomètre médical, les gardes-malades ne devinaient la température que par le sens du toucher qui trompe souvent, car, par suite du froid ou d'une transpiration abondante, la peau peut être fraîche tandis que la température est vraiment élevée à l'intérieur du corps.

La température normale du corps en bonne santé est de 37° et s'éloigne peu de ce degré, d'après les moments

(1) Le thermomètre en usage en France et, en général, dans les pays à système décimal, est le centigrade, dont la gradation va de 0 à 100°, degré de l'ébullition de l'eau simple. Dans d'autres pays, notamment les pays anglo-saxons, on emploie le Fahrenheit, dont la gradation est beaucoup plus élevée. 37·5 du centigrade = 99°5 du Fahrenheit. Pour obtenir l'équivalence de ces deux notations, on opère comme suit : retrancher du chiffre Fahrenheit le nombre 32; multiplier le résultat par 5; diviser le produit par 9. Exemple : règle de trois pour traduire en centigrades 104 degrés Fahrenheit :
$$\frac{104 - 32 \times 5}{9} = 40\text{°} \text{ centigrades.}$$

de la journée. Elle est généralement plus basse de bonne heure, le matin, et monte à son plus haut point, c'est-à-dire, normalement, d'environ un demi-degré, ou quatre à six dixièmes, vers quatre ou cinq heures de l'après-midi. Pendant la maladie, les différences peuvent être très grandes, de huit à neuf dizièmes, ou même un ou plusieurs degrés entre le matin et le soir.

Une température très au-dessous de la normale est encore plus alarmante qu'une aussi éloignée en dessus du point normal : un malade avec une température de 35°, c'est-à-dire de 2° au-dessous de la normale, est dans un état plus inquiétant et dangereux que celui dont la température est de 2° au-dessus de la normale, ce qui peut être insignifiant.

Pour prendre la température, secouez le mercure du thermomètre jusqu'à ce qu'il soit à 35°.

La température doit être, autant qu'il est possible, prise dans le rectum, on l'appelle température rectale. C'est la plus exacte. S'il y a impossibilité, prenez la température buccale et, pour cela, mettez l'extrémité du thermomètre sous la langue du malade en le priant de refermer ses lèvres dessus, sans toutefois le mordre. Laissez-le cinq minutes, lisez la température et inscrivez de suite les degrés. Puis, lavez le thermomètre, pas à l'eau chaude, essuyez-le soigneusement surtout autour du col et mettez-le dans l'eau alcoolisée jusqu'à ce que vous vous en serviez de nouveau.

Les lèvres doivent être fermées pendant tout le temps que le thermomètre est sous la langue, sans quoi la température ne sera pas juste.

On ne mettra pas le thermomètre dans la bouche des malades en délire ou des enfants, de même qu'il est cruel de l'infliger à un malade respirant avec difficulté, quoique cette méthode soit celle qui donne le moins de peine à l'infirmière.

Pour prendre la température sous l'aisselle (température dite axillaire), voyez que la peau soit sèche et mettez le thermomètre de façon à ce que le réservoir à mercure soit entouré par la chair, repliez le bras du malade sur la poitrine, la main sur l'épaule opposée. Posez et enlevez le thermomètre vous-même pour être sûre qu'il n'a pas bougé pendant dix minutes.

Si vous avez affaire à un enfant, vous lui tiendrez le bras tout le temps. Mais il est préférable de prendre la température dans le rectum, auquel cas le thermomètre sera graissé avec de la vaseline avant d'être introduit.

Ne prenez pas la température sans laisser passer une heure après la toilette du malade, car l'eau froide abaisse la température du corps; ne le placez pas dans sa bouche après qu'il a bu du thé chaud ou sucé de la glace, la température de la bouche montant et baissant d'après ce que l'on a pris.

Prenez la température avant de faire la toilette du malade ou de lui donner des médicaments.

Prenez-la à la même heure deux fois par jour, aussi régulièrement que possible, pour pouvoir comparer chaque journée.

Il arrive quelquefois que la température varie à différentes parties du corps; dans ce cas, prenez-la à l'endroit où elle est le plus élevée. Si vous trouvez une température inattendue comme hausse ou comme baisse, reprenez-la de nouveau, soit avec un autre thermomètre, soit à une autre partie du corps, et surveillez le malade pendant cinq minutes.

Il est préférable de garder la feuille de température hors de la vue du malade afin qu'il ne puisse la voir et constater peut-être de jour en jour, avec un profond désappointement, qu'il ne fait pas de progrès.

Surveillez la respiration du malade sans qu'il s'en doute : sans cette précaution, il ne respirera pas naturellement. Il est préférable de la compter pendant son sommeil. Vous n'avez pas besoin de le déranger, il suffit de regarder ses couvertures monter et descendre; mais si vous ne pouvez vraiment pas voir de mouvements, prenez sa main comme si vous lui tâtiez le pouls et posez-la doucement sur la partie supérieure de l'abdomen, et vous ne pourrez manquer de sentir la respiration.

Compter pendant une bonne minute et voyez s'il n'y a pas d'irrégularités dans la respiration. Le chiffre normal est de seize respirations chez un adulte; les enfants respirent plus vite.

La fatigue. même un changement de position, accélèrent la respiration et le pouls ; la frayeur, une excitation quelconque ont le même effet.

Habituez votre oreille à saisir toute différence dans la respiration de votre malade, même dans l'obscurité. La proportion de la respiration doit être au pouls de deux à neuf.

Comptez le pouls pendant une bonne minute avec une montre à secondes. Le pouls se prend en général sur l'artère radiale. Posez trois doigts sur le pouls et non seulement un. Le pouls est quelquefois imperceptible dans un poignet et plus sensible dans l'autre. Ainsi, lorsque vous le croyez très mauvais, essayez à l'autre poignet avant de faire chercher le docteur. Le pouls normal est à peu près de soixante-dix pulsations par minute; il est beaucoup plus rapide chez un enfant.

Dans une maladie aiguë, le pouls d'un enfant atteint souvent cent soixante à cent quatre-vingts pulsations, sans résultat fatal, tandis que chez un adulte cent vingt ou cent trente révèlent qu'il est gravement malade.

Remarquez si le pouls est régulier ou intermittent, c'est-à-dire s'il manque une pulsation de temps en temps, s'il est faible ou rapide, fort, bondissant dédoublé ou discrète comme dans la fièvre typhoïde; ou s'il est filant, fuyant comme dans une hémorragie interne.

On peut apprendre beaucoup sur un malade en lui tâtant le pouls et, dans bien des maladies, il est aussi important de surveiller le pouls que la température. Par exemple, un pouls vif avec une température élevée est un cas fréquent, mais quand le pouls vif va de pair avec une température normale ou inférieure à la normale, vous pouvez penser que le malade est gravement atteint. De même, un pouls lent avec la fièvre.

Les stimulants, tels que l'ammoniaque et l'eau-de-vie, accélèrent le pouls, d'autres médicaments, par exemple la digitale, le ralentissent.

Comptez régulièrement le pouls lorsque votre malade prend des remèdes qui agissent sur le cœur.

Remarquez aussi la langue du malade ; si elle est sèche, humide ou chargée, si elle est de couleur rouge sang ou blanchâtre comme après un long régime lacté. Il y a aussi une apparence spéciale nommée langue écarlate que l'on constate dans la scarlatine et d'autres sortes de fièvres ; la langue est rouge, brillante, parsemée de points blancs ; tandis que, dans d'autres maladies, elle est très enflée et marquée sur les côtés par les dents.

Un typhique est en voie d'amélioration lorsque sa langue commence à se nettoyer. Un alcoolique tire la langue avec un tremblement ; un paralytique la laisse tomber de côté. La langue rôtie est d'un pronostic grave dans certaines maladies actives : fièvre typhoïde, pneumonies chroniques ; cancer, tuberculose ; ou après de grosses interventions chirurgicales.

Lorsque la langue commence à se nettoyer par les côtés, nous estimons que notre malade va mieux.

Tous ces points sont à retenir et à surveiller, quoique les malades des hôpitaux soient si constamment vus par les médecins qu'ils ne dépendent pas de l'observation de leur infirmière : nous ne serons pas toujours à l'hôpital ; lorsqu'on soigne les malades chez eux, le docteur est en droit d'attendre de l'infirmière un rapport exact de l'état du malade et nous devons nous habituer à remarquer et à rapporter tous les symptômes, en les notant à l'heure où ils se sont produits. La bouche d'une personne malade est généralement sèche le matin, surtout si elle dort la bouche ouverte. Il faut habituer les enfants à fermer la bouche et à respirer par le nez.

L'haleine est souvent mauvaise dans la maladie ; si le malade est trop faible pour se servir d'un rince-bouche, une bonne infirmière la nettoiera pour lui avec un morceau de coton hydrophile roulé autour de son doigt ou autour d'un bâtonnet et trempé soit dans une solution de glycérine et de borax, soit dans une faible solution de salol, ou mieux encore dans de l'eau de Vichy.

Servez-vous chaque fois d'un nouveau morceau de coton ou de linge, nettoyez soigneusement, entre les dents, l'intérieur des joues et tous les coins de la bouche.

Les dents doivent être gardées aussi propres que possible et débarrassées de tous restes d'aliments ou de dépôt de lait. Faire rincer la bouche à l'eau de Vichy après les prises de lait.

Remarquez l'état de la peau, sa sécheresse ou sa moiteur, à quelle heure du jour la transpiration commence et dans quel endroit du corps elle se manifeste.

Observez les couleurs ; s'il n'y a pas une teinte jaunâtre dans le blanc des yeux ou autre part, ainsi qu'il arrive dans la jaunisse ; si les lèvres, les oreilles et le bout des doigts ne sont pas bleus ; voyez s'il n'y a aucun endroit froid, quoique la température du corps soit élevée ; les pieds, le nez et les oreilles sont souvent froids avec une haute température générale.

Remarquez bien toute éruption ; elle peut ne pas être importante, mais elle pourra révéler la maladie dont le patient est atteint.

Les infirmières doivent connaître les caractères de la suette miliaire et de l'urticaire, des éruptions causées par l'iodure et autres médicaments et ne pas oublier que, chez un enfant, un accès de colère, des cris, peuvent produire une éruption assez ennuyeuse. Vous envoyez chercher le médecin en hâte, et à son arrivée, le calme est revenu, l'éruption a diminué et quelquefois a complètement disparu.

Il est très important que l'infirmière observe l'urine pour savoir sa couleur et sa qualité ; si elle sent mauvais et présente des traces de dépôt de sang, de pus ou de gravelle; si elle est rendue trouble ou claire et si elle devient trouble en reposant, si elle est émise avec difficulté ou douleur.

Dans toutes les maladies entraînant de la paralysie et lorsque le malade est plus ou moins inconscient, il est particulièrement important de savoir quand l'urine est émise et en quelle quantité; si elle vient goutte à goutte constamment, ce qui est souvent le signe d'une vessie débordante, ou si elle est rendue à intervalles convenables. Le fait qu'il n'en a pas été rendu pendant un certain temps doit toujours être signalé; cela peut prouver qu'il y a rétention et qu'il faut sonder ou bien que, les reins ne fonctionnant pas, l'urine n'est pas sécrétée, ce qui est plus grave encore. De toutes façons, le docteur doit être informé. Quelquefois, s'il s'agit seulement d'une incapacité d'uriner, un changement de position, un cataplasme ou une fomentation chaude appliquée sur le bas-ventre y remédiera. Il est mauvais de mettre de l'eau chaude dans le vase de nuit pour obtenir ce résultat, car il pourrait se produire une phlyctène, ou même, chez des paralytiques, des escharres profondes.

Un spécimen de l'urine de chaque nouveau malade sera gardé pour l'examen du docteur; il doit être prélevé dans ce qui a été rendu avant le premier déjeuner; mais si toute la quantité doit être mesurée, gardez-la pendant vingt-quatre heures et agitez le dépôt avant de verser le spécimen.

Rappelez-vous qu'il est complètement inutile de réserver un spécimen d'urine s'il y avait auparavant des crachats ou quoi que ce soit d'étranger dans le vase.

Surveillez la position du malade au lit; il est capable de rester allongé à plat sur le dos sans jamais remuer; dans bien des cas, c'est le devoir de l'infirmière de le tourner d'un côté sur l'autre, soutenu par un oreiller, de façon à ce qu'il puisse se servir de toutes les parties de ses poumons en respirant et aussi pour éviter qu'il se forme des escharres. Un malade constamment couché sur le dos peut contracter une maladie de poumons, nommée pneumonie hypostatique.

Pour certaines maladies, au contraire, ainsi les rhumatismes et la diphtérie, il faut garder le malade à plat par crainte d'accidents au cœur s'il se redressait.

Les typhiques et les personnes atteintes de maladies abdominales doivent rester sur le dos ainsi que dans tous les cas d'hémorragies.

Les malades souffrant de thrombose sont également gardés au lit. Le malade peut être assis au lit, soutenu par de nombreux oreillers, cette position étant la seule dans laquelle il puisse respirer à l'aise.

Les cardiaques gagnent parfois une heure ou deux de sommeil réparateur s'ils ont devant eux quelque chose pour supporter leurs bras et leur tête. On peut se servir d'un large arceau de lit avec un ou deux oreillers, mais une table spéciale est plus stable. Si vous n'avez pas un de ces objets, prenez une table ordinaire de la largeur du lit dont les pieds reposent par terre de chaque côté et, avec l'aide de quelques coussins, votre malade pourra s'en accommoder.

Ces maladies de cœur sont très angoissantes, car les malades souffrent de l'agitation et du manque de sommeil; il faut toute la patience et l'ingéniosité de l'infirmière pour leur apporter quelques adoucissements.

Il y a des personnes qui ne peuvent pas dormir du tout au lit, sauf par somnolence pénible, coupée toutes les cinq minutes par des efforts pour respirer; elles ont parfois une bonne nuit si on les retire du lit pour les mettre dans un fauteuil à haut dossier, bien enveloppées et à l'abri des courants d'air.

Naturellement, l'infirmière consultera les préférences et les désirs du malade.

Le malade est parfois sur le dos, les jambes relevées, ce qui est le symptôme de douleurs abdominales, et pourrait être de la péritonite; cette position est accompagnée d'une expression de visage tirée et anxieuse connue sous le nom de facies péritonéal ou hippocratique.

Observez son agitation; c'est un mauvais signe après une opération, car elle peut indiquer une hémorragie; c'est également un mauvais symptôme dans les maladies de cœur et la fièvre typhoïde; trop souvent ce n'est que la conséquence d'un lit et d'oreillers mal arrangés.

Observez l'appétit. Plus d'un malade absorbera sa ration de nourriture plutôt que de faire une scène à ce sujet, mais voyez s'il la réclame, s'il se réjouit de la voir venir et s'il en désire davantage. Essayez de varier autant que vos instructions le permettent : un peu de cresson, de marmelade aideront à avaler un aliment reconstituant, mais les douceurs ne sont pas permises à bien des malades. Surveillez de près le régime.

Dans votre rapport ne commettez pas l'erreur de confondre ce que vous avez donné au malade avec ce qu'il a pris en réalité; voyez ce qu'il laisse dans son assiette ou sa tasse lorsqu'il a terminé.

Rendez-vous toujours compte du temps de sommeil et de sa nature. Il y a souvent une grande contradiction entre les dires du malade et ceux de l'infirmière à ce sujet; mais si on vous interroge en sa présence, ne le contredisez pas ouvertement et cherchez l'occasion de présenter au médecin les faits exacts ou suggérez-lui que le malade a eu une meilleure nuit qu'il ne le croit lui-même. Quelquefois, mais bien plus rarement, un malade soutiendra qu'il a passé une excellente nuit, alors que vous l'avez vu vingt fois éveillé; peut-être la contradiction réside-t-elle dans le fait de l'absence de douleur pendant qu'il est réveillé.

Observez s'il n'y a pas de paroles prononcées en dormant, des grincement de dents ou les curieux gémissements si fréquents chez les phtisiques. Si le malade a de l'insomnie, cherchez comment le faire dormir; parfois un peu de lait ou un léger aliment solide donnera le sommeil; une boule d'eau chaude, une organisation d'oreillers donneront un peu d'air aux couvertures.

Surtout, ayez vous-même du calme. Miss Nightingale dit : « Tout ce que vous ferez dans la chambre du malade après qu'il a été préparé pour la nuit augmente vingt fois ses risques de passer une mauvaise nuit. Mais si vous l'éveillez après qu'il s'est endormi, vous ne risquez plus, vous lui assurez une mauvaise nuit »

Ayez soin d'informer le docteur de tout changement survenu dans l'état du malade; s'il y a des signes et délire tels qu'un regard inquiet et troublé, des divagations de langage, le rassemblement des couvertures ou des tentatives pour sortir du lit. Ce dernier signe prouve souvent le besoin d'uriner lorsque le malade est trop inconscient pour exprimer ses besoins.

Observez s'il n'y a pas contraction de la face ou des membres pendant la veille ou le sommeil.

Observez la toux; elle peut venir par quintes, elle accompagne souvent de l'oppression ou bien elle est sifflante, comme dans la bronchite.

Un enfant ayant la coqueluche termine chaque crise par un cri spécial et tousse souvent jusqu'à avoir des nausées. La toux de la pleurésie est brève, sèche et douloureuse.

Voyez comment sont les expectorations. Un enfant avale ce qu'il tousse, à moins que l'effort de tousser ne le fasse vomir. Mais un adulte doit être muni de son crachoir et on lui interdira de cracher dans son mouchoir.

Les crachats ne sont recueillis dans un crachoir sec qu'en vue de leur examen au laboratoire. Normalement, le crachoir sera muni au tiers d'une solution telle que eau de Javel ou toute autre préférée par le chef. Jamais de sublimé qui coagule et empêche le nettoyage. Si le malade craint l'odeur des antiseptiques, mettez-lui de l'eau bouillie.

Le lavage des crachoirs n'est pas une agréable besogne, mais elle procure à l'infirmière désireuse de s'instruire une excellente occasion de distinguer la différence des crachats dans diverses maladies. Voyez s'ils sont abondants ou rares, fétides ou sans odeur, mousseux, écumants ou gluants, striés de sang ou rouillés; les crachats rosés sont un signe de pneumonie si évident qu'il faut les garder pour les montrer au docteur.

Une infirmière doit, non seulement savoir ce que son malade a vomi, mais l'aspect de ce qu'il a rendu; à quelle heure cela s'est passé, si cela a été provoqué par l'ingestion d'une médecine ou par de la nourriture ou bien par une quinte de toux, s'il a eu des nausées, ou si, ainsi qu'il arrive dans des maladies cérébrales, le malade n'a pas eu mal au cœur et si, après avoir rendu la première partie de son repas, il ne finira pas le reste, lorsque les vomissements auront cessé. Si la nourriture fait vomir, essayez des aliments plus simples jusqu'à ce que vous ayez découvert ce que le malade peut garder.

On dit qu'en cas d'ulcère de l'estomac, le malade vomit dans une position et non dans l'autre. Dans les maladies du cerveau il est quelquefois nauséeux seulement quand il est assis.

Les vomissement fréquents sont un symptôme sérieux, de même lorsqu'ils sont accompagnés de hoquets. Cela arrive dans les hernies et les obstructions intestinales. — Les vomissements trop répétés amènent parfois les matières fécales venant de l'intestin, ce qui prouve un état très grave.

Dans l'obstruction de l'œsophage, les aliments reviennent comme s'ils venaient d'être avalés, sans efforts.

Les nausées causées par les coliques néphrétiques sont accompagnées par de vives douleurs de reins avec élancements dans les membres inférieurs, et dans les vomissements de coliques hépatiques on ressent une violente douleur au côté droit dans la région de la vésicule biliaire.

Observez les matières vomies et leur quantité. Il peut y avoir de gros morceaux d'aliments, de pommes de terre ou de viande qui n'ont pas été bien mâchés.

La nourriture des enfants devrait toujours être bien

coupée et écrasée, les enfants ne mâchant pas bien; il peut y avoir du lait caillé; dans ce cas, vous donnerez la prochaine tasse coupée d'eau de chaux, d'eau de Vichy. Le vomissement peut sentir l'alcool ou être d'une substance aqueuse blanche et verdâtre comme dans les nausées causées par le chloroforme.

S'il contient de la bile, il sera jaune; dans certains cas graves du mal de Bright, il est vert ou brun sale. Lorsqu'il contient du sang digéré, il ressemble à du marc de café ou à du consommé épais.

Au cours de la fièvre typhoïde, s'il se produit une péritonite, et aussi dans les péritonites d'origine appendiculaire, les vomissements verts, épais et filants sont appelés porracés.

Cherchez toujours s'il y a du sang dans les vomissements; il peut venir des gencives ou de sang avalé, ainsi que dans l'épistaxis, ou provenir de l'estomac lui-même. S'il est en petits points ou en filets, ne pas s'en alarmer, étant probablement causé par la violence des efforts.

Il est très important de voir les selles des malades. L'infirmière doit remarquer leur fréquence et leur quantité; si elles sont de forme cylindrique normale ou comme un ruban aplati, ce qui indique de l'étranglement de l'intestin; les gros morceaux durs appelés scybales indiquent que les sécrétions normales n'ont pas lieu dans l'intestin et n'en ont pas amolli les matières. Si elles sont informes et lactées, elles peuvent être tout à fait liquides et ressembler comme couleur et consistance à de la soupe aux pois, ainsi que dans la fièvre typhoïde.

Le choléra les rend semblables à l'eau où aurait bouilli du riz et dans la dysenterie elles contiennent souvent des fragments de membranes muqueuses venant de l'intestin et ont une odeur particulièrement fétide.

Remarquez la couleur; elle est produite par la bile — et quand la bile n'est pas versée dans l'intestin, comme il arrive dans la jaunisse, les selles sont argileuses, allant du blanc à la teinte normale.

Les matières noires comme du goudron sont produites par du sang digéré. Elles sont nommées mélœna et se produisent dans les cas d'épistaxis si l'on a avalé du sang, d'hématémèse ou d'ulcère gastrique, ou d'autres cas où le sang s'est répandu dans l'intestin. Le fer, le bismuth, le mercure noircissent les selles.

Les matières vertes rendues par les bébés malades sont causées par de la nourriture non appropriée et dénotent une infection intestinale.

Lorsqu'il se trouve du sang vif et brillant, il vient de l'extrémité inférieure de l'intestin et n'a pas eu le temps de changer de couleur; ce qui est parfois causé par les hémorroïdes.

La moindre trace de sang, même une teinte rosée dans les selles d'un typhique, doit rendre l'infirmière attentive; une hémorragie abondante est souvent fatale.

Le mucus doit être observé, surtout chez les enfants; on y trouve souvent des aliments non digérés, des peaux de raisin, des pépins d'oranges et des caillots de lait qui ont passé trop vite pour être digérés. Il y a parfois du pus et parfois des vers. Chez les adultes comme chez les enfants, lorsqu'il y a entérite muco-membraneuse, on constate le rejet des peaux ressemblant à la râclure de boyaux.

Il y a trois sortes de vers, ceux qui sont ronds comme les vers de jardin, les oxyures semblables à de petits bouts de fil blanc et le tœnia. Celui-ci se compose de beaucoup de segments qui sont reconnaissables à ce que, rendus, ils se meuvent comme si chaque segment était vivant.

Le frisson est un symptôme important à remarquer. Bien des fièvres telles que l'*influenza*, la *pneumonie* débutent par un frisson, ainsi que des inflammations aiguës, telles que l'érysipèle.

Quand le frisson survient dans le cours d'une maladie, il révèle qu'il y a de l'infection. Ainsi le frisson après une opération a une grande importance.

Le frisson fait grelotter le malade ; parfois il peut n'être qu'une sensation de froid ainsi qu'on en éprouve au début d'un rhume de cerveau, mais quelquefois il est si violent que les dents claquent et que le malade tremble de la tête aux pieds, faisant même trembler son lit. Le malade grelotte et se plaint du froid. Mais si vous le touchez, il vous semble avoir chaud, et si vous prenez sa température, vous la trouvez élevée. Prenez-la dès que vous pouvez lui mettre le thermomètre, et recommencez une demi-heure après, parce que la température monte encore un quart d'heure après que les frissons ont cessé.

Mettez-lui des boules chaudes, des couvertures de laine, et donnez-lui des boissons chaudes aussi vite que possible, dans l'espoir de l'empêcher de frissonner ou au moins de le soulager.

Voyez à votre montre la durée du frisson, car il est difficile d'estimer exactement le temps d'un accès ou d'une crise de ce genre, simplement en se rapportant à son appréciation personnelle.

Les enfants ne sont guère sujets au frisson, une maladie grave débute ordinairement chez eux par des vomissements ou par des convulsions.

Tout ce qui peut être observé par l'infirmière doit être noté exactement, heure par heure, sur un cahier de rapport qui peut être présenté au médecin et qui servira également à mettre au courant l'infirmière chargée de continuer les soins après elle, le jour ou la nuit.

Lorsque vous avez besoin en hâte d'une couverture de laine chaude, ne la dépliez pas à moitié en la tenant chiffonnée dans vos bras pendant que vous êtes devant le feu, mais ouvrez-la toute grande, commencez à en chauffer un côté, repliez-le sur lui-même quand ce côté est chauffé complètement, continuez ainsi en roulant les parties chauffées, emportez-la ainsi près du lit.

Ne découvrez pas le malade grelottant, mais débordez ses couvertures, mettez la couverture chaude roulée sous les autres sur sa poitrine; faites-vous aider par quelqu'un pour la dérouler jusqu'aux pieds afin qu'il en soit bien enveloppé.

Surveillez aussi l'enflure ou œdème de n'importe quelle partie du corps. Quand les pieds enflent pendant une longue maladie telle que la phtisie ou le cancer, c'est un signe d'aggravation.

Lorsqu'un malade se plaint de souffrir d'une partie de son corps, cherchez attentivement un signe extérieur de douleur. Il peut y avoir quelque chose à soulager tel qu'une escharre commençante.

Les escharres ne sont pas toujours au bas du dos, de sorte qu'un malade qui pourrait en avoir doit être soigneusement examiné chaque jour; son dos, ses épaules, ses coudes, ses talons, ses hanches peuvent être écorchés, même les genoux et les doigts de pieds peuvent souffrir du poids des couvertures, et on a pu constater une écorchure sur le côté intérieur du coude dans un cas où un bras inerte reposait sur la poitrine.

Nous voyons les pires escharres sur les nouveaux arrivants à l'hôpital, lorsqu'ils n'ont pas été bien soignés chez eux. On ne devrait pas en trouver sur les malades soignés depuis longtemps à l'hôpital, car ce serait la preuve d'un manque de surveillance.

Tenir les patients proprement, bien au sec, avec une alèze douce, est le meilleur préventif; mais on se sert de différentes choses pour raffermir la peau et seule l'expérience apprendra à l'infirmière ce qu'il faut employer pour cela.

L'alcool à 90°, en petite quantité, est un excellent remède; elle affermit l'épiderme; mais sa principale vertu vient de ce qu'on frictionne bien la peau en l'appliquant, et que la friction fait circuler le sang dans la partie frictionnée; si vous humectez simplement la peau, c'est inutile; de plus c'est un remède coûteux.

Les solutions au mercure raffermissent la peau, de même la lotion alcoolisée.

Dans la plupart des cas, une petite friction avec une pommade à l'oxyde de zinc suffit pour conserver intact le dos d'un malade sans employer d'alcool. Parfois un peu de poudre de zinc, d'amidon ou de talc est fort utile.

Faites attention, lorsque vous lavez votre malade, de bien l'essuyer avant d'appliquer un topique quelconque. Une simple application de savon commun, faite en onction, et juste assez humide pour n'être pas tout à fait sèche, est un moyen de prévenir les escharres.

Ce que vous emploierez aura peu d'effet si vous ne pouvez varier la position du malade, pour qu'il ne soit pas toujours couché sur la place mortifiée. Ceci est impossible dans les maladies de l'épine dorsale qui sont les pires de toutes; c'est également impossible dans les maladies de cœur ou de poitrine, lorsque le malade peut être seulement assis dans son lit et pèse de tout son poids nuit et jour sur la même partie de son corps. C'est le cas d'employer les coussins d'eau, les matelas d'eau, les oreillers à air, et malgré tout une escharre peut se produire en dépit de vos soins. Si cela arrive, informez-en toujours le docteur : c'est une humiliante confession à faire, mais il doit être prévenu, car il voudra peut-être la soigner lui-même.

Si le soin vous en est laissé, usez de tous les remèdes les uns après les autres jusqu'à ce que vous ayez trouvé le meilleur.

On emploie beaucoup dans les hôpitaux de Paris, la poudre du Docteur Lucas-Championnière qui se compose de poudre d'iodoforme, poudre de quinquina, poudre de benjoin et carbonate de magnésie saturé d'essence d'eucalyptus, le tout mélangé par parties égales.

Une escharre qui se mortifie peut être nettoyée comme d'autres plaies avec des fomentations boriquées chaudes, mais elles sont incommodes à appliquer.

Une solution au nitrate d'argent endurcit l'épiderme, mais a le désagrément de le noircir, ainsi que le linge.

Dans certaines maladies où le dos est constamment humide on emploie avec succès la lanoline, qui protège l'épiderme par son imperméabilité.

Mais la surveillance permanente du malade et le soin de le tenir toujours au sec est la principale précaution : n'attendez donc pas une minute de plus qu'il ne dépend de vous pour changer un drap ou tout autre objet qui a pu être mouillé ou sali.

Lorsque l'escharre a besoin d'être pansée, coupez la compresse de lint ou de gaze de la taille exacte du mal, mais couvrez-la avec un bien plus grand morceau de lint ou d'ouate, afin que les bandes qui fixent le pansement ne touchent pas les alentours de l'écorchure. Si vous fixez le pansement au moyen de gaze et de bandes de tissu adhésif, voyez que ces bandes soient appliquées sur les parties saines de la peau, loin de l'écorchure.

Quelquefois un dos resté sain pendant des semaines ou des mois devient subitement noir et la peau se fend; c'est un signe d'aggravation dans l'état du malade.

Un autre mauvais symptôme est lorsque le malade est plus lourd à remuer et à soulever dans son lit, et le remarque lui-même en disant qu'il se sent « enfoncer jusqu'à passer à travers son lit. »

Mais il y a des malades qui s'aident eux-mêmes jusqu'à la fin et insistent pour avoir leur lit fait quelques heures avant de mourir ou qui resteront assis près du feu peu de minutes avant leur mort.

On s'inquiète aussi lorsqu'un malade ne demande pas à se nourrir, semble n'y pas tenir, ou mouille son lit inconsciemment. Lorsque ceci arrive dans une maladie prolongée, c'est un des premiers symptômes de la fin.

Dans les maladies aiguës comme la fièvre typhoïde, cela arrive souvent, mais cela a moins d'importance, pouvant être causé par un peu de délire ou d'inconscience momentanée.

Un malade dont l'état empire peut devenir très tranquille, comme il arrive dans les maladies de la moelle épinière, ou très irritable, comme dans les maladies de cœur. Rien ne peut le satisfaire deux minutes de suite, il veut se lever, s'habiller, marcher et même rentrer chez lui s'il est à l'hôpital, et il désire souvent des choses extraordinaires à boire et à manger.

Dans les maladies cérébrales, l'irritabilité est un mauvais symptôme. L'infirmière doit s'y attendre, et la considérer comme un effet de la maladie, aussi bien que l'éruption est un signe de scarlatine.

Le délire est un signe grave. Dans le délire de la fièvre typhoïde ou de l'érysipèle, le malade marmotte et murmure. Le malade atteint de *delirium tremens* est agité et violent.

Dans l'*hémorragie cérébrale*, le malade est dans un état comateux, lourd et impuissant, les yeux clos et la bouche ouverte.

Le malade en délire oublie sa douleur, ne craint pas de traîner une jambe fracturée qu'il voulait à peine laisser toucher au médecin quelques heures auparavant; cette absence de souffrance n'est pas une amélioration.

Un cancéreux ne souffre souvent plus deux ou trois jours avant sa fin, et lorsqu'un homme atteint de hernie étranglée ne sent subitement plus de douleur, cela peut venir de ce que la gangrène a envahi le siège du mal.

Les autres signes de mort prochaine sont les lèvres, les oreilles et les ongles bleuis, une expression aiguë et tirée du visage et le froid des extrémités. Il y a une sueur froide sur le corps et parfois contraction des muscles. Le malade fait des gestes inconscients, comme pour attraper des mouches, ou bien il rejette ses couvertures.

Au contraire, lorsque votre malade désire quelque chose de raisonnable, c'est une preuve d'amélioration.

S'il réclame plus à manger, désire un oreiller supplémentaire ou un livre à lire, s'il veut se lever pendant qu'on fait son lit : toutes ces demandes, en l'absence de mauvais symptômes, dénotent qu'il se porte mieux.

Lorsqu'un typhique, au lieu de rester couché sur le dos, veut se tourner sur le côté (1), il est en voie de guérison.

Un convalescent d'une maladie aiguë, telle qu'une opération abdominale ou une pneumonie, a encore besoin de grandes précautions. Ne le pressez pas, mais ne lui permettez pas de garder toutes ses habitudes d'invalide sans faire aucun effort pour en sortir.

Il y a des personnes qui ne veulent pas faire la moindre chose d'elles-mêmes, et ressentent vivement toute diminution des attentions de l'infirmière.

Donnez à votre malade un oreiller de plus dès qu'il lui est permis de se redresser et laissez-le *assis au lit* au moins une heure ou deux avant que vous le mettiez sur une chaise, même pour qu'on fasse son lit; sans cela, il se sentira étourdi.

S'il s'évanouit, il est essentiel de l'étendre à plat et non de chercher à l'asseoir.

Si sa maladie a été longue et grave, il suffit pour le premier jour de l'envelopper dans une robe de chambre avec de bons chaussons aux pieds, et une bonne couverture chaude pour préserver ses jambes des courants d'air. Puis, allez graduellement : habillez-le petit à petit, laissez-le marcher pendant quelques minutes, augmentant la durée chaque jour jusqu'à ce qu'il soit capable de rester levé plus de la moitié de la journée.

Envoyez-le dans une maison de convalescence, si possible, à moins qu'il n'habite la campagne.

Ne laissez pas les visiteurs le fatiguer au début de sa convalescence ; cela est facile à exécuter à l'hôpital, mais plus difficile dans une maison privée, à moins que l'infirmière puisse se retrancher derrière les ordres du docteur. Il faut qu'elle ait des instructions très complètes concernant les visites; elle doit s'y conformer strictement.

____

(1) Decubitus dorso-latéral.

Comme règle générale, les visiteurs ne devraient être admis que un par un et pas tard dans la journée.

DERNIERS DEVOIRS A RENDRE

Lorsque les amis ont quitté la pièce, déshabillez le corps; redressez-le et laissez-le étendu sous un drap pendant une heure, puis lavez-le. S'il a une plaie, enlevez le pansement et remplacez-le par un morceau d'ouate hydrophile, bien bandé. Bouchez les orifices avec un tampon d'ouate.

Empêchez la bouche de s'ouvrir en passant sous le menton une bande que vous nouez au-dessus de la tête, ou en assujettissant un bandage de menton ordinaire. Mais ce qui vaut mieux est de placer sous le menton un appui, tel qu'un rouleau de bande, qui le soutient et empêche la mâchoire de tomber; cela ne laisse pas de marque de compression comme le fait le bandage.

Revêtez le corps d'une chemise simple, propre, et de bas. On l'enveloppe à l'hôpital d'un drap mortuaire sur lequel est épinglée une carte portant le nom du malade, la date de la mort et le nom du service. La même fiche d'identité est placée au poignet. La mort est annoncée au portier, aux bureaux de l'hôpital et à l'interne de garde, à moins qu'il ne soit présent.

Si la mort a été tellement subite que la famille n'a pu y assister, envoyez un télégramme disant clairement ce qui est arrivé. Ce serait une charité cruelle que de télégraphier : « Aggravation; venez de suite »; on se précipite à l'hôpital dans la plus grande hâte pour constater qu'il n'était pas utile de se presser puisqu'il n'y a plus de secours possible.

Mais, en cas d'aggravation, l'infirmière de garde doit avoir soin de prévenir à temps la famille du malade pour qu'elle puisse le revoir.

Elle doit aussi faire chercher le médecin, à moins qu'elle n'ait de lui des instructions spéciales du contraire, comme il arrive lorsqu'un malade est visiblement moribond pendant plusieurs jours.

Lorsque la mort a été causée par la tuberculose ou toute autre maladie infectieuse, l'infirmière se servira d'un désinfectant pour laver le corps. Dans tous les cas, elle doit soigneusement désinfecter ses mains, détruire la ouate dont elle s'est servie pour le laver et donner toute la literie à laver et désinfecter.

Il est inutile de dire que nous rendons ces derniers devoirs à nos malades avec le même soin respectueux que nous voudrions voir témoigner à nos parents ou à nous-mêmes lorsque le moment en sera venu ; sans conversation inutile et avec la même décence qu'en lavant une personne vivante. L'infirmière est placée dans une délicate alternative lorsque son malade lui demande franchement s'il va mourir.

Lorsqu'il est question de recevoir les secours de sa religion, si le malade a la foi, de faire un testament ou de chercher des parents éloignés, il est facile de lui conseiller de prendre ces précautions qui ne peuvent que lui mettre l'esprit en repos ; mais lorsqu'un homme est mourant d'un cancer ou d'un autre mal incurable depuis des mois et qu'il espère encore, contre toute espérance, ne remarquant pas les faits qui devraient lui prouver que sa vie ne peut plus être longue, il est dur de lui répondre franchement et de le priver de cet espoir qui rend l'existence supportable.

Il n'est pas toujours possible de se réfugier dans l'argument habituel de l'infirmière et de lui dire de s'adresser au médecin. Elle ne peut qu'être guidée par les circonstances et elle doit chercher à éviter d'être trop pressée de questions.

Pour les soins, il est très mauvais que le malade sache son état désespéré ; presque toutes les infirmières préfèrent n'en être pas elles-mêmes informées.

CHAPITRE IX

MANIÈRE D'ADMINISTRER LES MÉDICAMENTS ET LES STIMULANTS

On administre les médicaments de différentes façons, mais plus ordinairement par la bouche. En les donnant, surtout si l'infirmière est encore novice, elle ne prendra jamais trop de précautions pour éviter une erreur. Il est inutile de chercher à les donner rapidement d'abord; il est bien plus important d'être précise; aussi prenez votre temps afin d'être bien soigneuse. Il est si facile, lorsque vous avez fait le tour du service en administrant à dix-neuf malades deux cuillerées à bouche de potion, d'omettre de lire l'ordonnance inscrite sur la vingtième fiole prescrivant deux cuillerées à café.

Il n'est jamais indifférent d'augmenter une dose; si vous avez malheureusement fait, soit cette erreur, soit une autre en donnant la médecine, avouez-le immédiatement à la personne qualifiée, surveillante ou médecin; il est possible de commettre une méprise fatale pour le malade si un médecin n'est pas appelé de suite pour y remédier en donnant un vomitif. Vous pouvez, en attendant, donner de l'eau tiède en chatouillant le fond de la gorge avec une plume pour provoquer les vomissements; si ce moyen ne réussit pas, il faudra recourir au lavage d'estomac ou administrer un antidote.

C'est la routine dans la distribution des médicaments qui rend une infirmière négligente; il est rare qu'une infirmière ayant ce service pour la première fois commette une erreur.

Si le médicament est désagréable ou nauséabond, donnez une gorgée d'eau au malade avant qu'il l'avale, il le sentira moins que s'il a la bouche sèche.

Portez toujours sur votre plateau de médicaments une carafe d'eau, une limonade gazeuse ou de l'eau de Seltz, pour en donner au malade après sa médecine. Il arrive que les malades des hôpitaux refusent d'en prendre, s'imaginant que la vertu de la médecine réside dans un mauvais goût ou dans son odeur; mais la plupart des malades en sont reconnaissants et dans les gardes en ville votre malade comptera toujours sur quelque chose pour enlever le goût.

Votre plateau de médecines doit être muni d'un verre gradué, d'un petit gobelet et d'un pot d'eau chaude pour laver les verres après que chaque malade en aura fait usage. Ils seront lavés et séchés avec un linge propre que vous porterez sur le bras, avant de servir un autre malade. En outre de la malpropreté, il est dangereux de porter un verre des lèvres d'un malade à celles d'un autre; l'infection se propage facilement de cette manière. Naturellement, si vous avez dans la salle un cas nettement infectieux tel qu'une fièvre typhoïde, un érysipèle ou une maladie de peau syphilitique ou autre, le malade aura pour son usage un verre spécial marqué distinctement, gardé près de son lit et essuyé avec une serviette spéciale.

Une potion prescrite trois fois par jour est donnée à 10 heures, 2 heures et 6 heures. Une potion prescrite toutes les quatre heures est donnée aux mêmes heures le jour et la nuit.

Une potion pour quatre doses par jour est donnée à 10, 2 et 6 heures et une fois par la garde de nuit, généralement de grand matin.

Les potions prescrites pour toutes les six heures sont données à midi et à 6 heures, jour et nuit, et les potions prescrites pour toutes les trois heures sont données à 3, 6, 9 heures et midi ou minuit.

Les médicaments qui devront être pris avant de manger sont donnés un quart d'heure avant les trois principaux repas.

Les médicaments qui devront être pris après le repas sont donnés un quart d'heure après.

Les médecines prescrites avant les repas sont l'huile de foie de morue, le fer et l'arsenic; sous n'importe quelle forme, on les donne avant le repas. Beaucoup d'autres médicaments sont prescrits après la nourriture, mais ces trois-là sont toujours donnés de cette façon. Les médecines à prendre avant de manger sont des amers destinés à exciter l'appétit.

Agitez toujours le flacon avant de verser la dose, même si elle semble toute claire, il peut y avoir au fond de la glycérine ou du sirop qui, au lieu de sucrer toute la quantité, restera pour la dernière dose si vous ne secouez pas la bouteille chaque fois que vous en donnez. Il y a des mixtures au bismuth et d'autres poudres insolubles qui ont besoin d'être très secouées et qui doivent être avalées dès qu'elles sont versées, avant que la poudre ne se dépose au fond du verre.

Pour les liquides on se sert de verres gradués; pour les médicaments solides on se sert de grammes et de milligrammes. Les médicaments liquides doivent être sérieusement dosés dans un verre gradué, car les cuillères à soupe et à thé diffèrent de capacité.

Voici l'évaluation approximative des mesures employées pour administrer les médicaments.

Une cuillerée à café contient . .	5 gr. eau,	6 gr. sirop.	
— à dessert — . .	10 —	13 —	
— à soupe — . .	15 —	20 —	
Un verre à liqueur contient . .	30 grammes eau.		
— à madère — . .	50 —		
— à bordeaux — . .	70 —		
— ordinaire — . .	150 —		

Médicaments prescrits par gouttes :

Eau distillée et solutions aqueuses. . . .	20 gouttes		
Alcoolatures, teintures aromatiques . . .	53 —		
Laudanum de Sydenham	43 —		égalent
Liqueur de Fowler	34 —		1 gramme.
Chloroforme	53 —		
Ether ordinaire.	93 —		
Teinture d'iode	61 —		

Ne gardez jamais ensemble les médecines et les poisons. Si votre malade doit recevoir un liniment et une médecine, mettez-les dans des lieux séparés et sous aucun prétexte ne laissez aucune fiole contenant du poison à portée du lit du malade.

Si une personne prend un médicament auquel elle est habituée depuis longtemps, elle en peut absorber de plus fortes doses, qui suffiraient pour empoisonner quelqu'un n'y étant pas accoutumé (1). Dans ce cas, enfermez le flacon ou la boîte contenant ce médicament dans un endroit dont vous garderez la clé et faites de même pour tous les médicaments toxiques.

Ne versez jamais une potion sans en avoir lu la prescription; à l'hôpital, vérifiez si c'est la bouteille réservée à votre malade et qui porte son nom et numéro, versez la juste mesure très exactement et ne manquez pas de la donner à l'heure prescrite.

Demandez au médecin s'il désire qu'on réveille le malade pour lui donner sa potion. Bien des personnes sont capables de l'avaler machinalement et de se rendormir immédiatement ensuite; mais il y en a qui, réveillées dans leur premier sommeil pour prendre un remède ou avoir le thermomètre, ne pourront ensuite se rendormir. Naturellement si le malade dórt peu, la difficulté est tranchée, car s'il dort au moment où il doit prendre sa médecine, il se réveillera peu après et on la lui donnera alors. Mais soyez aussi exacte que possible

____

(1) Cet état est appelé mithridatisme.

et ne supprimez aucun remède de votre propre initiative.

Apprenez tout ce que vous pouvez concernant les médicaments et n'allez pas, dans la salle, distribuant les potions comme une machine, mais voyez comment elles sont composées et, sans vous ingérer en rien dans les décisions du médecin,. essayez de vous rendre compte pourquoi elles sont prescrites.

Lorsque vous connaissez la vertu de certains remèdes et les proportions dans lesquelles on les donne, ne vous croyez jamais autorisée à en prescrire ou à en prendre vous-même. Ne vous laissez jamais persuader par une personne ignorante qu'une infirmière est une sorte de médecin sans diplôme et que vous pouvez en cette qualité prescrire une mixture ou un onguent que vous aurez vu employer dans d'autres cas. *Une infirmière ignore l'a b c de sa profession, si elle se croit capable d'entreprendre le travail qui appartient exclusivement au médecin.*

La note de la pharmacie contribue lourdement à augmenter les frais de l'hôpital et il est du devoir de chaque infirmière de la réduire le plus possible. Bien des médecines d'un usage courant sont fort chères, par exemple, l'opium et toutes ses préparations, l'iodure de potassium, la noix vomique, ainsi que beaucoup de matières largement employées dans les pommades et les liniments, telles que la belladone et la glycérine. La cocaïne les sels d'argent sont très chers, ainsi que les médicaments comprimés. Ces choses ne doivent pas être gaspillées et gâchées. Elles doivent rentrer à la pharmacie lorsque le malade à qui elles ont été ordonnées n'en a plus besoin. Vous pouvez souvent empêcher le gaspillage avec un peu d'attention. Lorsque vous prévoyez que le traitement d'un malade va être modifié et que sa potion est presque terminée, ne faites pas remplir sa bouteille avant d'être sûre qu'il continuera à la prendre. Rayez d'un trait l'étiquette sur la fiole du malade qui va partir afin qu'elle ne soit pas envoyée à la pharmacie pour être remplie. Vous prendrez garde de ne pas renverser la potion sur le linge ou les draps du malade, car il y a des taches qui ne s'en vont pas. Le fer, spécialement, abîme tout ce qu'il touche ainsi que le nitrate d'argent.

Les médicaments ferrugineux et les acides sont mauvais pour les dents et il est bon, après en avoir pris, de se rincer la bouche avec un peu d'eau et de bicarbonate de soude. La teinture de perchlorure de fer est particulièrement nuisible pour les dents. Le fer noircit la langue du malade et ses selles.

Il y a des médicaments qui font plus d'effet lorsqu'ils sont dilués dans beaucoup d'eau, mais la façon la plus agréable de les prendre est d'avaler la médecine d'abord et l'eau immédiatement après.

Les purgatifs dont on se sert le plus fréquemment sont : l'huile de ricin que l'on fait absorber aux malades (1) dans un jus d'orange ou de citron ou bien encore dans du café fort et très chaud ; le sulfate de soude délayé dans de l'eau tiède ; les sels de magnésie et aussi toutes les eaux naturelles à base de sels : Hunyadi Janos, Villacabras, Rubinat, Carabana, etc.

Les médecines sont plus rapidement absorbées lorsque le malade les prend à jeun ; aussi les purgatifs qui agissent promptement comme les sels purgatifs, etc..., sont-ils administrés une demi-heure avant le premier déjeuner. Ils agiront, selon toute probabilité, immédiatement après ce déjeuner qui doit être très léger, mais les pilules laxatives qui demandent quelque temps pour se dissoudre et qui agissent plus lentement sont prises la veille au soir, car il probable qu'elles ne dérangeront pas le malade avant le matin.

On administre la teinture de jalap dans de l'eau ou dans du lait. Elle ne se dissout pas, mais les petits morceaux doivent être remués jusqu'à ce qu'ils devien-

(1) 30 grammes pour les adultes.

nent unis, il ne faut pas laisser de grumeaux avec aspérités.

La teinture de jalap ne doit pas être donnée dans des cas d'inflammation intestinale.

Si les pilules contenant les laxatifs ne peuvent être avalées, mettez-les dans un peu de pain, dans un grain de raisin ou dans un peu de confiture, ou encore coupez-les en morceaux que vous tàcherez de faire dissoudre.

Si les poudres ont une odeur désagréable, on les met dans de petits cachets de pain azyme.

Il est inutile d'essayer de donner du calomel mélangé à du lait, parce qu'il est lourd et que la petite dose prescrite tombe au fond du verre et y demeure. Vous pouvez soit le placer très en arrière sur la langue et le faire avaler avec une gorgée de lait, soit le mettre dans un petit morceau de beurre sur le manche d'une cuillère à café et le déposer dans le fond de la bouche où il sera certainement absorbé. C'est là une bonne manière de donner du calomel aux malades à demi-inconscients et ce laxatif leur est souvent recommandé.

Dans d'autres cas, on peut le donner facilement entre deux minces tranches de pain et de beurre.

L'huile de croton, qui est un très puissant purgatif, est souvent administrée de la même manière, sur du beurre. On peut aussi la déposer sur une dose d'huile de ricin au lieu de la donner sur du beurre. Les doses sont de 1 à 2 gouttes.

L'usage constant des laxatifs peut être évité par un régime raisonné. Les malades savent souvent ce qui fera agir leurs intestins et, s'il n'y a pas d'objection raisonnable, ils peuvent essayer leur propre remède, que ce soit une pomme cuite au four ou une figue, ou du pain bis, ou un verre d'eau chaude le matin à jeun. Les fruits, les légumes verts, le pain bis ont une tendance à vaincre la constipation habituelle, tandis qu'un régime lacté et le repos au lit peuvent l'occasionner. C'est peut-être la raison pour laquelle nos malades des hôpitaux ont si souvent besoin de purgations journalières et aussi la raison pour laquelle ils ont besoin de doses bien plus fortes que celles prises par des personnes menant une vie active. Au contraire, on voit souvent une attaque de diarrhée arrêtée net par un régime exclusivement composé de lait, accompagné de repos dans la chaleur du lit sans aucun médicament.

La plupart des poudres insolubles sont mélangées à un peu de lait et avalées rapidement, avant qu'elles n'aient eu le temps de se déposer au fond du verre, ainsi de la quinine; et quelques poudres, comme la magnésie, qui ne se dissolvent pas dans l'eau, peuvent être dissoutes dans une cuillerée à café d'eau-de-vie et un peu d'eau peut y être ajoutée ensuite. L'eau chaude dissout souvent une poudre insoluble dans l'eau froide, mais la chaleur change parfois les propriétés de la poudre et il vaut mieux la mélanger simplement avec du lait ou de l'eau, à moins d'instructions particulières.

On donne les *narcotiques* au moment où on installe confortablement les malades pour la nuit et, dans les hôpitaux, il est de coutume de les donner à 10 heures du soir environ, quand le service de nuit a été établi. Certains médicaments, comme le sulphonal, agissent lentement et doivent être administrés deux ou trois heures avant l'heure du coucher.

L'infirmière doit être en garde contre l'habitude facilement contractée par le malade, de ne plus pouvoir dormir sans narcotique. Si le docteur a prescrit un narcotique pour « chaque soir, si nécessaire », la garde doit faire tout son possible pour que le malade dorme sans en faire usage. Elle doit l'encourager à essayer de s'en passer. Elle doit toujours veiller attentivement le malade qui est sous l'influence d'un narcotique, surtout si c'est la première fois qu'il le prend, et elle doit remarquer aussi le lendemain s'il n'en ressent pas quelque nausée ou du mal de tête.

C'est l'opium qui, sous une forme ou une autre, est le

plus souvent employé comme narcotique. La teinture
d'opium, appelée communément laudanum, est une autre
préparation du même médicament. On le prescrit souvent sous forme de poudre de Dover. L'opium a beaucoup d'effet sur les enfants et la dose qu'on leur en
donne est beaucoup plus faible en proportion que celle
des autres remèdes. Quand un malade prend de l'opium,
soit par doses régulières, soit une fois par hasard, étu-
diez sa respiration qui peut devenir très lente et remarquez que ses pupilles sont contractées sous l'influence
de l'opium jusqu'à n'être parfois plus que des points.

L'opium est un remède souverain contre la douleur,
mais il ne doit jamais être pris ou administré sans
l'ordre du médecin. Il provoque la constipation et il est
très souvent employé dans les cas de diarrhée ; il est
donné dans l'hémorragie pulmonaire, intestinale, ou
autre. Beaucoup de sirops et de pastilles contre la toux
contiennent de l'opium, ou bien de la morphine, ou
encore de la codéine, qui en sont des dérivés. L'opium
diminue les sécrétions du corps et ainsi trouble la
digestion et coupe l'appétit. Il a un effet nocif sur les
personnes souffrant du mal de Bright et les médecins
recherchent toujours s'il y a de l'albumine dans les
urines d'un malade avant de lui prescrire de l'opium.
La dose d'opium doit être constamment augmentée,
parce que la dose qui soulage et endort le malade, la
première fois qu'il la prend, n'a que peu ou même plus
d'effet lorsqu'elle a été prise plusieurs fois. En conséquence le grand danger à éviter est que le malade ne
puisse plus s'en passer et devienne morphinomane.

L'oxymel qui est aussi un diurétique, la cascarille qui
est un astringent, le séné et le carbonate d'ammonium
sont parfois employés comme médicaments contre la
toux. On emploie de même les différentes sortes de narcotiques. Un électuaire est un médicament sirupeux qui
doit être avalé lentement, afin qu'il agisse sur la gorge.
Il contient une légère dose d'opium, de morphine ou de

belladone mélangée à un sirop. On peut parfois arrêter une irritation de la gorge qui cause une toux avec une boisson chaude. Un mélange de parties égales de sirop de citron et d'eau très chaude est parfois très efficace. Un autre bon remède contre la toux, et que toute infirmière peut librement administrer, consiste en parties égales de lait bouillant et d'eau de Seltz. Si le malade prend des stimulants, on y ajoute quelques gouttes d'eau-de-vie. Ce remède active l'expectoration et doit être pris le matin à jeun.

Les gargarismes s'administrent tièdes dans les inflammations de la bouche et de l'arrière-gorge, dans les angines. L'eau de guimauve, l'infusion de ronces, dans certains cas l'eau oxygénée, sont utilement employées.

On appelle *suppositoires* les médicaments solides administrés par le rectum. Les suppositoires à la morphine ou à l'opium sont employés pour calmer la douleur après une opération obstétricale ou rectale; les suppositoires désinfectants sont employés pour faciliter une décharge fétide; les suppositoires à la glycérine sont parfois employés à la place de lavements de glycérine pour faire agir les intestins.

Quand un médicament est destiné à parvenir aux poumons, il est donné sous forme de jet de vapeur, ou bien finement divisé dans un pulvérisateur ou encore mélangé à de l'eau bouillante dans un récipient de forme convenable, muni d'un bec à inhalation. Le médicament employé est, en général, un désinfectant pour les bronches, comme le gaïacol, et on n'en emploie que quelques gouttes, ordinairement diluées.

Les médicaments sont parfois administrés sous forme de friction, c'est-à-dire qu'on en fait un onguent ou liniment dont on frotte la peau. Par exemple, de jeunes enfants délicats sont frictionnés avec de l'huile de foie de morue et dans certains cas de péritonite tuberculeuse, on frictionne l'abdomen avec de l'onguent mercuriel.

On emploie en *liniments* ou onctions dans le rhumatisme aigu le salicylate de méthyle. On enveloppe ensuite le membre de coton cardé et taffetas, maintenu par une bande pas trop serrée.

Les médicaments hypodermiques ou sous-cutanés sont ceux que l'on injecte sous la peau. Le grand avantage de cette méthode est que la substance injectée agit plus rapidement que si elle était absorbée par l'estomac. Une injection de morphine soulagera le malade et le fera dormir dans l'espace de quelques minutes, tandis que la même quantité de morphine, prise par l'estomac, mettra un quart d'heure ou davantage pour soulager. De même, lorsque le malade est trop souffrant ou trop affaissé pour pouvoir avaler, une injection de strychnine ou huile camphrée ou de quelque autre stimulant le remontera peut-être jusqu'à ce qu'il soit en état d'avaler une médecine. La plus grande prudence est nécessaire en mesurant et en donnant une injection hypodermique. La solution employée est forte et une goutte de plus ou de moins peut faire une grande différence. Employez toujours une seringue qui puisse être bouillie par la stérilisation ; que l'aiguille soit bien sèche et qu'un fil d'argent ou mandrin y soit toujours passé pour l'empêcher d'être obstruée. Donnez, comme règle générale, l'injection dans le bras ou à la fesse, de préférence. Assurez-vous toujours que la seringue est en parfait état de fonctionnement en la remplissant d'eau pour l'essayer avant de vous en servir. Introduisez la dose prescrite de morphine ou d'une autre préparation dans la seringue, en la mesurant par les petites marques gravées sur le piston. Pincez et soulevez la peau avec la main gauche ; tenez la seringue par le corps du piston et poussez l'aiguille à travers la peau d'une longueur de 2 centimètres environ. Si vous le faites rapidement, avec une aiguille bien pointue, le patient ne ressent qu'une piqûre. Ensuite, abaissez lentement le piston, retirez l'aiguille et laissez un doigt ou un coton stérile sur la piqûre pendant quelques secondes, la massant légèrement en même temps avec l'autre main.

Les sérums spéciaux pour combattre telle ou telle maladie sont ordinairement introduits par la voie hypodermique. La liste de ces sérums s'allonge à mesure que la sérothérapie fait des progrès ; depuis les sérums antitétanique, antidiphtérique, antistreptococcique, etc., jusqu'au sérum antiméningococcique, l'infirmière peut être appelée à en administrer de plus en plus. Elle doit apporter à cette médication le plus grand soin, chacun de ces sérums exigeant une technique particulière.

Faites tout votre possible, en administrant un médicament à un enfant, pour lui faire prendre la première dose tranquillement. Si, dès le début, il a l'avantage sur vous, il finira probablement par refuser de faire ou de prendre quoi que ce soit qui lui soit nécessaire, mais à quoi il répugne, car en général, un enfant malade ne devient pas plus raisonnable au cours de sa maladie. Les médicaments ordonnés aux enfants sont en général d'un goût si agréable que ceux-ci n'ont pas beaucoup d'excuse en les refusant, sous prétexte qu'ils sont mauvais. Du reste si vous avez pu persuader votre petit malade de prendre une dose ou deux d'huile de foie de morue, il est très probable qu'il finira par la considérer comme une friandise.

Un peu d'adresse fait plus souvent que la force pour faire prendre une médecine à un enfant. L'extrait de malt est un médicament souvent precrit aux enfants ; s'ils refusent de le prendre pur, on pourra le mélanger avec un peu de lait chaud et le faire prendre comme une boisson, et si les enfants ne veulent encore pas le prendre ainsi, ils le prendront sans doute très volontiers, étendu sur une tartine de pain et de beurre.

STIMULANTS

L'alcool est généralement ordonné dans les hôpitaux sous forme de potion de Todd (1), de rhum ou d'eau-de-vie.

Le champagne est parfois employé dans les cas critiques.

Quand l'eau-de-vie est donnée comme stimulant, elle ne doit pas être trop diluée; il suffit de deux parties d'eau pour une partie d'eau-de-vie.

L'eau-de-vie doit être administrée à courts intervalles, car son effet stimulant passe vite et la dépression suit. Comme on doit en donner souvent, il faut que les doses soient faibles; généralement on donne 100 grammes en 24 heures.

Le docteur indique la quantité d'alcool à prendre et il est bon que ce soit lui également qui fixe les heures auxquelles ce stimulant doit être pris. Quand il est donné pour augmenter l'appétit, préparez-le pour les heures des repas, et s'il doit servir de narcotique, donnez-le aux malades à l'heure du coucher.

Le vin, en règle générale, doit être pris pendant les repas. Mais s'il est prescrit entre les repas (60 grammes à la fois), comme reconstituant, il est bon de le mélanger avec un jaune d'œuf battu. On arrive souvent à faire prendre à un malade qui manque d'appétit un certain nombre de jaunes d'œufs par jour, sans aucune fatigue, si on les mélange soit à de l'eau-de-vie, soit à différents liquides (2).

(1) Formule du Todd :

Eau-de-vie	40	grammes
Sirop simple	30	—
Teinture de Cannelle	5	—
Eau distillée	75	—

se donne par cuillerées à soupe toutes les deux heures.

(2) On bat le jaune de deux œufs avec 125 grammes d'eau-de-vie, 125 grammes d'eau de cannelle et un peu de sucre en poudre. Quelquefois on met moins d'eau-de-vie et un peu de lait sucré.

L'alcool doit être considéré comme un médicament et faire partie du traitement prescrit par le médecin, au même titre que la digitale ou la quinine. Une infirmière ne doit jamais prendre la responsabilité d'en donner d'elle-même à un malade, sauf s'il s'agissait d'un cas d'extrême urgence, comme, par exemple, pour faire revenir un noyé à la vie ou dans certaines maladies de cœur. Lorsque le médecin a prescrit une certaine dose d'alcool, l'infirmière ne doit jamais la dépasser, ni continuer indéfiniment d'en accorder au malade, lorsque la nécessité ne s'en fait plus sentir. On entend quelquefois un malade invoquer une prescription qui lui a été faite il y a vingt ans, pour justifier d'une mauvaise habitude. Rappelez-vous combien il est facile et funeste de s'adonner à l'alcool et faites tous vos efforts pour empêcher vos malades de contracter cette habitude, et pour la leur faire perdre, s'ils l'ont déjà. Retenez cette parole d'un médecin : « Ne laissez jamais à votre malade le choix du moment où il prendra un stimulant, car on peut affirmer sans se tromper que le moment de le prendre n'est jamais celui où on sent le besoin. »

On n'ordonne jamais d'alcool dans les cas d'hémorragie, car si le mouvement du cœur était stimulé, le sang s'écoulerait plus rapidement encore. L'alcool est rarement salutaire dans des cas d'évanouissement, et très funeste s'il y a épanchement cérébral. On le prescrit rarement dans les néphrites. Au contraire, il est souvent donné à doses fortes dans la pneumonie, qui est courte et aiguë. Dans les maladies prolongées, telles que la fièvre typhoïde, par exemple, le médecin prescrit quelquefois des doses minimes, mais progressives d'alcool ou de champagne (1). L'infirmière doit observer l'effet de ces stimulants sur son malade, si le délire est calmé ou non, et s'il se produit un effet soporifique.

---

(1) 25 à 30 grammes de champagne toutes les deux heures. Moins pour les enfants.

SUBSTANCES TOXIQUES

La détention et l'usage des substances toxiques ont été réglées en France par la loi du 29 octobre 1846. Mais devant les dangers et les inconvénients occasionnés par certains médicaments dont l'abus peut être grave, une nouvelle loi fut votée le 12 juillet 1916, et suivie par un décret d'administration publique le 14 septembre 1916. La loi a trait à l'usage des substances vénéneuses et édicte des pénalités importantes (emprisonnement de trois mois à deux ans, amendes de mille à dix mille francs), notamment contre les personnes qui enfreindraient les règlements concernant la vente, l'achat et l'emploi des stupéfiants. Le décret classe les substances vénéneuses en trois catégories soumises à une réglementation distincte, d'après des tableaux A, B, et C. Le tableau B donne la liste des stupéfiants suivants :

Opium brut et officinal.	Morphine et ses sels.	Alcaloïdes de l'opium (exception de la codéine), leurs sels et dérivés.	Cocaïne, ses sels et ses dérivés.
Extraits d'opiums	Diacétylmorphine et ses sels.		Haschich et ses préparations.

De plus, il décide que toutes les substances vénéneuses, dénommées toxiques, ou poisons, ne pourront être présentées que dans des enveloppes ou récipients portant inscrit le nom de ces substances, accompagné de la mention *Poison* inscrite sur bande rouge-orangée.

L'infirmière doit se souvenir que toute substance toxique ne peut être délivrée que sur ordonnance signée par le médecin. Dans les hôpitaux, elle sera responsable de la surveillance de l'armoire à médicaments. Elle enfermera sous clé dans une armoire spéciale les médicaments toxiques, qui ne seront jamais mélangés avec les autres.

CHAPITRE X

ADMINISTRATION HOSPITALIÈRE

Une infirmière doit connaîtres les règles principales de l'administration hospitalière de son pays.

Il est nécessaire aussi qu'elle sache comment se fait l'admission à l'hôpital d'un malade, soit qu'il se présente à la consultation, soit que son entrée d'urgence ait été reconnue nécessaire.

*
* *

Les hôpitaux et hospices français sont dirigés par des *Commissions administratives* composées du maire de la commune qui les préside et de six membres au moins, dont deux sont élus par le Conseil municipal, et quatre désignés par le Préfet du département (1).

Chaque Commission administrative fixe elle-même les détails du règlement hospitalier, en se servant, pour les grandes lignes, du règlement modèle proposé par le Conseil Supérieur de l'Assistance Publique (2).

(1) Dans les grandes villes, comme Paris et Lyon, l'administration se fait suivant un régime spécial : à Paris, notamment, où elle est fort importante, en raison du nombre d'habitants qui dépasse deux millions, l'Administration de l'Assistance Publique est un véritable ministère qui dispose de milliers de lits.

(2) Le Conseil supérieur de l'Assistance Publique est une assemblée constituée auprès du Ministère de l'Hygiène et qui est chargée d'examiner les questions intéressant l'organisation de l'assistance en France, son fonctionnement et son développement.

La surveillance et la marche des services hospitaliers sont assurées généralement par le Vice-Président de la Commission ou par un administrateur de service choisi par ses collègues.

Le personnel soignant (infirmières et infirmiers) est placé sous l'autorité de la Commission administrative. L'Administrateur de service peut, en cas de manquement grave, les suspendre de leurs fonctions, mais seule, la Commission administrative peut les révoquer.

Les infirmières attachées à un service hospitalier, doivent se considérer comme participant au bon fonctionnement de ce service. Elles doivent respecter leurs supérieurs, quels qu'ils soient, et prendre à cœur les intérêts de l'établissement comme s'ils étaient les leurs. Tous les biens d'un hôpital étant en fin de compte les biens du pauvre, elles accompliront un de leurs premiers devoirs en les employant avec un grand esprit d'économie. En effet, l'hôpital est la maison des malades et les lois d'assistance que nous avons à étudier, imposent le devoir de soigner au mieux tous ces malheureux patients pour qui l'infirmière doit savoir donner son entier dévouement.

****

Une loi qui date du 15 juillet 1893 et qui est dénommée *Loi sur l'assistance médicale gratuite* (A.M.G.) commence par ces mots · « Tout Français malade, privé de ressources, reçoit gratuitement de la Commune, du Département ou de l'Etat, suivant son domicile de secours, l'assistance médicale à domicile ou, s'il y a impossibilité de le soigner utilement à domicile, dans un établissement hospitalier. »

Donc, comme conséquence de cette loi, les malades nécessiteux ont le droit de se faire admettre dans un hôpital et d'y être soignés gratuitement « suivant leur domicile de secours ».

Qu'est-ce que le *domicile de secours?*

C'est le fait d'avoir résidé dans la même commune pendant un laps de temps répondant aux exigences légales. Exemples :

1) On acquiert le domicile de secours communal exigé par la loi du 15 juillet 1893, lorsqu'on a résidé pendant un an dans la même commune.

2) On acquiert le domicile de secours par la *filiation* ou par le *mariage.* L'enfant a le domicile de secours de son père. La femme a le domicile de secours de son mari.

3) Si l'on perd le domicile de secours communal, par une absence ininterrompue d'une année, on peut acquérir pour l'assistance médicale gratuite, le domicile de secours départemental.

4) Si un malade n'a de domicile de secours ni communal, ni départemental, la charge de l'assistance médicale gratuite incombe à l'Etat.

Un séjour à l'hôpital, ou dans un sanatorium, ou dans un asile s'il a lieu aux frais de l'A. M. G. et même s'il dépasse un an, ne modifie pas le domicile de secours.

En conséquence de ces dispositions légales, l'entrée d'un malade à l'hôpital doit être accompagnée de formalités qui ont pour objet de renseigner exactement l'administration hospitalière au sujet du paiement ultérieur des frais occasionnés par les journées de traitement de ce malade.

Sauf en ce qui concerne le cas d'urgence déjà réglementé par la loi de 1851, le malade doit présenter un certificat médical délivré par un médecin de l'A. M. G. et attestant la nécessité du traitement hospitalier. Ce certificat doit avoir été contresigné par le maire, président du Bureau d'assistance ou par son délégué.

La loi de 1893 dit en effet, que dans chaque commune, par les soins du Bureau d'Assistance, doit être dressée une liste des indigents ou nécessiteux ayant droit au bénéfice de l'A. M. G. Cette liste est soumise au Conseil Municipal pour approbation.

Lorsque le malade est admis d'urgence, ayant perdu connaissance par exemple, à la suite d'un accident, il se peut qu'on ignore son domicile ou même son nom. Il doit alors entrer sans aucune formalité, parce qu'il est en danger de mort. L'Administration se réserve ensuite d'obtenir les renseignements nécessaires.

Une autre loi doit être connue de l'infirmière hospitalière, c'est celle du 14 juillet 1905 sur l'assistance obligatoire aux vieillards, infirmes et incurables. Cette loi accorde une mensualité à cette catégorie d'assistés, aux frais de la commune, du département et de l'Etat d'après le domicile de secours. Celui-ci ne s'acquiert qu'au bout de *cinq années de résidence*, et, à partir de l'âge de 65 ans, il ne peut plus être modifié. Une liste des indigents ayant droit au bénéfice de la loi de 1905 est dressée dans chaque commune par le Bureau d'assistance et doit être approuvée par le Conseil municipal.

Lorsque le vieillard, l'infirme ou l'incurable ne peut être utilement assisté à domicile, il peut être admis dans un *hospice* aux frais de la commune dont il a le domicile de secours.

Souvent l'hospice est un hôpital-hospice et l'assisté obligatoire y est généralement admis dans le quartier spécial des vieillards. Cependant, il peut être placé dans une salle de malades, lorsqu'il est atteint d'une affection aiguë.

Enfin, il existe un autre mode d'admission à l'hôpital, c'est celui des *aliénés*. Bien que ceux-ci doivent être régulièrement placés le plus rapidement possible, dans les établissements spéciaux appelés *asiles* d'aliénés, il peut se trouver qu'en cas d'urgence les hôpitaux aient à admettre cette catégorie de malades à titre provisoire. Dans ce cas, toutes précautions doivent être prises pour que les aliénés entrants ne soient pas une cause de danger et ne puissent nuire ni aux autres malades, ni à eux-mêmes.

Nous n'entrerons pas plus avant dans le détail administratif de l'admission des malades à l'hôpital. Des cours spéciaux seront faits sur ce sujet dans chaque école professionnelle.

L'infirmière se souviendra qu'un malade entrant doit être l'objet de toute son attention et de toute sa sollicitude.

L'esprit d'observation qu'elle possède lui fera noter silencieusement des détails qui seront ensuite précieux lorsqu'on aura besoin d'informations.

CHAPITRE XI

LE SQUELETTE

Dans la première leçon nous étudierons la structure et les fonctions du squelette et dans les leçons suivantes nous verrons à quelles blessures et à quelles maladies il peut être sujet.

L'homme, avec les mammifères, les oiseaux, les reptiles et les poissons appartient au type vertébré.

Ce type est caractérisé par la possession d'une longue colonne ou axe composée par un certain nombre d'os ou de substituts cartilagineux appelés vertèbres.

Le type vertébré se distingue en plus par l'existence, en avant de la partie dorsale de l'axe vertébral, d'une grande cavité, contenant les principaux viscères.

Le *Squelette* est principalement formé d'os, mais dans quelques articulations il est complété par l'addition de cartilages. Ses usages sont :

1° De servir de soutien et de lien d'attache pour les parties molles (muscles).

2° De servir de protection aux parties plus particulièrement délicates. Ainsi les os de la tête protègent le cerveau.

3° Les différentes parties du squelette étant jointes ensemble d'une façon mobile, servent de levier pour exécuter les différents mouvements du corps.

L'aspect d'un os est familier à tous. L'os est dur et

relativement fragile. Si l'on brûle un os, il sera encore plus fragile et même il s'effritera entre les doigts. D'autre part, si l'on trempe un os dans un acide, il perd son caractère de fragilité et peut être plié sans se casser. Nous voyons par là que l'os se compose de **deux** éléments constitutifs :

1° Une *partie minérale* qui est la raison pour laquelle il se casse et qui peut être dissoute par les acides.

2° Une *partie animale* qui reste sous forme de substance résistante, flexible, gardant la forme originale de l'os.

La matière minérale constitue les deux tiers du tout environ. Il y a une maladie connue sous le nom de ostéo-malacie, dans laquelle, par l'absorption de la matière minérale, les os deviennent flexibles et sont facilement courbés ou brisés.

En plus de la substance osseuse proprement dite, les os possèdent des parties secondaires ou parties molles. Ce sont

1° Le *périoste*, enveloppe externe fibreuse.

2° La *moelle* qui remplit les grandes cavités internes.

3° Les *vaisseaux sanguins* qui pénètrent dans l'os et aussi quelques *lymphatiques* et des *nerfs*.

4° Les extrémités des os, dans les articulations mobiles, sont recouvertes d'une fine couche de *cartilage* formant une cavité articulaire.

5° Dans les autres cas, les os joints directement par des ligaments sans cavité articulaire.

Forme extérieure des os. — En se rappelant les différents usages des os : soutien, protection ou levier, nous voyons qu'ils diffèrent beaucoup en forme. On peut les diviser en quatre classes :

1° *Longs ou cylindriques* ainsi que les os principaux des membres. Ils sont de forme cylindrique ou prismatique; les extrémités sont plus épaisses que le corps de l'os et sont en général recouvertes de couches lisses de cartilage pour permettre l'articulation. Le corps est en général creux et rempli de moelle ; par ce moyen, l'os grandit et se renforce sans augmenter de poids.

2° *Os tabulaires* ou *plats* comme ceux du crâne.

3° *Os courts* plus ou moins cubiques ou oblongs comme ceux du poignet ou du pied.

4° *Os irréguliers*, tels que les vertèbres. La structure osseuse se trouve dans les os sous deux formes : en structure creuse et serrée dans les os compacts, en texture spongieuse dans les autres.

La colonne vertébrale peut être considérée comme la colonne centrale sur laquelle les autres parties du squelette sont disposées. Elle soutient le crâne à sa partie supérieure ; les côtes, latéralement, au moyen desquelles elle reçoit aussi le poids des membres supérieurs et, à son extrémité inférieure, elle transmet le poids du corps aux membres inférieurs.

Le *crâne* est la cavité dans laquelle est enfermé le cerveau. Cette cavité est formée par quatre os : le frontal, l'occipital, et les deux pariétaux. De plus, on trouve de chaque côté un os nommé temporal et à la base le sphénoïde et l'ethmoïde. En avant de la boîte crânienne se trouvent les orifices des orbites, du nez, et de la voûte palatine. Les os de la face font partie du crâne : les principaux sont les mâchoires, composées de deux maxillaires, le supérieur et l'inférieur. Le maxillaire inférieur est un os simple qui se meut dans les mêmes cavités que les temporaux. Il est le seul des os du crâne qui ne soit pas soudé aux autres.

La colonne vertébrale est composée d'une série de vingt-quatre os, assujettis l'un sur l'autre. Chaque os est formé d'un *corps* et d'un *arc* qui renferme une ouverture centrale, de sorte que lorsque toutes les vertèbres sont jointes, il y a un long canal qui s'étend du haut en bas et qui communique en haut avec l'intérieur du crâne. Ce canal protège la moelle épinière qui est un prolongement de la matière nerveuse du cerveau et qui est si nécessaire à la vie que la paralysie ou la mort est la suite d'une blessure un peu grave qui y serait faite.

Sept des vertèbres appartiennent à la région *cervicale*, douze à la région *dorsale* et cinq à la région *lombaire*. De plus, la région *sacrée* est constituée par cinq vertèbres supplémentaires, mais soudées les unes aux autres et la région *coccygienne*, placée tout à fait à l'extrémité inférieure, comprend trois ou quatre petits os rudimentaires, qui pourraient porter le total des vertèbres à trente-deux ou trente-trois.

En plus de ses fonctions de soutien et de protection, la colonne vertébrale possède l'important pouvoir de mobilité. Elle permet de se mouvoir en avant et en arrière, de côté et d'autre, et permet aussi les mouvements de rotation. Tandis que le mouvement entre deux vertèbres est toujours restreint, celui que produit toute la colonne vertébrale est très étendu.

Les mouvements du corps en avant et en arrière sont obtenus le plus librement dans les régions cervicales et lombaires et le moins librement dans la région dorsale.

RAPPORTS DU SQUELETTE

1° *Ligaments.* — Les os sont si solidement liés ensemble par les ligaments que, sous l'effet d'un coup ou d'une chute, l'os se rompt plutôt que les ligaments.

2° *Disques inter-vertébraux.* — Entre chaque paire de vertèbres est interposé un disque élastique qui est uni solidement à la vertèbre supérieure ainsi qu'à l'inférieure. L'ensemble de ces disques forme environ le quart de la longueur totale de la colonne vertébrale. La mobilité de la colonne est due en grande partie à ces disques.

Courbes de l'épine dorsale. — La colonne vertébrale présente certaines courbes naturelles :

1° La *cervicale*, convexe en avant.

2° La *dorsale*, une longue courbe concave en avant.

3° La *lombaire*, une petite courbe convexe en avant.

Ces courbes sont dues en grande partie aux disques inter-vertébraux qui sont plus grands en avant qu'en arrière dans les régions cervicale et lombaire.

Les disques inter-vertébraux et les courbes confèrent à la colonne vertébrale plus d'élasticité et la protègent plus contre les lésions que si elle était parfaitement droite. Ils diminuent le plus possible la transmission au cerveau des chocs et des secousses produites par les pieds.

Trous inter-vertébraux. — Entre chaque paire de vertèbres adjacentes, il y a un trou de chaque côté, à travers lequel passent les nerfs qui se rendent dans les différentes parties du corps.

Coopération musculaire. — Il est important de se rappeler que, afin que la colonne puisse être maintenue en position, il faut une opération active d'un certain nombre de muscles. Quand cette coopération manque, par suite de faiblesse des muscles, le dos prend certaines courbures dont un des exemples les plus familiers est celui connu sous le nom de courbure latérale. Lorsqu'elle est grave, elle se nomme scoliose.

Côtes. — Douze paires de côtes sont attachées aux douze vertèbres dorsales, augmentant en longueur de haut en bas, puis diminuant de nouveau. Les sept premières paires de côtes sont attachées en avant au sternum.

Les côtes sont mobiles.

Sacrum. — La colonne vertébrale repose à sa partie inférieure sur un os en forme de coin composé des cinq vertèbres soudées, le sacrum, qui est placé entre les deux os des hanches. Ces trois os forment ensemble le pelvis. Ils sont fortement unis, de façon à ne permettre aucun mouvement entre eux.

Le bord du pelvis peut être distinctement senti et c'est un point de repère important dans l'anatomie du corps.

Dans la position assise, le corps repose sur deux proéminences connues sous le nom de tubérosités de l'ischion. De chaque côté se trouve une cavité profonde, nommée cavité cotyloïde, dans laquelle se meut la tête du fémur.

Le *membre supérieur* se compose de l'épaule, du bras, de l'avant-bras et de la main.

Dans l'épaule, il y a deux os :

1° Le *scapulum* ou omoplate.

2° La *clavicule*.

L'omoplate repose sur la partie postérieure de la poitrine, n'étant rattachée à elle que par des muscles. Une de ses proéminences, l'acromion, forme la pointe de l'épaule et s'attache à l'extrémité externe de la clavicule.

La clavicule s'attache par son extrémité interne au sternum. Remarquez la courbure en S de l'épaule ; elle a pour but, comme dans la colonne vertébrale, de diminuer le plus possible les effets de coups reçus sur l'extrémité de l'épaule ou transmis par le bras étendu.

Vous voyez que la ceinture scapulaire n'est attachée fermement au reste du squelette que dans un point unique, là où la clavicule s'attache au sternum. Ceci donne plus de liberté de mouvement que si le bras était attaché à la jointure de l'épaule. Ainsi, dans l'abduction du bras, quand tout le mouvement permis par la jointure de l'épaule a été obtenu, on peut encore le continuer en levant la ceinture scapulaire au moyen des muscles qui y sont attachés.

Le bras ne contient qu'un os : l'*humérus*.

Il a une grande tête demi-sphérique qui se meut dans une petite coupe de forme ovale située sur l'omoplate. Cet arrangement permet un grand nombre de mouvements mais le rend aussi très apte à la luxation. Il est impossible d'obtenir en même temps une grande mobilité d'articulation et la sécurité parfaite si bien que la tête de l'humérus peut être jetée hors de sa cavité. Mais les os sont maintenus en position par une capsule lâche accordant la liberté de mouvement et la luxation est également empêchée par les attaches. Les ligaments qui maintiennent cette articulation sont très forts.

Le *fémur,* dans le membre inférieur, peut être comparé à l'humérus dans le supérieur. La tête du fémur est placée dans une cavité profonde où elle est maintenue par une forte bande ronde de fibres passant d'une surface à l'autre de l'articulation et aussi par les forts ligaments capsulaires environnants et par les muscles.

Les mouvements dans cette articulation sont aussi variés, mais plus limités que dans l'articulation de l'épaule, et la luxation est rare.

Le corps du fémur est plus grand et plus fort que celui de l'humérus. Chaque os s'étend à son extrémité inférieure pour former une partie des articulations du coude et du genou dans lesquelles il n'y a de mouvement que dans une seule direction.

L'avant-bras se compose du radius et du cubitus.

Le *radius* est gros à son extrémité inférieure, où il forme la partie la plus importante du poignet, et il est mince à son extrémité supérieure afin de ne pas entraver les mouvements. Il a le pouvoir de rotation sur le cubitus afin de permettre les mouvements de pronation et de supination, et il entraîne la main dans son mouvement.

Le *cubitus* est plus gros à son extrémité supérieure, formant la portion principale de l'articulation du coude, Il n'a pas de pouvoir de rotation. On peut le sentir à la pointe du coude.

Dans la jambe, le *tibia* et le *péroné* correspondent au radius et au cubitus dans l'avant-bras. Le tibia est le plus grand des deux et s'élargit du haut pour aider à former le genou, tandis que le péroné, os long et arrondi, en est exclu. A l'extrémité inférieure, le péroné forme l'articulation de la cheville et la malléole externe.

Le tibia et le péroné ne peuvent se mouvoir l'un sur l'autre.

L'articulation du poignet se trouve entre le radius et le cubitus d'une part et les huit os qui forment ce que nous appelons le *carpe* de l'autre. Les mouvements ont lieu ici en partie dans l'articulation du poignet, en partie dans l'articulation carpienne. Ces mouvements sont nombreux et donnent une grande liberté d'action à la main : flexion, extension, abduction et adduction.

Dans *l'articulation de la cheville*, les mouvements sont limités à ceux d'une articulation à charnière; des mouvements supplémentaires d'abduction et d'adduction étant permis par les articulations entre les os du tarse.

Les os du poignet ou carpe, au nombre de huit, forment un creux de part en part par lequel les tendons, les vaisseaux et les nerfs passent en se rendant dans la main. Il y a cinq *métacarpiens*.

Chaque doigt contient trois phalanges, sauf le pouce qui n'en a que deux. Le pouce a beaucoup de liberté de mouvement et beaucoup de force et son métacarpien s'articule librement sur le poignet.

Les os du *tarse* ou cou-de-pied sont au nombre de sept et, avec les autres os du pied, ils forment un double arc, l'un s'étendant d'un côté à l'autre et l'autre d'avant en arrière. Cette combinaison a un but important, celui de former un ressort sur lequel le poids du corps repose.

Ce double arc repose sur la base solide d'un trépied ; composé du talon en arrière, de la base du gros orteil et de celle du petit doigt en avant, arrangement qui répond admirablement à son but, qui est de soutenir le corps. Il ne faut pas le détruire en soulevant d'une façon anormale la pointe en arrière du trépied (comme on le fait en portant des talons trop hauts) car on déplace ainsi le ressort de l'arc et le centre de gravité. Quand le poids du corps est transmis aux pieds comme dans la marche, il est supporté par l'arc de ressort qui cède et de cette façon le choc est amoindri et les secousses, que le corps supporterait autrement, sont diminuées. Ainsi cet arrangement vient en aide à celui des courbes et des disques de la colonne vertébrale pour préserver le cerveau de toute secousse excessive.

Quand les arcs du pied sont détruits, on a le pied plat, et la démarche perd son élasticité.

CHAPITRE XII

ARTICULATIONS, MUSCLES

Les articulations sont les rapports qui existent dans le squelette entre les os et les cartilages qui forment ces articulations. La façon dont les différents os sont joints varie beaucoup avec la nature des tissus qui les composent et leur mobilité est variable suivant leur conformation réciproque.

La jonction de deux os n'implique pas nécessairement la possibilité de mouvement entre eux.

Entre les os du crâne il n'y a pas de mouvement perceptible à cause de la façon intime dont ils sont soudés, de l'inégalité des surfaces de jonction et de la petite quantité de substances qui se trouve entre eux. Il s'agit donc là de soudures plutôt que de jointures. On les nomme sutures du crâne.

Dans une seconde classe d'articulations, les os s'opposent sur toute leur surface, et non pas seulement par leurs bords. Ils sont en rapports par une plus grande quantité de substance intermédiaire, de la nature soit du cartilage, soit du ligament et par la flexibilité de cette substance on obtient certains mouvements. On trouve un excellent exemple de cette articulation dans la colonne vertébrale. Les surfaces planes des vertèbres sont mises en rapports par des plaques élastiques de ce genre, qui permettent à l'ensemble de la colonne vertébrale beaucoup de mouvement, bien qu'il n'y en ait que très peu entre deux vertèbres quelconques.

Dans les circulations décrites ci-dessus, les surfaces opposées des os sont unies directement l'une à l'autre, mais dans la plupart des articulations proprement dites les extrémités sont libres et forment la troisième classe d'articulations et la plus importante. L'extrémité de chaque os faisant partie de l'articulation est recouverte d'une fine couche de cartilage lisse, les deux surfaces s'ajustant avec exactitude. Elles sont retenues ensemble par une capsule de tissu fibreux qui les entoure, et l'articulation est doublée par une membrane appelée synoviale, qui verse dans l'articulation un liquide lubréfiant appelé synovie.

Dans des articulations de ce genre, les os ont la faculté de glisser ou de se mouvoir l'un sur l'autre. Le degré et la direction des mouvements dépendent de la forme des surfaces opposées et du mode d'attache des ligaments qui les entourent.

Ces articulations sont les plus importantes au point de vue des soins à donner parce qu'elles sont plus exposées aux accidents et aux maladies.

Les parties qui composent une articulation sont :

1° Les os qu'elle relie entre eux ;

2° Le cartilage recouvrant les extrémités de ces os ;

3° Les ligaments fibreux ou bandes qui constituent la capsule de l'articulation ;

4° La membrane synoviale qui fait suite au bord des cartilages articulaires et qui avec eux recouvre complètement l'articulation ;

5° La cavité articulaire.

Dans le genou, il y a deux cartilages en forme de demi-lune, placés entre les extrémités des os. Ce sont ces cartilages semi-lunaires qui font souffrir lorsqu'ils sont déplacés.

La forme des différentes articulations, dans cette classe d'articulations complètes, est en rapports avec les mouvements qu'elle permet. Nous pouvons donc les classer, selon les mouvements, en : articulations à tête et à cavité, articulations à charnière, articulations à pivot et articulations glissantes.

L'*articulation à tête et à cavité* dont nous avons des exemples dans les articulations de l'épaule et de la hanche permet une plus ou moins grande extension de mouvement. Nous avons, dans l'articulation, une tête arrondie jouant dans une cavité creuse ou concave. Dans l'articulation de l'épaule la cavité est peu profonde, ce qui donne beaucoup de liberté au mouvement et qui rend aussi l'articulation très sujette à se luxer. Dans l'articulation de la hanche, la cavité est plus profonde et la luxation plus rare.

L'*articulation à charnière*, comme son nom l'indique, ne permet de faire des mouvements que dans une seule direction. Le coude en est un exemple type : les mouvements consistent en flexion et en extension seulement, aucun mouvement de côté n'est possible. La cheville en est encore un bon exemple.

Une *articulation à pivot* est celle dans laquelle un os sert d'axe ou de pivot autour duquel tourne un autre os, ou encore une articulation dans laquelle un os tourne sur lui-même. Nous trouvons un exemple du premier de ces deux cas dans l'axis et l'atlas, les deux vertèbres supérieures du cou. L'axis a une cheville verticale, l'apophyse odontoïde, l'atlas est un os en forme de bague avec un fort ligament qui s'étend d'un côté à l'autre, qui avec la partie antérieure de la vertèbre, forme une bague plus petite dans laquelle la cheville se meut.

L'avant-bras offre un exemple de la seconde sorte d'articulation à pivot. L'extrémité supérieure du radius tourne dans un rond formé en partie par une surface articulaire du cubitus et en partie par un fort ligament qui entoure le reste de la tête de l'os.

A sa partie inférieure, le radius tourne sur le cubitus et, par les mouvements de rotation possibles dans ces articulations, nous obtenons la pronation et la supination de la main. La main est en pronation quand elle repose à plat sur la paume et en supination lorsque la paume se trouve en l'air.

L'*articulation glissante* est composée de surfaces presque planes et ne permet qu'un nombre limité de mouvements glissants comme dans les articulations du poignet et du pied.

Le pouvoir actif qui meut l'articulation réside dans le *tissu musculaire*.

Les *muscles*, qui constituent ce qu'on appelle communément la chair du corps, sont composés d'un grand nombre de fibres. Ces fibres sont unies en petites masses au moyen du tissu conjonctif et ces masses sont unies entre elles de façons variées et forment des muscles de différentes formes et grandeurs. La propriété caractéristique du muscle est de se contracter; elle est connue sous le nom de *contractilité musculaire*.

Cette contraction consiste dans un raccourcissement de la longueur des muscles et le raccourcissement est accompagné d'une augmentation d'épaisseur. La perte en longueur est compensée par l'augmentation en épaisseur et il n'y a pas d'augmentation réelle dans la grandeur du muscle.

Le pouvoir qui produit la contraction d'un muscle réside dans une partie quelconque du système nerveux et ce pouvoir est transmis aux muscles au moyen des nerfs. Quelques muscles, ceux des membres, par exemple, sont sous le contrôle de la volonté et nous pouvons, en conséquence, les appeler *muscles volontaires*. D'autres ne peuvent être influencés que par la volonté — par exemple, ceux qui forment le cœur et ceux qui forment les parois des intestins ou des autres viscères; ils portent le nom de *muscles involontaires*.

Un muscle, jusqu'à un certain degré, augmente de volume d'après l'emploi qu'on en fait; ainsi un muscle quelconque grossit, lorsqu'il est employé à un travail pénible, mais un muscle dont on ne fait aucun usage se contracte et diminue, comme cela arrive lorsqu'un membre brisé est maintenu au repos.

Forme des muscles. — Les usages variés que l'on fait des muscles nécessitent des muscles de formes différentes. Aussi quelques-uns sont larges et minces comme les muscles mettant en rapport l'extrémité supérieure et le tronc. D'autres ont des formes plus ou moins allongées tandis que d'autres sont cylindriques ou fusiformes.

Tendons. — La plupart des muscles se terminent par des tendons composés de tissu fibreux sans élasticité. Les tendons sont réunis, selon les besoins du muscle, en faisceaux arrondis qui sont parfois très longs, parfois aussi étendus en feuilles étalées.

Les tendons servent à former un lien convenable entre un muscle épais et le point où il exercera son action. Ainsi, tous les grands muscles qui agissent sur la main et le pied, se terminent par ces bandes arrondies et fibreuses qui n'occupent que peu de place dans leur trajet, vu leurs destinations diverses, même au bout des doigts et des orteils.

Leviers. — Afin de comprendre l'action des muscles sur les membres, il est nécessaire d'avoir quelques notions de physique sur la théorie des leviers. Un levier est une barre rigide dont une partie est fixe tandis que l'autre se meut librement. Un exemple familier, que nous voyons tous les jours, est celui d'un levier destiné à soulever un poids lourd. Une extrémité de levier est placé au-dessous du fardeau à soulever et, à peu de distance de l'extrémité, il repose sur un petit support. La partie du levier reposant sur le support représente le *point d'appui* et le levier est supposé y être fixé, tandis qu'à une extrémité se trouve le poids à soulever et qu'à l'autre on applique la force qui soulèvera le poids.

Ainsi un levier se compose de :

1° Une barre rigide ;

2° Un point d'appui fixe, ou *fulcrum* ;

3° Un poids à soulever ou une résistance à vaincre ;
4° La force ou puissance motrice.

Dans le corps, les os représentent la barre rigide (1°), les articulations sont le point d'appui autour duquel se meut le levier (2°) ; les muscles sont la force motrice (4°) et la résistance (3°) varie naturellement, étant parfois un poids à soulever ou une autre somme d'effort à donner.

Les leviers varient d'après les positions relatives du point d'appui, de la force et de la résistance.

Dans la première sorte de levier, le point d'appui se trouve entre la puissance et la résistance ; ex. : le triceps.

Dans la seconde sorte, le point d'appui est à une extrémité et la puissance est entre lui et la résistance ; ex. : le biceps.

Dans la troisième sorte, le point d'appui est de nouveau à une extrémité, mais la résistance ou poids est entre la puissance et le point d'appui, comme dans le muscle du mollet.

Vous remarquerez que, dans ces exemples, la puissance est plus rapprochée du point d'appui, que la résistance à vaincre. Et quoique ceci implique une perte de force, cela assure une grande rapidité de mouvement. Une petite émission de mouvement au bout le plus court du levier entraîne un mouvement rapide et large à l'autre bout.

DES MALADIES LES PLUS FRÉQUENTES DES ARTICULATIONS.

Nous avons dit que la synoviale agit comme l'huile dans les mouvements d'une machine, en versant un liquide lubréfiant dans l'articulation.

Mais, dans certaines circonstances, cette membrane s'enflamme et verse une trop grande quantité de liquide dans la cavité articulaire, la dilatant plus ou moins, et provoquant une enflure de la jointure. Cette maladie est connue sous le nom de synovite ou épanchement de synovie. En tant que maladie aiguë, elle est provoquée soit par un coup, soit par une foulure ou une blessure de l'articulation. Les articulations sont dans un état identique dans la fièvre rhumatismale et parfois dans d'autres fièvres, surtout dans la fièvre scarlatine. Nous savons tous ce qui arrive, lorsqu'on reçoit un coup violent sur l'articulation ou lorsqu'elle est tordue par suite d'un faux mouvement : il y a alors, soit luxation, soit foulure, soit entorse. L'articulation enfle, devient rouge, brûlante et douloureuse, donc nous avons les quatre symptômes les plus importants de l'inflammation : enflure, rougeur, chaleur et douleur.

Ceci est dû à l'inflammation de la synoviale et à l'effusion du liquide dans l'articulation ; et aussi à un certain degré, à l'exsudation inflammatoire des tissus autour de l'articulation.

Vous observerez que lorsqu'une articulation est enflammée, le malade la tient toujours dans une certaine position : c'est celle qui est la moins pénible. Par exemple, il fléchit le genou au lieu de le tenir étendu ; et les autres grandes articulations sont toujours fléchies quand elles sont enflammées. L'articulation de la hanche est non seulement fléchie, mais écartée de l'axe du corps, c'est-à-dire dans une position d'abduction et en général repliée un peu en dehors. La raison de ceci est que, dans les positions les plus agréables, la solide capsule fibreuse entourant la jointure est la plus relâchée ; la douleur ressentie lorsque l'articulation est fortement enflée étant due à l'extension que subit la capsule. C'est pourquoi le patient relâche la capsule d'union autant que possible en assumant les positions fléchies.

La *synovite aiguë* peut disparaître complètement à la suite d'un traitement approprié, mais elle peut aussi passer à l'état chronique d'inflammation ou même suppurer.

Dans certains cas de *synovite chronique*, il peut se produire une très considérable distension de la cavité articulaire causée par le liquide et la membrane synoviale s'épaissit. Dans cette forme d'inflammation, la synoviale est la partie la plus atteinte de l'articulation.

Mais il y a une autre forme d'inflammation aiguë connue sous le nom d'*arthrite aiguë* et dans laquelle tous les tissus de l'articulation sont atteints. Cette forme infectieuse est accompagnée de suppuration et entraîne rapidement la désorganisation de l'articulation. L'inflammation et la suppuration sont provoquées par l'entrée d'un microorganisme dans l'articulation, le plus souvent par suite d'une blessure qui a atteint la cavité articulaire et par l'introduction, du dehors, de germes infectieux dans l'articulation.

Dans d'autres cas, comme dans la pyohémie, les fièvres scarlatine et typhoïde, les micro-organismes sont apportés à l'articulation par la circulation du sang (c'est-à-dire, sans blessure externe).

En plus de tous ces signes d'inflammation dans la membrane synoviale, les cartilages recouvrant l'extrémité de l'os sont détruits et les os eux-mêmes s'enflamment. Les tissus fibreux formant la capsule de l'articulation sont rapidement ramollis et la cavité articulaire se remplit de pus.

C'est là une maladie très grave, accompagnée de la douleur la plus pénible. Tous les autres signes d'inflammation sont présents et à un degré plus fort que dans la synovite : une rougeur marquée et de la chaleur, de l'enflure, avec beaucoup d'exsudation inflammatoire des tissus environnant la jointure.

Les *tressaillements douloureux* sont un autre symptôme de cette maladie. Ils se produisent lorsque le malade s'endort et sont provoqués de la façon suivante :

Les cartilages ayant été détruits, les extrémités des os enflammés sont en contact. Quand le malade est réveillé, il raidit et contracte ses muscles et les extrémités des os sont alors en contact continu. Mais lorsqu'il s'endort, les muscles se relâchent et les extrémités des os frottent l'une contre l'autre. Il en résulte de violents spasmes des muscles produisant des tressaillements douloureux.

Nous allons maintenant étudier une forme plus chronique d'inflammation, la *tuberculose des articulations*. On voit constamment à l'hôpital des exemples de cette maladie, située dans le genou ou dans la hanche. Elle est plus fréquente chez les enfants et est de forme chronique.

Contrairement aux maladies précédemment décrites, elle débute, comme règle générale, très insidieusement, souvent sans beaucoup de douleur. L'articulation n'est souvent ni rouge, ni enflammée, du moins dans les commencements. Elle augmente lentement de volume, mais au lieu que cela soit dû à l'accumulation de liquide ou de pus dans la jointure, cela est occasionné par un fort épaississement de la membrane synoviale. Cet épaississement est translucide, gélatineux ou pulpeux.

A un certain moment, les cartilages sont détruits et les extrémités des os sont plus ou moins rongées et usées. La tête du fémur disparaît presque complètement.

Dans cette forme de la maladie, comme dans les autres, le patient tient le membre dans la position la moins douloureuse. L'articulation de la hanche est fléchie, écartée, étendue en dehors et l'articulation du genou est pliée.

Enfin, il y a une forme très chronique de la maladie connue sous le nom d'*arthrite à forme rhumatismale*. Elle évolue lentement pendant des années et laisse toujours de l'infirmité.

Les cartilages étant détruits et les extrémités des os se détruisant petit à petit, il arrive qu'un membre devient bien plus court que l'autre au bout d'un certain temps. Des nodules osseux se forment également autour des os et empêchent la liberté du mouvement.

Le *repos* est de la plus haute importance dans le traitement des maladies des articulations. Selon la

nature et l'intensité de l'inflammation, le patient restera
au lit ou il lui sera permis de se lever, l'articulation
étant immobilisée dans des attelles. L'immobilisation
est le traitement essentiel.

Quand les cartilages sont détruits et que les extrémités
des os enflammés frottent l'une contre l'autre, la douleur
est intense. Pour éviter ceci, on fait usage de l'extension; dans les membres inférieurs, on l'obtient au
moyen d'un appareil extenseur à étrier. Cette extension
est absolument indispensable dans les cas d'arthrite
aiguë pour empêcher les douleurs aiguës qui empêchent
le malade de dormir. Dans les cas de tuberculose chronique, l'extension favorise la guérison en empêchant le
frottement des extrémités des os.

De plus, il est très important de placer le membre dans
une position qui sera utile si l'apaisement de l'inflammation est suivi de raideur ou *ankylose*. Les articulations
enflammées sont, ainsi que nous l'avons déjà dit, maintenues dans une position fléchie. Mais dans le cas des
membres inférieurs, il ne conviendra jamais d'immobiliser le membre dans cette position, car cela le rendrait
impropre pour la marche. Le membre est étiré graduellement au moyen d'attelles et d'extension graduelle
(étrier), à l'aide d'une poulie et d'un poids.

C'est pourquoi nous plaçons le membre dans la position
qui sera la plus utile au patient si son articulation est malheureusement ankylosée, lorsque l'inflammation cessera.

On applique parfois des remèdes locaux, de la chaleur, du froid ou des vésicatoires. Mais les trois parties importantes du traitement sont :

1° *Repos*;

2° *Extension*;

3° *Bonne position du membre*.

CHAPITRE XIII

FRACTURES

Il n'est pas nécessaire qu'une infirmière étudie en détail toutes les variétés de fractures de chaque os, mais il lui est utile de connaître la manière dont elles se produisent, leurs variétés et les traitements d'usage commun.

Cette leçon traitera, en conséquence, de principes généraux et des précautions qui empêcheront une infirmière d'augmenter le mal dans les parties blessées et qui lui permettront de comprendre le traitement adopté dans un cas quelconque.

En langage médical une fracture se définit « une solution de continuité dans un os, produite subitement ».

Causes. — La cause la plus fréquente est une forme quelconque de :

I. *Violence externe*. Elle peut se diviser en :

a) *Violence directe*, lorsque l'os est cassé à l'endroit où la violence s'est exercée (ex. : un coup sur le tibia).

b) *Violence indirecte*. La fracture se trouve à quelque distance de l'endroit où la violence s'est exercée. L'os se brise à sa partie la plus faible, la force étant appliquée à une extrémité tandis que l'autre extrémité est fixe (ex. : la fracture d'une clavicule, causée par une chute sur la main).

Une cause moins fréquente de fracture est :

II. Par *violence musculaire*; une contraction subite

et violente du muscle brisant le membre sur lequel il s'insère (ex. : fracture de la rotule).

Enfin il y a une série de cas dans lesquels l'os se brise sous l'influence d'une cause, qui d'ordinaire serait insuffisante pour produire cet effet.

III. *Fractures spontanées*. — Dans beaucoup de ces cas, l'os est affaibli par l'inflammation ou par la croissance, à un certain endroit; dans d'autres cas, l'os est atrophié, soit par le grand âge, soit par un repos prolongé dans des attelles ou au lit.

Variétés. — Les fractures peuvent se diviser en :

1° *Simples*, quand la peau recouvrant l'os n'est pas déchirée.

2° *Compliquées*, quand il y a une plaie au niveau de la fracture. Cette plaie est parfois causée, par la même violence qui a causé la fracture; mais il est important de se rappeler qu'une fracture simple est parfois compliquée secondairement par les mouvements du patient ou par les mauvais soins qu'il reçoit. Nous donnerons plus de détails à ce sujet.

Suivant l'étendue de la fracture, on peut les diviser en :

1° Complètes ;

2° Incomplètes ou bois-vert, l'os à moitié brisé ;

3° Multiples; l'os brisé en plusieurs morceaux.

Et suivant la direction de la fracture, en :

1° Transverses, brisées en travers ;

2° Obliques, dans une direction inclinée ;

3° Longitudinales, dans la longueur de l'os.

La *guérison* ou union d'une fracture s'obtient par la formation d'un *cal* ou d'une certaine quantité de tissu osseux nouveau autour des extrémités brisées. Les extrémités sont enchâssées dans ce cal. Le temps nécessaire à la jonction varie selon la grandeur de l'os, de deux à trois semaines pour les os des doigts, de dix à douze semaines pour une fracture du fémur.

La soudure se fait comme suit :

1° Le sang est extravasé entre les fragments ;

2° Il est remplacé par un tissu granuleux, mou et rouge.

a) Il forme une tumeur fusiforme au-dessus et au-dessous de la ligne de fracture, appelée *cal enveloppant.*

b) Il remplace aussi la moelle : *cal interne* ;

c) Il forme entre les extrémités des os; *cal intermédiaire.*

Le cal est formé par le tissu osseux qui se refait et s'incorpore à l'os pour remplacer les parties fracturées.

Il se forme une quantité de cal plus grande lorsque les os sont dans une mauvaise position (« mal remis ») et lorsqu'il est impossible de les immobiliser, comme dans une côte brisée.

La clavicule met à peu près trois semaines à se réparer après une fracture, le tibia a besoin de quatre semaines environ et le fémur de six, mais il faut au moins six mois à un os pour devenir aussi solide qu'avant la fracture.

Blessure des parties molles. — En plus de la blessure de l'os, il est important de se rappeler que les parties molles sont plus ou moins blessées, par exemple : les muscles environnant la fracture, et que ceci n'est pas toujours très apparent à un examen externe. Rappelez-vous, cependant, qu'il existe toujours plus ou moins de contusion et de lacération des muscles et autres parties molles.

Quoique ceci soit dû en grande partie à la violence qui a occasionné la fracture, lorsque la violence a été directe, cette blessure des muscles et autres tissus avoisinants peut, lorsque la violence a été indirecte, être occasionnée par le frottement des extrémités pointues des os cassés. Non seulement des os peuvent être blessés de cette façon, mais encore les veines et les artères peuvent être lacérées et les nerfs déchirés. L'importance de ceci est évidente au point de vue du traitement.

SIGNES DE FRACTURE

1° *Douleur et sensibilité.* — Par eux-mêmes ces signes sont sans valeur, car beaucoup d'autres causes les produisent. Cependant ils servent à localiser une fracture et dans le cas de côtes cassées par *violence indirecte*, ils peuvent être les seuls symptômes permettant de reconnaître l'existence d'une fracture.

2° Une *perte de force* plus ou moins complète résulte naturellement quand une région est privée de son soutien rigide.

3° *Déformation de la région.* — Ceci est dû en grande partie à l'extravasion du sang et à l'exsudation inflammatoire. La plus importante est celle qui résulte du déplacement des fragments. Elle est le plus visible dans le cas d'os longs. Elle peut se montrer :

a) Par le *raccourcissement* d'une région comme dans la hanche.

b) Associée à ce raccourcissement se trouve une *augmentation du volume* provoquée par le rapprochement des extrémités des muscles, par le *grossissement* formé par les os qui chevauchent l'un sur l'autre et par le sang extravasé.

c) Comme *déformation angulaire.*

d) Comme *déformation rotatoire* qu'on observe dans les fractures de la hanche et de la jambe, la partie inférieure du membre se trouvant projetée en dehors.

4° La *mobilité anormale* qui est un signe certain de fracture.

5° Le *crépitement*, bruit produit par le frottement d'une surface brisée sur une autre. Ne tâchez pas de découvrir ce signe vous-même, car il occasionne une très vive douleur qu'on a nommée douleur exquise à cause de son intensité. Le chirurgien seul a le droit de la provoquer, mais ce crépitement peut parfois être remarqué en transportant le malade dans son lit ou pendant qu'on le déshabille.

Consolidation vicieuse ou *non consolidation*. Il arrive qu'au lieu que les os se soudent dans une bonne position, pour une raison quelconque et qui peut être inévitable, les fragments se soudent dans une mauvaise position, condition à laquelle on donne le nom de *consolidation vicieuse*.

D'autres fois, les os ne se soudent pas.

1. Dans ces conditions, vous pouvez observer une *non-consolidation* des extrémités des os brisés s'arrondissant, faute de formation du cal.

2. Ou il arrive souvent que les extrémités sont mises en rapport par du tissu fibreux (*union fibreuse*).

3. Et parfois il se forme une articulation entre les deux extrémités (*fausse articulation ou pseudarthrose*).

En se plaçant au point de vue des soins que doit donner l'infirmière, on peut classer les traitements des fractures de la façon suivante :

1° *Premiers soins*, c'est-à-dire choix de quelque support ou attelle improvisée pour empêcher l'augmentation du mal.

2° *Précautions* à prendre pendant le transport du patient.

3° *Arrangement du lit* et installation du malade.

4° *Traitement définitif* comprenant la réduction de la fracture et l'adoption d'une forme d'attelle permanente.

En ce qui concerne les premiers soins, rappelez-vous ce qui a été dit concernant la blessure des muscles et parties molles par les fragments pointus des os. Il est évident que, si le malade remue, ou s'il est manié brutalement par des personnes qui l'entourent, le mal sera augmenté et que la fracture simple pourra se compliquer, car une des extrémités pointues des os pourra perforer la peau. Ceci arrive assez fréquemment. Les mêmes causes pourront produire des déchirures des vaisseaux et des nerfs, et ceci produirait de graves résultats. C'est pourquoi il faut trouver un moyen pour éviter d'aggraver le mal pendant le transport du malade. Ces remarques s'appliquent surtout aux fractures de la jambe ou de la cuisse.

S'il est *nécessaire* de soulever le blessé avant qu'un support ait été appliqué, il faut se rappeler qu'il faut toujours conserver la forme du membre. Une personne doit être spécialement chargée de s'occuper de la partie brisée qu'elle empêchera de remuer. Il ne faut jamais laisser pendre un pied ou une jambe. Un aide se tiendra du côté externe du membre, le levant fermement et exerçant une légère traction au-dessus et au-dessous de la fracture.

On peut faire usage de tout ce qu'on a sous la main pour improviser des attelles, — des manches de balai, fagots, bâtons, parapluies, couvertures de livres, papier d'emballage, journaux, papier gaufré. On peut faire de très bonnes attelles de papier gaufré, pourvu qu'on le plie un nombre suffisant de fois. Ces attelles improvisées peuvent être maintenues avec des mouchoirs, serviettes, etc. Dans le cas d'une fracture du membre inférieur, le membre valide peut être employé comme attelle; la jambe meurtrie est solidement attachée à la bien portante après application des attelles provisoires.

Il est peu prudent, en général, de déshabiller le malade, à moins qu'on ne soit sur le point de le coucher et qu'on puisse le faire lentement et en causant le moins de douleur et de mal possibles aux parties blessées.

Il faut trouver des *moyens de transport*. Après une fracture des membres supérieurs, la plupart des blessés peuvent marcher, supportant le membre blessé avec leur autre main et ayant l'avant-bras plus ou moins soutenu par un mouchoir de poche.

Mais les malades atteints de fracture des membres inférieurs doivent être transportés sur un brancard quelconque, comme nous le voyons journellement, couchés à plat dans le fond d'une charrette. Dans le cas de fracture de la cuisse, une voiture ordinaire est un moyen de transport incommode à cause de la difficulté qu'a le patient d'y entrer et d'en sortir.

Il faut soigneusement éviter d'exposer le patient au froid après un accident. Couvrez le malade chaudement, car après un choc, il y a ralentissement des battements du cœur et le blessé se refroidit facilement.

Les qualités nécessaires d'*un lit à fracture* sont qu'il n'ait pas de jeu ou de possibilité de céder, que la surface soit bien unie et suffisamment élastique et, dans certains cas, que les pieds soient légèrement plus hauts que la tête. Les lits à ressorts ne remplissent pas ces conditions. Les lits de sangle non plus, car ils cèdent au milieu et forment un creux sous le malade. Pour transformer un lit ordinaire en lit à fracture, il suffit de placer en travers du lit quelques planches de sapin sous un matelas bien ferme. Des lits de bourre de laine ne sont pas aussi bons que des matelas et il est impossible de faire usage de lits de plume. Dans les gardes que vous ferez en ville, veillez à ce que votre malade ait un lit simple, de la dimension d'un lit d'hôpital environ.

On peut déshabiller le blessé, soit sur le brancard qui a servi à le transporter, soit sur le lit, mais de préférence sur le lit. Il faut d'abord sortir, de la manche ou du pantalon, le bras ou la jambe valide. Posez le malade sur le lit dans la même position qu'il a occupée sur le brancard, à moins que le membre ne soit déjà dans une attelle. Si le membre est dans une attelle improvisée, on peut l'enlever quand le patient est dans son lit et le membre peut être posé sur un coussin et maintenu avec des sacs de sable, le poids des couvertures reposant sur un cerceau.

Réduction. Pose des attelles. — La fracture ayant été réduite, c'est-à-dire la déformation résultant du déplacement ayant été corrigée le plus possible par le chirurgien, le membre est immobilisé dans une certaine position afin de maintenir les fragments dans une position voulue.

Il y a des attelles *rigides* et des attelles *moulées* sur les membres ; on les fait de matériaux plastiques, c'est-à-dire qui peuvent prendre la forme qu'on leur donne.

Les premières ont une forme déterminée et sont faites de quelque matière dure comme le fer ou le bois, auxquels le membre est attaché par des bandes et des courroies.

Les secondes sont montées sur les parties blessées du malade afin de leur assurer le soutien nécessaire. Elles ont la propriété d'être malléables lorsqu'on les applique et de durcir ensuite.

Les attelles rigides peuvent avoir la forme d'attelles droites en bois, ou d'attelles à angle. Les attelles de métal sont plus compliquées.

Il faut rembourrer toutes les attelles avant de les poser. Des attelles en métal sont parfois rembourrées de balle d'avoine, mais dans la plupart des cas, les attelles sont recouvertes de coussinets faits d'étoupe et couverts de toile.

Les attelles moulées sont faites soit de cuir, soit de gutta percha, soit de feutre, ou de bandes de flanelle, etc., qui ont été trempés dans du plâtre de Paris ou, moins fréquemment, dans un composé de silicate de potasse, ou d'amidon, de colle et de chaux.

Indications pour l'enlèvement d'un appareil. — L'infirmière devra observer les points suivants, qui peuvent nécessiter l'enlèvement d'une attelle :

1º *La douleur*, si elle est forte. Quand une attelle est appliquée derrière la jambe, la douleur est souvent ressentie au talon et peut provenir d'une courroie qui blesse l'épiderme.

2º Les *signes d'une circulation défectueuse*, tels que l'œdème de la région enfermée dans l'attelle. Le membre enflera parfois après la pose de l'attelle et de cette façon la circulation se trouvera entravée. Il arrivera encore qu'une bande ou une courroie aura été appliquée de façon à serrer fortement le membre.

Il est important, en conséquence, qu'une partie du membre soit visible, soit le doigt, soit les orteils, et que l'infirmière les examine de temps en temps après la pose de l'appareil.

CHAPITRE XIV

TUBERCULOSE OSSEUSE, COXALGIE

Les infirmières verront presque journellement à l'hôpital des cas de coxalgie tuberculeuse ; ce chapitre traitera de cette maladie, comme d'un cas fréquent de maladie de la hanche, le malade étant supposé être un enfant.

Si la maladie est tant soit peu aiguë, vous remarquerez tout d'abord que l'enfant pleure de douleur lorsque vous le bougez pour le déshabiller et le laver. Il dira qu'il a mal près de l'articulation de la hanche. Le premier symptôme à observer est donc une douleur dans la région atteinte.

Dans certains cas, présentant une forme plus chronique, vous trouverez que l'enfant se plaint de douleur plutôt dans le genou que dans la hanche, et il n'est pas rare de voir amener un enfant pour un genou malade, alors que le mal réside réellement dans la hanche. Donc on voit que la douleur n'est pas toujours ressentie au siège même de la maladie, mais à quelque distance.

Ce fait s'explique de la façon suivante. La douleur naît sur le trajet parcouru par les nerfs, et dépend de leurs rapports avec le système nerveux central ; et quand les nerfs sont lésés ou détruits par la maladie, on ne ressent plus de douleurs dans les régions parcourues par ces nerfs. Quand, par exemple, la colonne vertébrale a été brisée et la moelle épinière rompue, il n'y a plus de sensation et pas de douleur ressentie dans les régions situées au-dessous de la moelle rompue, et on a un résultat semblable parfois, comme conséquence d'une maladie de la moelle épinière ou des nerfs. De sorte que l'explication de ce fait curieux, du transfert de la douleur à l'articulation du genou se trouvera dans la disposition des nerfs se rendant à cette région. On sait que les deux articulations d'un membre sont innervées par des branches du même nerf et que la douleur, au lieu d'être ressentie dans les nerfs au siège même de la maladie, est « renvoyée » à une branche située à quelque distance. On trouvera assez souvent des exemples de cette « douleur renvoyée ».

Un cas assez commun de douleur renvoyée est la douleur que les enfants souffrant de maladies de la moelle épinière se plaignent de ressentir dans l'estomac. La douleur n'est donc pas ressentie au siège de la maladie, mais elle est sentie à distance, dans le trajet et la distribution des nerfs qui passent par le siège de la maladie, et qui sont eux-mêmes atteints par cette maladie. On trouve un autre exemple de douleur renvoyée, dans les maux de tête causés par des dents gâtées.

2° Vous trouvez ensuite que le mouvement augmente la douleur, de telle sorte que l'enfant tient le membre plus ou moins rigide. S'il y a mouvement parfait dans toutes les directions, l'articulation ne peut être atteinte, malgré la douleur, et la rigidité peut être due, non à l'articulation, mais aux muscles situés au-dessus de l'articulation, et qui se contractent, afin de maintenir l'articulation dans la position la plus confortable.

3° Dans la coxalgie, l'attitude est très caractéristique. L'articulation malade est généralement fléchie, en abduction et rotation externe ; de sorte que, si vous voyez un enfant couché dans son lit dans cette position, vous pouvez être presque sûre qu'il souffre de coxalgie. Mais l'enfant peut incliner le bassin de telle sorte que ses jambes soient parallèles, et ainsi il peut éviter la flexion.

Il le fait en arquant son dos de telle façon qu'il y ait un creux en dessous. On appelle cette façon de s'arquer ensellure lombaire. On peut éviter l'abduction en penchant le bassin de telle sorte qu'une hanche soit plus haute que l'autre, et les jambes reposeront de nouveau droites sur le lit.

4° Abcès : Dans toutes les maladies de la hanche, il y a les signes habituels d'inflammation : rougeur, enflure et chaleur, quoique ces signes soient moins apparents dans la hanche que dans les autres articulations atteintes ; mais la douleur est un symptôme constant dans chaque cas. L'inflammation peut disparaître avec du repos et un traitement approprié ; mais si ces soins ne sont pas donnés à temps, ou si le traitement échoue, l'inflammation devient un abcès. La douleur continue et augmente ; il n'y a pas signe de guérison, et du tissu granuleux commence à se former dans l'articulation. Ce tissu granuleux ronge une partie de l'articulation. Dans quelques cas de coxalgie, la synoviale est seule atteinte, mais plus fréquemment le cartilage aussi est rongé et l'os détruit jusqu'à un certain degré, le tissu granuleux prenant la place de tous ces constituants. Puis le tissu granuleux se détruit et devient du pus et un abcès est formé. Ce pus peut se frayer un chemin de sortie et l'abcès s'ouvre, ou bien il peut passer à travers des conduits tortueux, formant ainsi des fistules, ou routes cachées, à travers lesquelles il fuse le long des tissus pour arriver à la surface de l'épiderme.

Mais le tissu granuleux, au lieu de se convertir en pus, peut former du tissu fibreux ou même osseux, et c'est la méthode de réparation la plus habituelle dans les cas de tuberculose de la hanche. L'inflammation se dissipe tôt ou tard, et le tissu fibreux joint si solidement les deux extrémités les os malades, qu'il prend la place d'une articulation. Il arrive parfois que le tissu fibreux, étant converti en os, remplit la cavité de l'articulation détruite et soude les deux os en un seul.

Mais ce résultat est plutôt la suite d'une maladie de la colonne vertébrale que d'une maladie de la hanche. Naturellement, aucun mouvement n'est possible dans une fausse articulation formée par cette soudure osseuse ou ankylose, l'articulation est tout à fait raide; mais cette raideur ne doit pas être confondue avec la raideur primitive de la contraction musculaire.

Pendant que cette soudure osseuse se forme, il faut empêcher l'articulation de se luxer, et à mesure qu'elle se raidit, il faut la fixer dans la position la plus utile pour le patient. On y arrive au moyen d'attelles, de bandes, etc. Il faut maintenir la jambe étendue sur le lit jusqu'à ce qu'elle soit devenue rigide. Les articulations nécessitent différentes façons d'être maintenues, car, alors que la rigidité est essentielle dans le genou et la cheville, elle est moins nécessaire dans le poignet et le coude que ne l'est la faculté de mouvement.

Chaque fois que les tissus sont enflammés ou meurtris, le traitement le plus important est le repos. Dans la coxalgie les deux principes fondamentaux du traitement sont le repos et l'extension.

I. *Repos*. — Si la maladie est aiguë, il faut le repos absolu au lit; il ne faut pas permettre au malade de s'asseoir dans son lit, ni de se lever pour quelque motif que ce soit. Dans un cas moins aigu, on lui permettra de se lever, mais l'articulation malade sera immobilisée au moyen d'attelles, telles que par exemple l'attelle de Thomas. Celle-ci est une pièce de fer droite moulant la forme du corps, avec trois pièces en croix : une pour entourer la poitrine, la seconde les hanches, la troisième la jambe au-dessous du genou. La jambe est ainsi maintenue parfaitement raide et droite ; aucun mouvement n'est possible dans l'articulation du genou. Quand il est permis au malade de marcher, il porte à la jambe non malade un soulier avec un patin très élevé de façon à ce que la jambe malade ne touche pas la terre et ne porte aucun poids ; l'attelle elle-même est préparée pour l'usage en la doublant avec de l'ouate recouverte de cuir lavable avec des courroies et des bandes pour l'attacher le long du corps et de la jambe. Pour la propreté il vaut mieux couvrir le cuir avec une étoffe qui peut être ôtée et renouvelée.

II. *Extension* — Elle est d'abord appliquée graduellement pour corriger la mauvaise position prise par la jambe. On peut y parvenir au moyen d'une attelle que l'on redresse par degrés, mais le meilleur moyen et le plus usuel est d'appliquer un poids avec un appareil extenseur. Le but de l'extension est de vaincre l'effort des muscles qui relève toute la jambe et ainsi de maintenir séparés les deux os enflammés. C'est le frottement de ces deux extrémités qui cause la douleur angoissante de la coxalgie ainsi que les brusques sursauts et le cri caractéristique qui s'ensuit. Tant que le malade est éveillé, il contracte inconsciemment les muscles extérieurs de la hanche, de façon à ce que les surfaces enflammées ne viennent pas en contact, mais quand il s'endort, les muscles se relâchent, les os frottent, et il se réveille avec un cri de douleur aiguë. Dès que l'on applique l'extension et le poids, il ne ressent plus cette douleur.

Pour opérer de l'extension, on prend des bandes de diachylon large et fort, des bandes plus étroites et assez longues pour faire un peu plus que le tour de la jambe, et un étrier ou morceau de bois carré aussi large que la cheville, perforé dans son milieu et à travers lequel on passe une corde à nœuds. Le morceau de diachylon large doit venir au milieu de l'intérieur de la cuisse jusqu'à huit centimètres sous le pied et se relever de l'autre côté. L' « étrier » est fixé à la bande au-dessous du pied, et les morceaux courts de diachylon sont posés autour de la jambe, depuis la cheville jusqu'au-dessous du genou. Il faut laisser le diachylon durcir pendant quelques heures avant de suspendre le poids à la corde qui doit passer sur une poulie fixée au pied du lit. Le diachylon doit être mis au-dessous du genou afin d'éviter les mauvais effets produits par l'extension sur une articulation saine. Il faut veiller à ce que l'étrier soit assez large pour empêcher les bandes de frotter sur la cheville et d'occasionner une plaie. Il faut surélever le pied du lit afin que le poids du corps porte dans la direction opposée, sans quoi l'enfant peut être tiré graduellement jusqu'au pied du lit, et le poids se trouvera reposer par terre. Une double attelle de Bryant est souvent employée dans la coxalgie à la place d'un poids en plomb : un fort morceau de caoutchouc remplace la poulie; c'est une attelle très commode pour les infirmières, et il est très facile de tourner le malade sur le côté ou de transporter un enfant d'un lit dans un autre, quand il est bien bandé.

Carie de la colonne vertébrale. — La maladie de Pott, ou courbure angulaire de la colonne vertébrale, est un exemple type de tuberculose des os. Cette maladie est grave à cause de l'importance du lieu où elle siège et à cause de la proximité de la moelle épinière.

Cette maladie est tuberculeuse, comme la coxalgie dont nous venons de parler, c'est-à-dire qu'elle est causée par l'introduction dans les tissus, du bacille de la tuberculose qui provoque l'inflammation caractéristique que nous avons décrite. Le bacille de la tuberculose ou bacille de Koch est le même qui provoque la phtisie ainsi qu'on le verra plus loin (1).

Il s'introduit dans le corps d'une vertèbre et donne naissance à du tissu granuleux qui, petit à petit, détruit l'os, ainsi que cela arrive dans la coxalgie, en rongeant le corps d'une ou de deux vertèbres. Il en résulte que le poids du corps transmis par la colonne vertébrale, fait tomber les vertèbres d'en haut sur les vertèbres situées plus bas que celles qui ont été détruites en partie, et de cette façon produit la courbure en poussant en dehors les arcs des vertèbres malades.

(1) Voir chapitre XXXIII.

L'arc des vertèbres qui protègent la colonne vertébrale est déplacé de plus en plus à mesure que la maladie avance.

Quand la difformité est apparente, le diagnostic de
carie de l'épine dorsale est évident; mais avant qu'il
n'y ait de difformité apparente, il y a des symptômes
qui annoncent le mal de Pott.

I. Le premier symptôme est la *douleur*. Il peut y
avoir de la douleur locale et de la sensibilité de la
région malade, mais le plus souvent il n'y a ni douleur,
ni sensibilité dans le voisinage immédiat de l'os malade; la douleur est renvoyée dans les côtés ou dans
la région abdominale et le malade se plaint de névral-
gie, d'indigestion, etc., ou bien encore il ressent une
douleur à l'arrière de la tête ou des douleurs lanci-
nantes dans les bras et les jambes.

La raison du renvoi de la douleur est que les nerfs
ressentent la douleur à leurs extrémités et non à l'endroit même où ils sont blessés. L'abcès dorsal presse
sur les racines des nerfs à leur issue de chaque côté
de la colonne vertébrale, mais la douleur est presque
toujours ressentie, sinon entièrement, mais en majeure
partie, à la partie terminale des branches du nerf.
On voit plus clairement la douleur renvoyée dans les
maladies de la colonne vertébrale que dans toute autre
maladie.

Si, comme cela arrive souvent, il n'y a pas de douleur accompagnant le mal de Pott, c'est que l'abcès
n'est pas près des racines des nerfs, mais en avant de
la moelle épinière ou sur les côtés ou dans quelque
position dans laquelle il ne comprime pas les nerfs.

II. Il y a *rigidité* de la colonne vertébrale. On remarque que l'enfant évite de remuer le dos; il courbe toutes
les parties de son corps, plutôt que son dos, lorsqu'il
veut ramasser un objet par terre. Cette rigidité est due
à la contraction des muscles du dos qui le maintiennent
immobile et empêchent tout mouvement de la colonne

vertébrale qui pourrait causer une douleur dans la partie atteinte.

III. La *difformité* est due à la destruction des corps des vertèbres.

IV. *Abcès*. — Le pus voyage souvent très loin avant qu'il ne parvienne à la surface. Il peut passer de la vertèbre malade en avant de la colonne dorsale, descendre dans la fosse iliaque et percer dans la partie interne de la cuisse où il est connu sous le nom d'abcès du psoas.

V. *Paralysie*. — La matière inflammatoire pénètre parfois dans le canal vertébral et le tissu granuleux ou pus, comprime la moelle épinière de sorte qu'elle devient beaucoup plus étroite qu'à l'état normal; elle s'enflamme et les parties du corps situées au-dessous de la région du mal sont paralysées. Ceci est connu sous le nom de compression paraplégique et n'est pas dû à un nœud du cordon, quoique la moelle épinière soit très pliée à la courbure, mais c'est une conséquence de la matière enflammée qui se trouve dans le canal vertébral et qui presse sur le cordon.

Le repos, comme dans les coxalgies, est le traitement du mal de Pott. Tout d'abord, le malade doit rester entièrement au lit, mais quand il va mieux, on peut lui faire un appareil de soutien artificiel afin d'empêcher la tête et la partie supérieure du corps d'appuyer sur la partie malade. Cet appareil est fait en général de plâtre de Paris, de feutre, de cuir ou de feutre poroplastique, étroitement moulé sur le corps; pendant que le patient est suspendu par la tête, ou les épaules, on emploie l'extension comme traitement occasionnel, le corps est maintenu fixe et l'extension porte sur la tête au moyen de courroies, qui saisissent le malade sous le menton.

La cure marine et la cure héliothérapique sont particulièrement indiquées dans le traitement des tuberculoses osseuses. Elles doivent toujours être pratiquées sous surveillance médicale.

CHAPITRE XV

INFLAMMATION. INFECTION

L'*inflammation* peut être définie : la série des changements consécutifs qui se produisent dans les tissus comme résultat d'une blessure, pourvu toutefois que la blessure ne soit pas d'une violence suffisante pour détruire de suite les tissus.

C'est-à-dire que lorsqu'une partie du corps est blessée, une série de changements commence dans cette partie et continue jusqu'à ce que se soit formé le processus inflammatoire.

Les causes de l'inflammation seront décrites plus loin, mais nous dirons ici que des lésions des tissus peuvent résulter d'une forme quelconque de violence mécanique, telle que traumatismes, coups ou blessures, ou de l'application de substances chimiques, telles que des acides virulents, ou encore du développement dans les tissus des germes infectieux connus sous le nom collectif de microbes. Suivant la variété même des causes, l'inflammation varie beaucoup en degré, d'après l'intensité du corps irritant et la durée du temps pendant lequel il a agi sur les tissus.

Phénomène de l'inflammation. — Le développement de l'inflammation dans les débuts peut être étudié dans l'effet que produit sur la peau un cataplasme sinapisé. Si on ôte ce cataplasme dix minutes environ après qu'il a été appliqué, la peau est rouge sur toute la surface recouverte par le cataplasme ; mais si l'on touche du doigt une partie quelconque de l'étendue rouge, la rougeur disparaît instantanément. Si, d'autre part, on avait laissé le cataplasme pendant une heure, la peau serait devenue rouge mais il y aurait eu des places où la rougeur ne disparaîtrait pas sous le doigt. Enfin si le cataplasme avait été laissé plus longtemps encore, non seulement on ne pourrait faire disparaître la rougeur, mais encore des phlyctènes se seraient formées à la surface.

Le même mode de développement peut être observé dans le cas de brûlure légère et dans d'autres applications irritantes sur la peau.

Dans une observation comme celle rapportée plus haut, nous voyons toute la série des changements qui surviennent dans la première phase de l'inflammation.

I. *Congestion active.* — Dans cette première phase la rougeur montre qu'il y a une quantité supplémentaire de sang qui afflue à cette partie et que les vaisseaux sanguins sont dilatés ; et le fait que la rougeur disparaît sous la pression montre que le sang circule librement.

II. Dans la deuxième phase, quand la rougeur ne peut être dissipée par la pression, il est évident que la circulation est arrêtée. Cet état est appelé *stase inflammatoire.*

III. *Exsudation.* — La troisième phase, quand les phlyctènes se sont formées, indique que certains éléments constitutifs du sang ont passé sous l'épiderme et s'y sont accumulés, en formant une ampoule.

On peut voir exactement ce qui se passe en étudiant les changements qui suivent l'irritation sur une membrane transparente, telle qu'une patte de grenouille.

Avant de continuer, il est nécessaire de rappeler la façon dont se terminent les vaisseaux sanguins (1).

---

(1) Voir Circulation, chapitre XXVII.

Les grandes artères se divisent et se subdivisent jusqu'à ce qu'elles se terminent en artères extrêmement petites appelées artérioles. Ces artérioles finissent en un réseau de canaux à parois très minces appelés capillaires. Une propriété importante des parois minces des capillaires est qu'elles sont perméables à la partie fluide du sang; les tissus sont ainsi nourris par le libre échange de liquides entre le sang des vaisseaux et les tissus qui les entourent. Le sang qui a été amené aux capillaires est ensuite recueilli par les petites veines appelées veinules dans lesquelles les capillaires pénètrent.

Si nous examinons au microscope le réseau sanguin d'une patte de grenouille, nous pouvons voir facilement les capillaires et le sang contenant un grand nombre de globules rouges et quelques globules blancs, circulant dans les capillaires. Si nous irritons la surface étudiée, nous voyons que les vaisseaux qui s'y trouvent se dilatent et que le sang y coule avec une plus grande rapidité. C'est la première phase, celle de congestion active, dans laquelle la rougeur disparaît sous la pression. Après une longue observation nous verrons que la circulation se ralentit, jusqu'à ce qu'elle cesse complètement dans la partie où l'irritation a été la plus violente. C'est la seconde phase ou celle de la stase inflammatoire, dans laquelle on ne peut plus faire disparaître la rougeur. La pression du doigt ne suffit plus pour chasser le sang hors des vaisseaux. Pendant que ces changements s'opéraient dans la circulation du sang, certains éléments constitutifs du sang ont passé à travers les parois capillaires. Ceci est l'exsudation.

Nous venons de dire qu'à l'état de santé il y a un échange constant de liquides entre le sang et les tissus à travers lesquels passent les capillaires. Quand des liquides enflammés passent en excès, ils provoquent une enflure ou œdème de la région et causent les ampoules que nous avons vues être le résultat d'une application prolongée du cataplasme sinapisé. En plus des liquides, les globules blancs ou leucocytes s'amassent dans les capillaires, adhérant tout d'abord aux parois, puis les traversant et pénétrant en nombre considérable dans les tissus et s'y accumulant. Nous trouvons aussi un nombre variable de globules rouges répandus dans les tissus.

Leucocytes destructeurs de microbes ou *phagocytes* : les globules blancs qui sont sortis du sang ont une fonction définie à remplir. Ils jouent le rôle de destructeurs en mangeant et en enlevant les tissus morts et en même temps ils attaquent et détruisent les micro-organismes présents, puis ils meurent eux-mêmes et sont absorbés. Ce phénomène de défense de l'organisme a pris le nom de phagocytose. Il combat l'infection chirurgicale de même que l'infection causée par des microbes spécifiques.

Donc, en récapitulant, nous trouvons premièrement une dilatation des vaisseaux accompagnée d'un flux de sang plus abondant, suivi d'une stagnation de sang dans les vaisseaux et d'exsudation dans les parties environnantes des liquides et des globules, les globules blancs jouant le rôle de destructeurs.

Symptômes. — Nous pouvons maintenant apprécier les symptômes qui caractérisent l'inflammation. Ils peuvent être divisés en *locaux* et en *généraux*.

Les symptômes locaux sont au nombre de quatre : *rougeur, enflure, chaleur* et *douleur.* Quand ils existent en même temps, ils indiquent toujours la présence d'un processus inflammatoire. Mais quand ils ne sont pas simultanés, ils n'ont pas nécessairement cette signification.

La *rougeur* est due à la dilatation des vaisseaux de la région et à l'augmentation de l'afflux du sang qui s'y produit.

La rougeur diminue graduellement au bord de la plaque et ce n'est que rarement, dans certaines inflammations spécifiques, que la rougeur a un contour défini. La rougeur varie de nuances selon l'intensité de l'inflammation; elle est brillante dans l'inflammation aiguë, sombre dans la forme chronique. La couleur plus foncée, dans les formes plus chroniques d'inflammation. est due, selon toute probabilité à la sortie des globules rouges hors des vaisseaux sanguins, quand ils se rompent et que leur pigment se dépose. Cette pigmentation provoque souvent une décoloration qui dure des semaines et qui ressemble à celle causée par une ecchymose.

Lorsqu'on met la main sur une région très enflammée on a toujours une sensation de *chaleur* augmentée et le malade lui-même y ressent uue brûlure intense. Ceci est encore dû principalement à l'afflux de sang qui augmente dans la région ; et il est douteux qu'il y ait réellement une production plus grande de chaleur dans la région enflammée.

L'*enflure* ou œdème de la région enflammée est due à l'exsudation des vaisseaux. Elle varie beaucoup en caractères; elle est parfois dure et musculeuse et on ne peut pas facilement y enfoncer le doigt; parfois elle est molle et se laisse creuser par la pression.

L'enflure est toujours plus forte là où les tissus sont plus lâches, comme dans la région axillaire, et plus faible dans les tissus durs et denses, tels que les os et les tendons.

La situation de l'inflammation détermine non seulement le degré de l'enflure mais encore l'intensité de la *douleur* ressentie. La douleur est moins forte lorsque l'inflammation siège dans des tissus cellulaires lâches et elle est le plus intense quand elle siège dans des tissus denses et durs tels que les os, aponévroses, etc. Ceci est dû à la tension ou à la pression sur les nerfs de la région, causée en partie par les vaisseaux distendus et en partie par l'exsudation.

Symptômes constitutionnels. — En plus des symptômes locaux, il y a les symptômes généraux ou constitutionnels dûs à l'absorption des poisons ou **toxines** provenant de la région de l'inflammation. Ces symptômes, qui peuvent être résumés comme ceux de la *fièvre*, varient en degré et en caractère selon la matière et l'intensité de l'infection.

On en rencontre tous les jours des exemples familiers à l'hôpital, qui varient d'un malaise léger accompagné d'inflammation triviale tels qu'un ou deux furoncles, aux symptômes qui accompagnent des maladies telles que la lymphangite aiguë ou l'érysipèle.

Il y a augmentation de température, accélération du pouls, langue chargée, perte plus ou moins complète d'appétit, la peau est sèche, il y a de la constipation, et une quantité très faible d'urine, fortement colorée, est émise.

Quand les symptômes sont aigus, la température est élevée, dans les environs de 40°, et le pouls est fort, plein et bondissant. C'est ce qu'on appelle parfois fièvre *sthénique*.

Parfois les symptômes généraux assument un caractère beaucoup plus sérieux, indiquant une dépression très grave dans la vitalité du malade. Il y a presque toujours un délire murmurant, le pouls est rapide, mais faible et compressible au lieu d'être bondissant, et la langue et les lèvres deviennent sèches et brunes. C'est ce qu'on appelle la fièvre *asthénique*, appelée parfois « état typhique » quoiqu'elle n'ait aucun rapport avec la fièvre typhoïde.

Causes : Les causes provocatrices de l'inflammation sont de trois sortes :

1° *Mécaniques* : blessures de toutes sortes causées par la violence sous différentes formes; les brûlures par le feu en font partie;

2° *Chimiques* : causées par l'application d'acides forts et d'alcalis et d'autres substances irritantes, telles que de l'huile de croton, de la moutarde, etc. ;

3° *Micro-organiques* : l'inflammation est due au développement dans les tissus de différentes espèces d'organismes connus sous le nom de bacilles ou microbes.

Si nous étudions ces différentes causes, nous verrons qu'il y a encore une autre distinction importante à faire, importante surtout au point de vue du traitement à adopter. Car l'inflammation provoquée par des causes mécaniques ou chimiques se borne à la région atteinte et suppure très rarement, à moins que des micro-organismes n'y soient introduits : de plus, l'inflammation d'origine mécanique des tissus n'a qu'un effet momentané ou de courte durée.

Et on peut aussi facilement se débarrasser de la cause de l'inflammation, comme lorsque le cataplasme sinapisé est enlevé; l'action irritante cesse alors et l'inflammation tombe. Tandis que si des micro-organismes sont la cause de l'inflammation, les conditions sont toutes différentes.

Dans ce cas les microbes se développent dans les tissus et s'y répandent et, à mesure qu'ils s'y répandent, la réaction inflammatoire s'étend. Donc l'inflammation causée par des organismes doit être considérée, tout au moins dans beaucoup de cas, comme une inflammation qui s'étend: par exemple, l'érysipèle. Un résultat fréquent est la formation du *pus*. D'ailleurs, le pus est toujours le résultat d'une infection des tissus par certaines espèces de microbes. Cette cause ne peut pas facilement être écartée et si des micro-organismes ont pénétré les tissus, il n'est pas facile de les supprimer. Dans certains cas que vous pourrez observer dans les services d'hôpitaux, tels que l'anthrax et les pustules malignes, on enlève complètement la région épidermique qui avoisine l'infection grandissante. Mais dans d'autres cas, on se fie à la résistance naturelle de l'organisme et peut-être à des mesures comme l'application de chaleur ou de froid, ou de larges incisions.

ÉVOLUTION DE L'INFLAMMATION

1° L'inflammation peut s'arrêter et les régions enflammées redevenir normales, ou, dans d'autres termes, il y a résolution. Par ce mot résolution, nous voulons donc dire la guérison complète de la région. Les parois des vaisseaux sanguins guérissent, la circulation est rétablie et les matières exsudées sont éliminées.

2° Si l'inflammation a été extrêmement violente, de telle sorte que la stase ou stagnation de sang a eu lieu sur une grande surface, quand l'inflammation s'arrête, une partie de la surface ne guérit pas et nous avons la condition de *gangrène*, c'est-à-dire la mort d'une portion visible du tissu. Quand la mort du tissu est limitée à une petite portion, par exemple de l'épiderme, on dit qu'elle se gangrène et la partie morte est appelée escharre. De même une portion d'os mourant « en masse » est appelée séquestre.

3° Quand une inflammation d'origine infectieuse a dépassé l'état où la guérison est possible, il se forme du tissu granuleux qui peut durcir et devenir du tissu fibreux, ou bien il peut se produire un abcès.

4° Quand le tissu infecte se détruit et forme du pus, on dit qu'il y a suppuration. Le pus est un liquide crémeux, blanc jaunâtre, bien connu.

a) Le pus peut être contenu dans une cavité à paroi plus ou moins définie, c'est alors un abcès.

b) Si le pus s'infiltre dans les tissus sans être circonscrit d'aucune façon, on a un phlegmon diffus.

5° Quand la liquéfaction du tissu enflammé se produit sur une surface libre, telle que la peau, on a un ulcère. Le processus est identique au précédent.

6° Enfin telle ou telle inflammation aiguë peut devenir chronique.

CHAPITRE XVI

ASEPSIE CHIRURGICALE

Septicémie signifie putréfaction. Une plaie suppurée, c'est-à-dire une plaie contenant ou laissant écouler du pus, se nomme plaie *septique* et est soignée avec des *antiseptiques*, substances détruisant les organismes pyogènes, ou producteurs de pus, qui se trouvent déjà dans la plaie. Mais le chirurgien qui fait une plaie, cherche toujours à empêcher tout micro-organisme de pénétrer dans la plaie; en d'autres termes, il cherche à maintenir l'*asepsie* ou absence de suppuration.

Dans un grand hôpital, où le chirurgien chef de service et les aides sont les seules personnes admises à participer à l'acte opératoire, il n'est pas permis à l'infirmière de toucher un objet quelconque devant approcher la plaie, mais elle doit être capable de comprendre et de suivre le procédé de stérilisation afin qu'elle puisse passer les objets voulus. De plus, dans des gardes privées, elle sera souvent forcée de préparer tout ce qui est nécessaire à une opération.

Il faut que l'infirmière comprenne que, dans un hôpital, tout est rempli de germes ou organismes, les uns inoffensifs, les autres infectants. La peau du patient, les mains du docteur, les instruments, les fils de suture, les pansements, les bandes, sont *septiques* et doivent être désinfectés et stérilisés avant de commencer l'opération. C'est-à-dire, ils doivent être débarrassés des germes qui pourraient entrer dans la plaie, s'y multiplier et produire la suppuration. On peut prouver qu'ils sont pleins d'organismes en les examinant au microscope et aussi en en faisant des cultures de microbes.

Dans une opération à faire d'urgence en ville, ou à la campagne la *préparation de la peau* du patient est confiée à l'infirmière. Il faut qu'elle la prépare avec le même soin scrupuleux qu'y apporterait le chirurgien. Elle doit d'abord se laver les mains scrupuleusement, les frottant au savon, pendant plusieurs minutes, sans les essuyer, car la serviette non stérilisée peut y apporter de nouveaux germes, puis avec de l'eau et du savon en abondance elle doit laver la peau qui formera le champ opératoire à fond, sur une grande surface entourant la partie où l'incision sera probablement faite. Puis elle rase l'épiderme, qu'il y ait peu ou beaucoup de poils, et, ensuite, elle le brosse vigoureusement avec une brosse à ongles stérilisée et du savon, et de l'eau bouillie très chaude. Elle désinfectera la brosse à ongles en la faisant bouillir quelques minutes, et en la laissant séjourner dans un désinfectant jusqu'à ce qu'elle en ait besoin. Elle lavera ensuite la peau avec une compresse trempée dans de l'alcool à 90° ou avec la solution antiseptique préférée par le chirurgien, que ce soit de l'acide phénique, du sublimé, ou tout autre. Puis toute la région nettoyée est recouverte par une compresse trempée dans une de ces solutions et exprimée, ou bien par une gaze sèche stérilisée : le tout est maintenu en place au moyen d'une bande. Une compresse abdominale doit toujours être maintenue par un tour ou deux de bande passant sous chaque cuisse, pour l'empêcher de se plisser et de découvrir la partie désinfectée.

Le moyen le plus simple de stériliser les instruments et les fils pour les sutures est de les faire bouillir. On les met dans un récipient assez grand pour qu'ils soient entièrement recouverts d'eau et non pas dans une casserole si petite que les manches en sortent; et on les fait bouillir pendant dix minutes. On ajoute souvent du carbonate de soude à l'eau, parce que ces cristaux détruisent les micro-organismes et empêchent les instruments de se rouiller (1). Si le récipient a un plateau mobile, on sort les instruments en le soulevant, et s'il n'y a pas de plateau, on sort les instruments au moyen d'une pince stérilisée. Ils sont placés de suite sur un plateau recouvert d'un champ stérilisé.

Bien entendu, lorsqu'on possède un autoclave et des boîtes, le travail est beaucoup plus simple et la stérilisation est mathématiquement assurée.

Le crin et le catgut employés pour les sutures peuvent être bouillis en même temps que les instruments. La soie à sutures demande plus de soins. Il ne faut pas l'enrouler plusieurs fois sur une bobine en bois. Il faut en enrouler deux épaisseurs, au plus, sur une bobine en verre. On la fait bouillir une demi-heure, et on la met, jusqu'à ce qu'on en ait besoin, dans un bocal en verre contenant de l'acide phénique et hermétiquement clos. Elle ne sera plus touchée que par une main ou un instrument chirurgicalement propre.

Les serviettes (ou *champs*) sont bouillies pendant une demi-heure dans de l'eau pure ou dans de l'eau chargée de cristaux et conservées dans un récipient clos et stérilisé, jusqu'à l'opération. L'aide les sort de la boîte (dont l'infirmière ôte le couvercle) et les tord avec des mains stérilisées. On les met alors autour de la plaie. L'opération se fait généralement sur une table spéciale, comme on le verra plus bas. Pour une grande opération, on préparera une serviette ayant un mètre carré environ, ayant en son milieu une fente d'environ quarante centimètres, et deux ou trois serviettes de la grandeur d'un essuie-mains ordinaire.

Si, au cours de l'opération, l'infirmière doit aider à

____

(1) Une cuillerée à bouche de cristaux de soude pour un demi-litre d'eau que l'on doit faire bouillir avant de mettre les instruments.

enfiler les aiguilles, à tendre les instruments, etc., elle doit se préparer comme le fait un aide. Il faut qu'elle se coupe les ongles le plus court possible et qu'elle les brosse soigneusement; elle aura des manches au-dessus du coude et se brossera les mains et les avant-bras avec de l'eau chaude, du savon de Marseille et un désinfectant. Elle trempera alors ses mains, sans les avoir essuyées, dans une cuvette contenant un désin-fectant, puis elle les relavera et les rebrossera soigneu-sement, et ne touchera plus à aucun objet qui ne soit pas aseptique. Elle ne doit pas, par exemple, saisir un flacon de fils pour sutures, ou une seringue à injections sans désinfecter immédiatement ses mains à nou-veau. Dans une opération, il n'y a d'aseptique que les mains des chirurgiens et des aides, la peau du patient, les instruments, les fils pour sutures, les ligatures, les serviettes ou champs et les compresses. Tous les autres objets sont chirurgicalement sales et, si la garde touche un objet sale, il faut de nouveau stériliser les mains, les instruments, tout ce qui a été en contact avec l'objet non stérilisé. Il faut se rappeler que les flanelles, les cuvettes et les tables, les caoutchoucs et même le bord des cuvettes contenant une solution antiseptique peu-vent contenir beaucoup de germes et que, dans les hôpi-taux, ils en contiennent sûrement une très grande quan-tité.

Après avoir stérilisé les serviettes et compresses, on les place dans une cuvette stérilisée. La compresse est enlevée par l'assistant qui lave de nouveau l'épiderme avec du permanganate de potasse suivie de bisulfite de soude, ou un autre désinfectant au choix du chirur-gien, tel que la teinture d'iode par exemple. L'alcool et l'éther sont aujourd'hui fréquemment employés, tant pour laver le champ opératoire que pour les mains de l'opérateur et de son aide. L'infirmière ouvre le paquet de tampons stérilisés sans toucher aux tampons et le tient ouvert pendant que l'aide y prend les tampons qu'il lui faut et qu'il place sur une serviette stérilisée qu'il recouvre d'une autre serviette.

Quand l'opération est longue, il faut constamment se plonger les mains dans une solution antiseptique (1). Quand on a fini d'employer les instruments, il faut les placer de suite dans une solution désinfectante et ne pas les laisser sur une serviette, à moins qu'elle soit stérilisée à l'autoclave. Quand on recoud une plaie, il faut soigneusement enlever le sang ou toute autre matière de la surface environnante avant d'y mettre les pansements stérilisés.

Parfois il est impossible de fermer entièrement une plaie : on est obligé d'y maintenir un drainage plus ou moins longtemps. Ceci arrive quand, dès le début, la plaie est septique, comme dans les fractures compliquées et dans la plupart des abcès ; ou encore quand des tumeurs et des tissus ont été enlevés en quantité telle qu'il reste une cavité dans laquelle du sang ou un écoulement séreux pourrait s'amasser. Il faut aussi drainer après de longues opérations dans lesquelles les tissus ont été fortement abîmés par une manipulation, soit violente, soit continue.

Les drains ou mèches sont souvent faits de bandes de gaze stérilisée ou de gaze iodoformée stérilisée. Mais dans certains cas où il est nécessaire d'assurer un drainage permanent, comme dans un abcès du bassin ou dans la péritonite suppurée, il peut être nécessaire d'employer des drains creux de caoutchouc ou de verre.

Si l'opération a été faite en sorte que la stérilisation de la plaie ait été assurée, il est évident qu'il ne faudra y mettre que des tampons stérilisés et de la gaze stérilisée. Dans tous les cas où il y a possibilité d'un fort écoulement, on couvre la plaie avec trois à quatre épaisseurs de gaze stérilisée et on pose au-dessus une

(1) Il est utile de rappeler que l'infirmière doit toujours se conformer aux préférences du chirurgien dans le choix des solutions antiseptiques. On ne les indique ici que sous cette réserve.

couche ou deux de pansement antiseptique avant de mettre la bande. Le bandage doit recouvrir complètement les pansements; il doit être ferme et maintenu de place en place avec des épingles de sûreté ou des points, afin d'éviter que les pansements ne glissent et que la bande ou l'ouate ne vienne en contact avec la plaie.

Il faut observer les mêmes précautions aseptiques dans les *pansements* que l'on fera ensuite. Les mains de l'aide doivent être chirurgicalement propres, étant de nouveau lavées et désinfectées à fond après que le bandage et les couches supérieures de pansement auront été retirés; les instruments employés doivent être bouillis et la plaie doit être couverte d'une compresse trempée dans une solution antiseptique. On lave la surface environnante et on la recouvre de tampons stérilisés frais, même si ceux qu'on a enlevés semblent parfaitement propres. Il faut laisser la plaie le moins longtemps possible découverte. L'infirmière doit tenir les mains d'un enfant ou d'un malade excité et délirant pendant que la plaie est pansée, afin qu'il ne puisse toucher et infecter sa plaie.

On n'a pas décrit ici les appareils usités pour stériliser, tels que l'autoclave et l'étuve de Poupinel, dont le maniement ne peut être enseigné qu'en pratique aux infirmières dans les services chirurgicaux. L'infirmière de chirurgie doit savoir que sa responsabilité personnelle est engagée dans l'observation rigoureuse des principes de l'asepsie.

CHAPITRE XVII

ANESTHÉSIE, OPÉRATIONS

L'anesthésie est un état dans lequel on a perdu la sensation. Tout ce qui produit cet état est un anesthésique. Une excitation, une frayeur ou quelque autre émotion mentale peut produire l'anesthésie ; par exemple nous voyons souvent des malades oublier apparemment toute leur souffrance à l'arrivée d'un visiteur inattendu.

Les anesthésiques communément employés dans les cas d'opération sont de deux sortes :

1º Ceux qui produisent la perte de sensation dans la partie du corps où ils ont été appliqués (anesthésie locale). Le plus fréquemment employé de ceux-ci est la cocaïne. Dans les opérations ophtalmiques, une solution de cocaïne est versée dans l'œil, et pour un examen ou une légère opération de la gorge, on en fait une vaporisation dans la gorge ou bien on étend la solution sur la partie que l'on va opérer. Elle est donnée en injection hypodermique si l'opération est cutanée, car la cocaïne a moins d'effet, étendue sur la peau, que sur les muqueuses. Dans un cas ou dans l'autre, l'anesthésie est produite en cinq minutes ou plus. La cocaïne est aussi extrêmement utile dans les cas de déglutition douloureuse, provenant d'ulcérations de la bouche ou de la gorge. Une pastille de cocaïne, sucée lentement avant les repas, soulage beaucoup ; on peut aussi toucher légèrement les ulcères eux-mêmes avec de l'ouate trempée dans une solution.

La cocaïne est un des médicaments les plus coûteux qui soit d'usage constant; aussi faut-il être économe en s'en servant.

Le chlorure d'éthyle est un autre anesthésique local, que l'on emploie en vaporisation sur la peau et il est si froid qu'il en gèle la surface. Son effet passe beaucoup plus rapidement que celui de la cocaïne. Il n'y a pas de préparatifs spéciaux à faire au malade qu'on va anesthésier localement, hormis les précautions aseptiques ordinaires; mais des préparatifs très soignés sont nécessaires pour celui que l'on va rendre inconscient par un anesthésique.

2° Les médicaments qui produisent l'anesthésie complète sont : le chloroforme, l'éther, un mélange d'alcool, de chloroforme et d'éther ou d'autres mélanges, et le protoxyde d'azote. On emploie des inhalateurs variés. Le chloroforme est parfois donné sur une compresse. La garde doit prendre soin que les inhalateurs soient propres, garnis de doublures de flanelle neuve, etc., ainsi qu'il est nécessaire. Le mélange A. C. E. est fait d'une partie d'alcool, deux de chloroforme et trois d'éther sulfurique. Le protoxyde d'azote est employé pour les opérations dentaires et pour toute opération qui ne nécessite qu'une période très courte d'insensibilité.

Si vous savez assez tôt qu'un anesthésique doit être administré, donnez au patient un bain tiède la veille; il lui sera aussi ordonné de prendre un laxatif. L'infirmière devra donner un lavement au savon le matin, si la médecine prise la veille n'a pas agi en temps voulu. Si l'opération doit avoir lieu à 2 heures, donnez à votre patient un léger premier déjeuner; puis ne donnez plus rien sauf un peu d'eau ou d'eau de Seltz si le patient a très soif. Ceci empêche le malade de vomir pendant l'opération, ce qui gênerait le chirurgien et serait dangereux pour le malade.

Si un malade du dehors doit venir subir une petite opération, donnez-lui les instructions nécessaires quant à la nourriture et à la purgation, afin qu'il soit au moins partiellement préparé. Veillez à ce que tous les vêtements du malade soient défaits avant qu'il ne soit sur la table d'opération et, s'il s'agit d'une femme, faites-lui délacer ou ôter son corset, ouvrir son col et dénouer tous les cordons noués autour de sa taille.

Veillez aussi à ce que le malade ôte ses fausses dents s'il en a, et préparez une cuvette et une serviette en cas de nausées, une seringue hypodermique et des capsules de nitrite d'amyle. Il est bon d'avoir également de l'huile camphrée et de l'éther pour injections; des compresses et de l'eau bouillante sous la main en cas d'urgence. S'il s'agit d'une opération de la bouche ou de la gorge, préparez de la glace en plus.

Quand l'opération semble devoir être sérieuse, l'infirmière doit demander au malade s'il désire qu'elle en écrive ou en télégraphie le résultat à sa famille. Si celle-ci habite non loin, elle est supposée venir elle-même demander des nouvelles. Il est très important, lors de l'arrivée d'un nouveau malade externe, d'écrire exactement et correctement son adresse dans le livre d'adresses et non pas sur n'importe quel chiffon de papier qui peut être perdu, et dans tous les cas, il faut ajouter soit le quartier, soit le département, soit la ville où il y a un bureau de poste. Demandez-lui aussi s'il a une famille ou des amis habitant à l'adresse qu'il donne ou si c'est son logement ou son bureau. Il sera impossible, probablement, de poser toutes ces questions après une opération si le malade tombe dans le délire ou le coma; et même s'il pouvait y répondre, vous ne voudriez pas le déranger en lui posant ces questions, ni l'inquiéter en lui faisant imaginer qu'il est plus malade qu'il ne l'est réellement, ce qu'il se figurera certainement, s'il voit que vous télégraphiez à sa famille. Demandez toujours à un malade nouvellement admis quelle est la religion qu'il pratique et donnez-lui toute facilité pour en voir le ministre avant l'opération.

Quand vous préparez le malade pour l'opération, veillez à ce qu'il soit chaudement et confortablement habillé. Il ne doit rien porter autour du cou ou de la taille. Si l'opération doit se faire sur le tronc, ayez soin que son vêtement s'ouvre dans le dos afin qu'il puisse être retiré instantanément. Mettez au patient des bas chauds et si le temps est froid, enveloppez ses bras et ses jambes avec de l'ouate hydrophile bien aérée; une chemise de flanelle ou une camisole sont plus commodes qu'un pyjama; on peut, en plus, ajouter une jaquette en tissu des Pyrénées. Partagez les cheveux d'une malade et faites-en deux nattes et fixez-les sur le sommet de la tête afin qu'ils ne gênent pas celui qui donne l'anesthésique; nouez une écharpe en marmotte autour de la tête afin d'éviter à votre malade les souffrances que cause une chevelure en désordre.

Il est bon d'éviter l'usage des épingles à cheveux. Lavez soigneusement la partie qui va être opérée, et préparez une compresse que le docteur appliquera probablement à l'avance. Les choses nécessaires pour une compresse sont de l'eau chaude, du savon, du carbonate de soude, d'après les habitudes du médecin, une brosse à ongles, de la gaze, une bande, du taffetas gommé et le désinfectant préféré par le docteur, de l'éther, du sublimé ou de l'acide phénique.

Ensuite, pensez à la salle d'opération et à la table. La chambre doit être bien chauffée, 21° à 25° centigrades ne sont pas de trop et quel que soit le temps, si vous n'avez pas d'étuve à votre portée, allumez du feu, car il est presque certain qu'il vous faudra de l'eau et des flanelles chaudes. Naturellement, la chambre a été auparavant faite à fond, la cheminée a été nettoyée, les fenêtres lavées, les murs essuyés avec un chiffon humide, les tapis et les meubles inutiles enlevés, le parquet lavé et frotté et un lit convenable a été préparé et garni de draps. Placez la table là où le jour est le meilleur; elle doit avoir à peu près 1 m. 50 de long, et 0 m. 60 de large et doit être d'une hauteur commode pour l'opérateur. Si la table a un dessus en zinc destiné à contenir de l'eau chaude, remplissez-le à moitié d'eau à 45° environ, mais ceci est rare. Que la table soit de bois, de métal ou d'autre chose, mettez une flanelle pliée en quatre dessus afin d'éviter une escharre qui pourrait facilement être produite, chez une personne très maigre, par suite de la pression exercée nécessairement pendant l'opération. De plus, si la table est chauffante, le malade peut être brûlé à moins qu'il n'y ait une bonne épaisseur de flanelle. Mettez un drap sur les flanelles et posez sur le drap une toile cirée qui se trouvera sous le siège du malade et une autre au-dessous de la partie qui va être opérée. Mettez à chauffer une flanelle et deux ou trois caoutchoucs de plus et ayez deux boules d'eau chaude toutes prêtes.

Le stérilisateur ou une large casserole propre doit être prêt pour bouillir les compresses, instruments, etc.

Veillez à ce que tous les objets en verre soient légèrement chauffés avant d'être mis dans l'eau bouillante, sans quoi la chaleur subite les brisera. Les seringues de verre doivent être remplies d'eau très chaude. Le cuir est abîmé par l'ébullition; aussi des pompes et des seringues en cuir doivent être nettoyées par une longue immersion dans une solution forte d'acide phénique.

Préparez plusieurs cuvettes, écuelles et plats scrupuleusement propres pour les instruments, des serviettes stérilisées et d'autres trempées dans un désinfectant. Disposez un baquet ou bain de pieds dans lequel on puisse vider les cuvettes. Les pansements que le chirurgien emploiera, selon toute probabilité, devront être préparés en abondance, des bandes, de la gaze, selon l'opération qui va être faite, des épingles de sûreté, de l'ouate, etc., Des tampons d'ouate stérilisée sont le plus souvent employés à la place d'éponges ; ils sont faits d'ouate hydrophile ou de cellulose qui est coupée en morceaux de grandeur différente, recouverts de gaze ou de l'étoffe plus épaisse qu'on appelle toile à bandage. La meilleure dimension pour ces tampons est de 6 centimètres de long sur 4 centimètres de large. Ils sont attachés ensemble, par six, avec un fil et sont stérilisés dans des sacs faits de tarlatane. Ces sacs, après stérilisation, sont conservés dans une boîte de fer-blanc, jusqu'à ce qu'on en ait besoin.

Quand on emploie de vraies éponges, il faut d'abord qu'elles aient été plongées dans une solution d'acide phénique à un vingtième pendant une durée minima de vingt-quatre heures, elles seraient abîmées par l'ébullition. Il faut les compter soigneusement avant et après l'opération, de même que les compresses.

Pendant l'opération, on les lave dans de l'eau froide et on les plonge dans une lotion chaude, puis on les exprime avant que l'opérateur ne s'en serve. Quand on a fini de les employer, on peut les mettre dans de l'eau contenant du carbonate de soude, pendant douze heures, après quoi on exprime l'eau, on les rince dans plusieurs eaux et toutes les taches disparaissent.

Le malade doit uriner immédiatement avant de prendre l'anesthésique. Si cela n'a pas été possible, l'infirmière doit en avertir le médecin, qui pourra ordonner un sondage.

L'infirmière doit être très attentive pendant l'opération, afin que tout soit prêt à l'instant voulu. Il n'est pas nécessaire qu'elle comprenne ce qui se fait, mais il est très nécessaire qu'elle soit prête à donner à l'opérateur, au fur et à mesure de ses besoins, les compresses, les lotions et les nombreuses choses nécessaires. Elle doit veiller à ce que les cuvettes soient toujours remplies d'eau bouillie, chaude, et que les cuvettes de lotion dans lesquelles le chirurgien se désinfecte les mains, soient changées dès qu'elles se salissent ; il ne faut pas qu'on ait à lui réclamer ces choses qu'il est de son devoir de préparer.

Aussitôt que le malade est porté de son lit sur la table d'opération, préparez son lit pour son retour, car vous ne savez pas combien de temps l'opération durera, et s'il n'arrivera pas quelque accident l'empêchant d'être faite.

Rappelez-vous qu'il faut mettre un caoutchouc sous l'alèze et préparez une boule d'eau chaude enveloppée d'un sac de flanelle.

Préparez une attelle, des éclisses, des sacs de sable, etc., si l'opération a été pratiquée sur les membres.

Après que le malade a été transporté dans son lit, ayez soin qu'il soit étendu bien à plat, la tête basse, et ne le quittez pas avant qu'il ait repris ses sens. Laissez-le dormir aussi longtemps que possible. Ne le troublez pas en lui parlant, ce qui est très désagréable à quelques malades et tout à fait inutile, et ne laissez parler personne auprès de son lit. Que le malade ait la tête sur le côté, et une serviette sous son menton pour le cas où il serait pris de vomissements subits. Surveillez son pouls et sa respiration, son teint et son apparence générale, et veillez à ce qu'il n'ait froid en aucun cas. Veillez aussi à ce qu'il n'ait pas d'hémorragie de la partie opérée et à ce que les pansements ne bougent pas. Après une grave opération, un goutte à goutte rectal sera quelquefois prescrit ; il doit être donné aussitôt que le malade a été réinstallé dans son lit et avant qu'il reprenne connaissance. Si l'opération a été légère, le malade peut prendre du lait aussitôt que les vomissements ont cessé et, au bout d'un ou deux jours, il peut suivre son régime ordinaire, mais après des opérations de l'abdomen, de la gorge ou autres opérations graves, le plus grand soin doit être donné à la nourriture. Les malades opérés de l'abdomen sont nourris pendant quatre ou cinq jours exclusivement par des lavements de sérum ; ou encore ils peuvent être laissés vingt-quatre heures sans aucune espèce de nourriture, excepté quelques petites cuillerées d'eau chaude. Quelquefois on donne de petites cuillerées de bouillon de légumes à intervalles réguliers d'une heure ; 90 à 125 grammes peuvent être donnés dans les premières 24 heures, et un demi-litre les jours suivants, et ainsi graduellement jusqu'à ce qu'on atteigne le total d'un litre et demi par jour. On ne donne de la nourriture solide aux malades opérés de l'abdomen qu'après que leurs intestins ont fonctionné d'une manière satisfaisante. Il faut demander au docteur combien de temps on peut laisser dormir le malade sans le réveiller pour lui donner à manger. Une bonne infirmière donnera souvent à boire à son malade sans le réveiller, surtout s'il est sous l'influence de la morphine.

Les malades couchés constamment à plat sur le dos se plaignent d'une forte douleur au creux du dos ; vous pouvez les soulager en plaçant un petit oreiller plat sous leur dos ; un coussin fait d'étoupe et d'ouate peut être suffisant. La première fois qu'un malade est autorisé à se coucher sur le côté, il sera bien plus confortablement si vous mettez comme soutien un coussin bien ferme contre son dos.

Il y a plusieurs façons de soulever un malade, pour lui laver le dos et le siège. Quand l'infirmière est seule et que le malade n'est pas très lourd, elle glisse sa main sous lui et, appuyant fortement son coude sur le lit, elle peut le soulever de quelques centimètres avec une seule main, tandis qu'elle le lave avec l'autre. Mais il est plus commode pour deux personnes de travailler ensemble, l'une se tient devant le malade, le prend par la taille et le soulève légèrement pendant que l'autre le lave ; et si le malade est trop lourd pour cet arrangement, une infirmière doit se placer de chaque côté du lit, les deux joignent leurs mains à la chute des reins et sous les genoux du malade pendant qu'une troisième infirmière le lave. Le système du lit mécanique, s'il peut être appliqué, facilite cette opération et la rend possible à une seule infirmière. Les opérés peuvent en général être tournés sur le côté après deux ou trois jours, mais des cas de fracture sont souvent soulevés de cette façon pendant très longtemps, parfois pendant des mois.

Lorsqu'une infirmière doit panser un malade, il faut qu'elle ait préparé à l'avance tous les objets nécessaires, afin de ne pas interrompre le pansement ni prolonger la séance en allant chercher des objets oubliés. Elle doit avoir veillé à ce que le stérilisateur soit en ébullition et qu'il y ait une quantité suffisante de tampons, d'ouate, de gaze, etc., des lotions en usage, une seringue et une cuvette, de l'iodoforme ou du nitrate d'argent, ou quoique ce soit d'autre qu'on puisse avoir besoin d'employer; des compresses, des bandes de taffetas gommé et une cuvette pour le pansement sale. Elle doit arranger le lit et la literie et prendre garde que ses mains ne touchent pas la blessure. Elle doit présenter les objets au fur et à mesure qu'on en a besoin, et ne doit pas attendre qu'on lui réclame pièce par pièce. Il vaut mieux brûler le pansement et plus le pansement est souillé, plus vite il doit être réduit.

Après des opérations ovariennes et des opérations abdominales, l'urine doit être mesurée pendant toute la période où le malade n'aura pas repris une alimentation normale, parce que c'est la quantité émise qui indique l'état de la malade. Il faut que la malade reste aussi immobile que possible, sur le dos exclusivement, jusqu'à ce que le docteur permette qu'elle change de position. Surveillez fréquemment les pansements, car ils ont une tendance à se plisser. Il est bon de placer un spica ou une écharpe triangulaire au-dessus du bandage ordinaire, ou d'employer deux bandes attachées en avant, et qui passeront sous les cuisses pour être épinglées à la bande en arrière, chacune d'un côté. Ne négligez jamais aucune plainte, surtout de douleur abdominale, et prévenez-en le docteur, car c'est là un symptôme important. Remarquez aussi s'il se produit du hoquet, ce qui est un mauvais symptôme. La flatulence est la cause de beaucoup de douleurs après ces opérations; il est en général impossible de la soulager par un médicament donné par la bouche, à cause des vomissements produits par le chloroforme, mais un tube rectal peut toujours être posé et souvent avec succès. C'est un long tube, de la grandeur d'une canule vaginale environ, que l'on lubréfie avec de l'huile, et que l'on fait pénétrer dans l'intestin sur une longueur d'à peu près 30 centimètres, ce qui permet aux gaz de s'échapper. Dans ce cas le docteur ordonne parfois un lavement à la térébenthine.

Il est nécessaire que l'intestin soit vide avant toute opération rectale; on donne donc au moins un grand lavement avant l'opération. Un bandage en T est appliqué ensuite à ces malades, et ils doivent rester au lit jusqu'à ce que le docteur permette de les lever.

Avant les opérations et examens obstétricaux, il faut faire évacuer l'intestin au moyen d'une purgation suivie d'un lavement.

Il y a deux ou trois opérations dont le succès dépend en très grande partie de la façon dont l'infirmière soigne le malade, entre autres celle qui est pratiquée après une déchirure du périnée et qui se nomme perinéorraphie. C'est un accident qui arrive aux femmes lorsqu'elles ont un accouchement laborieux. Le périnée, qui est la partie du corps située entre le vagin et l'anus, est déchiré jusqu'au sphincter qui ferme le rectum. Quand ce sphincter est déchiré, il n'y a plus rien pour fermer le rectum, et la malade n'a que peu ou pas de contrôle sur ses selles. L'opération consiste à recoudre les parties déchirées. Quand ceci est fait immédiatement après l'accouchement, que les parties opérées sont tenues très propres et que la malade reste couchée bien immobile, tout guérit en général sans beaucoup de mal ; mais quand tout cela a été négligé, c'est une opération plus grave.

Dans cette opération, comme dans toutes les opérations obstétricales, les parties qui vont être opérées doivent être nettoyées complètement et désinfectées autant que possible, et on donne généralement une injection antiseptique. Après l'opération, la malade est tenue absolument immobile, couchée sur le dos, ses genoux, que l'on doit attacher ensemble jusqu'à ce qu'elle ait repris connaissance, soulevés sur un coussin. On ne lui donnera rien pour faire agir ses intestins pendant quelques jours, jusqu'à ce que les parties recousues aient repris de la force ; on lui donnera alors de l'huile de ricin et un lavement de 125 grammes d'huile d'olive, suivi d'un lavement au savon. Il ne faut pas qu'elle fasse le moindre effort. On passera un cathétère (1) régulièrement toutes les six heures pendant trois jours. L'infirmière doit être prudente en faisant cela, car la plaie est encore très sensible, et la moindre violence tiraillerait les points de suture et diminuerait les chances de réunion. Les garde-robes saliront certainement les points qui doivent cependant être tenus aussi propres que possible ; on les nettoiera avec une seringue, ou bien on les baignera deux ou trois fois par jour, et toutes les fois que les intestins auront agi. Le cathétère est parfois un « sigmoïde » de forme spéciale que l'on laisse à demeure, et qui est mis en communication avec un récipient placé dans le lit et maintenu immobile par un petit sac de sable ; mais il doit être au moins une fois par jour, nettoyé et désinfecté. On ne donnera à la malade que du lait pendant quelques jours, jusqu'à ce que les intestins aient fonctionné.

Une amputation récente ne doit jamais être recouverte par les couvertures ; on doit placer le membre

____

(1) Voir sondages, p. 81.

en dehors du lit, recouvert seulement d'un petit morceau
de flanelle, afin qu'on puisse constamment surveiller
s'il se produit une hémorragie, sans déranger le malade. Placez aussi un petit caoutchouc et une alèze
sous la jambe, de telle sorte que, s'il y a le moindre
soupçon d'hémorragie, on puisse retirer l'alèze pour
l'inspecter sans soulever la jambe.

La hernie est une tumeur produite par la sortie d'une
anse intestinale, ou d'un viscère abdominal. Dans la
plupart des cas elle peut être rentrée ou réduite, mais
elle devient parfois irréductible, et alors elle menace
toujours de s'étrangler. Les symptômes de la stran-
gulation sont les nausées, les vomissements — qui
deviennent fécaux, — la constipation, le mal de tête,
un pouls faible et rapide et une douleur intense. Il faut
immédiatement faire appeler le chirurgien et en attendant, il faut coucher le malade sur le dos, avec un coussin sur les genoux et un sac de glace sur la tumeur.
Il faut mettre de côté pour l'inspecter tout ce que le
malade a rejeté, et on ne doit rien lui donner à prendre,
sauf une petite cuillerée d'eau de temps en temps.

Les principales variétés de cette affection sont : la
hernie ombilicale, la hernie inguinale et la hernie cru-
rale.

CHAPITRE XVIII

BLESSURES, PLAIES, TRAUMATISMES

On peut diviser les plaies en quatre classes :

Incisées ou coupées net, comme une plaie d'opération, ou une gorge coupée.

Lacérées, lorsque la surface et les bords de la plaie sont déchirés irrégulièrement, comme dans un accident produit par une machine.

Contuses, quand les parties atteintes sont blessées en même temps que séparées, comme dans une plaie faite avec un instrument lourd et émoussé.

Ponctionnées, comme dans une blessure faite par un stylet, lorsque la profondeur de la plaie peut amener une hémorragie interne, ou la blessure d'un organe vital.

Les plaies accidentelles diffèrent par un point très important de celles que fait intentionnellement le chirurgien : elles sont probablement faites par un instrument sale qui introduit de la matière septique dans la plaie, et elles sont faites sur un épiderme qui n'a pas été préparé à les subir. Une plaie accidentelle suppurera donc probablement, à moins qu'elle ne soit soigneusement nettoyée en temps voulu.

Quand la peau est déchirée, comme dans les plaies lacérées, il s'ensuivra une profonde inflammation, la destruction et la mortification de la peau et des tissus ;

mais il y aura moins d'hémorragie que dans le cas de plaies à incision nette, car les vaisseaux ont plutôt été déchirés que coupés et les artères ont la propriété de contracter leurs extrémités déchirées et d'empêcher ainsi la perte de sang, mais il y a en général une assez grande effusion de sang dans les tissus. Le pouvoir de guérison des plaies dépend de l'étendue des dommages causés aux tissus et il varie selon que des germes septiques ont ou n'ont pas pénétré dans la plaie.

Cicatrisation par première intention. — Quand un tissu est blessé il se produit certains changements appelés inflammation. Quand une plaie a été faite, par exemple avec un couteau, le processus d'inflammation s'ensuit, comme nous l'avons décrit dans un chapitre précédent.

Il se produit tout d'abord une dilatation des vaisseaux sanguins, puis, un arrêt de la circulation avec exsudation des parties liquides du sang, le liquide sanguin et les globules. Cette matière exsudée, appelée lymphe, recouvre la surface de la plaie en quelques heures. La lymphe fait adhérer ensemble les surfaces coupées, si elles sont en proche contact et ont été débarrassées de toute matière étrangère, telle que des caillots de sang. L'inflammation cesse et la guérison commence, à moins que l'introduction de microbes ou une autre cause accidentelle la retarde. Les cellules des vaisseaux et les tissus environnants entrent dans la lymphe et sont convertis en tissu fibreux qui rattache solidement les surfaces ensemble.

Le but du chirurgien, dans la plupart des cas, est d'obtenir ce mode de guérison. La ligne de tissu fibreux demeure dans la peau, comme cicatrice permanente.

Guérison par granulation. — Il est nécessaire, pour obtenir la cicatrisation par première intention, que les surfaces de la plaie soient coupées net et en contact l'une avec l'autre. Mais, dans quelques plaies, soit acciden-

telles, soit faites par le chirurgien, une certaine quantité
de tissu a été enlevée et les bords ne sont plus en contact. Dans d'autres cas, tels que ceux de plaies lacérées, quoique les bords soient en contact à peu près
absolu, il existe tant de destruction et de mortification
des tissus que des surfaces ne peuvent s'unir pour
guérir. Le défaut d'immobilité ou l'entrée d'un microbe
peut aussi empêcher la cicatrisation par première intention.

Ces blessures passeront par la phase connue sous le
nom de guérison par granulation ou bourgeonnement.
Supposez que le chirurgien ait enlevé une partie de
peau et du tissu sous-jacent, vous constaterez le même
processus inflammatoire que dans le cas d'une plaie
cicatrisée par première intention, c'est-à-dire que la
surface à vif sera couverte de lymphe. La lymphe est
bientôt remplacée par du tissu granuleux : des petites
granulations rouges sont visibles sur toute la surface
et ces granulations augmentent en dimension jusqu'à
ce qu'elles remplissent toute la place. A mesure que le
bourgeonnement arrive à la surface, la peau des bords
coupés pousse et s'étend sur la partie à granulations
qui se transforme, en temps voulu, en tissu fibreux.

La cicatrice est rouge au début, à cause du nombre
des nouveaux vaisseaux qui s'y trouvent, mais elle
devient plus blanche jusqu'à ce qu'elle soit plus pâle
que la peau qui l'entoure, car à mesure que le tissu
cicatriciel se contracte, les nouveaux vaisseaux sont
comprimés et disparaissent.

Dans une plaie guérissant par première intention,
l'évolution est toujours plus rapide que dans une plaie
granuleuse, et la cicatrisation qui en résulte est beaucoup moins défigurante : elle disparaît presque entièrement avec le temps.

Beaucoup de causes peuvent empêcher la cicatrisation
par première intention :

1° La contusion et la lacération des bords de la plaie,

occasionnant la mortification des tissus qui l'entourent;

2° La présence dans la plaie d'une matière étrangère septique, telle qu'un fil d'étoffe, ou des poussières, ou une partie de l'instrument qui a causé la plaie;

3° Le mauvais état général du patient, qu'il soit alcoolique, diabétique, etc. ;

4° Le défaut d'immobilité de la plaie ;

5° Le drainage insuffisant de la plaie ;

6° La négligence de précautions antiseptiques, qui amènent la suppuration.

Quelques-unes de ces causes sont indépendantes de la volonté du chirurgien, mais il peut empêcher les autres par les précautions nécessaires.

Dans les plaies accidentelles comme les blessures de guerre, on peut rarement espérer la guérison par cicatrisation par première intention à cause de la destruction des tissus environnants ; il est très probable qu'au moment où la plaie a été faite, de la saleté ou des corps étrangers y ont pénétré et y favoriseront la suppuration. Il faut commencer par rendre la plaie aussi aseptique que possible. Il ne faut pas l'examiner avec des doigts ou des stylets sales, ni la laver avec de l'eau qui se trouve sous la main sans penser à l'infection possible. Cependant, en nettoyant une plaie, l'importance réside dans l'opération qui doit être faite à fond plutôt que dans le liquide avec lequel on la fait. Après nettoyage, la plaie peut être recousue si elle est coupée net, mais si l'on doute de sa propreté chirurgicale, il vaut mieux la laisser ouverte et la panser avec de la gaze.

Les liquides autrefois en usage pour laver les plaies étaient :

> L'acide phénique de 1/20 à 1/40.
> Le sublimé de 1/1000 à 1/4000.
> Le lysol à 1/50.

Aujourd'hui, ces antiseptiques sont fort peu usités. On lave les plaies à l'eau bouillie, ou dans certains cas, avec les solutions suivantes :

1º {
Iode métallique : 1 gramme.
Iodure de sodium : 2 grammes.
Eau distillée : q. s. pour un litre.
}
2º Solution d'eau oxygénée.
3º Liquide de Dakin.

Plaies chirurgicales. — Le principal empêchement à la cicatrisation par première intention, dans ces cas, serait le développement de micro-organismes dans la plaie, entraînant la suppuration. La suppuration est toujours le résultat de la présence de certains organismes, dont les principaux sont les microcoques pyogènes, les *staphylocoques* et les *streptocoques*.

Ceux-ci peuvent arriver à la plaie : 1º soit par la circulation du sang; 2º soit par l'air qui transporte les germes infectieux dans la poussière qui tombe sur une plaie non recouverte; 3º soit par les mains ou les instruments de l'opérateur.

La circulation du sang amène rarement l'infection, ainsi qu'on le voit par le fait que les blessures dans lesquelles la peau n'est pas déchirée ne suppurent pas, sauf dans des cas très rares.

Des observations récentes ont démontré qu'il n'y a que peu de danger d'infection par l'atmosphère ; donc il est évident que la grande majorité des plaies suppurantes sont occasionnées par le manque de propreté chirurgicale des instruments employés dans l'opération, des mains de l'opérateur et de ses aides, des matériaux employés comme pansements, ou de la peau entourant la plaie. L'une quelconque de ces causes peut introduire des micro-organismes directement dans la plaie.

Le chirurgien doit donc s'efforcer :

1º D'assurer l'absence de microbes dans la plaie ;

2º De maintenir la plaie immobile. On ferme une plaie en rapprochant soigneusement les bords ou lèvres l'un de l'autre et en les joignant au moyen de sutures de différentes sortes — soie, catgut, etc.; — et on l'immobilise par une attelle ou tout autre soutien : bandes,

courroies, etc. L'infirmière doit veiller à ce que la partie blessée reste immobile, mais il n'est pas toujours
nécessaire pour cela que le patient reste dans son lit.

3° D'assurer un drainage convenable. Les chirurgiens
varient beaucoup d'opinion sur la méthode de drainage;
les uns l'emploient beaucoup plus que les autres et ils
varient aussi quant à la durée de temps pendant laquelle
ils l'emploient. On met fréquemment des drains dans
une plaie causée par une amputation, pendant les premières vingt-quatre ou quarante-huit heures.

Les drains sont faits de gaze, de catgut, ou de tubes
de caoutchouc de grosseurs variées, perforés sur les
côtés. On emploie le drainage pour les plaies qui suppurent, comme un abcès dorsal. On doit toujours arrêter les drains de caoutchouc à l'aide d'une épingle
anglaise aseptisée, afin d'éviter que le tube disparaisse
dans la plaie ou dans le corps du malade s'il s'agit d'une
blessure profonde.

Il y a quarante ou cinquante ans, quand on ignorait
la cause de l'infection des plaies, la suppuration était la
règle plutôt que l'exception et les maladies comme
l'érysipèle, les phlegmons, le tétanos et la septicémie ou
« pourriture d'hôpital » étaient le résultat fréquent des
opérations faites dans les hôpitaux. Quand le malade
opéré guérissait, il lui fallait, pour reprendre ses occupations, le double de mois qu'il ne lui faut maintenant
de semaines. Ceci n'était pas le résultat d'un manque
d'habileté du chirurgien, mais provenait de l'ignorance
des causes d'infection. De nos jours, ces causes sont
connues, et il est certain que si une plaie suppure, la
faute en doit retomber sur quelqu'un. Ou bien la peau
du patient était sale, ou bien les mains ou les instruments touchant la plaie ont transporté des matériaux
d'infection, ou encore les pansements n'étaient pas
propres au point de vue chirurgical.

On peut se débarrasser des micro-organismes de deux
façons :

1° Par la *chaleur* : action thermique ;

2° Par différentes *substances antiseptiques* : action chimique.

La plupart des bactéries sont facilement détruites par l'ébullition et l'ébullition est la méthode de stérilisation la plus simple pour les instruments et ustensiles qui ne seront pas abîmés par ce procédé. Mais il est inapplicable à la peau du malade, ou aux mains de l'opérateur, et pour détruire les microbes qui s'y trouvent on emploie diverses substances chimiques; de l'acide phénique à 1/20, de l'éther ou de l'alcool à 90 degrés, les détruiront en quelques minutes, mais peuvent aussi altérer les tissus. Tout ce que l'on met en contact avec la plaie doit être stérilisé par l'une de ces deux méthodes : la chaleur ou les substances chimiques.

Mais il peut déjà y avoir suppuration dans la blessure lorsque le chirurgien commence à la soigner. Il faut étudier le moyen d'empêcher la multiplication des bactéries. L'humidité favorise leur développement de telle sorte qu'on s'en débarrassera plus facilement en drainant la plaie pour en enlever l'humidité et en absorbant celle-ci au moyen de pansements tels que de la gaze stérilisée sèche et de l'ouate. Une partie du liquide s'évapore à la surface des pansements poreux et il en reste moins dans la plaie qui puisse servir de bouillon de culture aux microbes.

Une partie des bactéries est aussi détruite par l'usage des solutions antiseptiques, mais ceci demande des précautions. On sait aussi que les tissus vivants ont un certain pouvoir de résistance contre le développement des micro-organismes.

Les *préparations* pour une opération aseptique comprennent le nettoyage de :

1° La chambre ;

2° L'épiderme du malade ;

3° Les instruments et les pansements ;

4° Les mains qui approchent de la plaie.

Il faut nettoyer la chambre aussi complètement que possible la veille de l'opération et il faut l'essuyer le jour même de l'opération avec un torchon humide afin qu'il y ait le moins de poussières possible dans l'air de la chambre.

On nettoie la peau en la rasant, en la frottant avec de la térébenthine si la surface en est très sale, en la lavant au savon et à l'eau et ensuite avec un désinfectant, alcool, éther, etc..., et enfin en y appliquant pendant quelques heures une compresse qui ne doit être retirée qu'au moment même de l'opération.

Quant aux instruments, lorsqu'ils auront été bien nettoyés après leur usage précédent, on les fait bouillir dans de l'eau chargée de carbonate de soude. Les cristaux de soude empêchent la rouille et de plus, l'eau chargée de sels entrant en ébullition à un degré supérieur à l'eau pure, la stérilisation est ainsi plus assurée. Les instruments ne doivent être immergés que lorsque l'eau carbonatée entre en ébullition. Il faudra cinq minutes au moins d'ébullition pour stériliser les instruments et vingt minutes si l'eau n'est pas carbonatée.

Les compresses et tampons sont stérilisés en étuve par une exposition à une très forte chaleur sèche.

Le chirurgien et ses aides se lavent les mains avec de l'eau et du savon et les brossent avec une brosse à ongles propre, stérilisée par ébullition, puis ils les trempent dans un désinfectant pendant quelques minutes et ne les sèchent pas. Si l'infirmière doit toucher un objet qui approchera la plaie, tel que des compresses stérilisées destinées à être posées sur la plaie, elle se nettoiera les mains aussi soigneusement que le fait le chirurgien. Elle devra se servir de pinces stérilisées pour prendre les compresses, tampons, etc...

CHAPITRE XIX

HÉMORRAGIES (1)

Il est très important qu'une infirmière ait une idée nette des différentes façons dont l'hémorragie s'arrête naturellement.

Une artère possède beaucoup d'élasticité dans sa structure et, quand elle est coupée, les bouts se séparent l'un de l'autre. Mais l'enveloppe de l'artère n'est pas élastique et quand elle est coupée soit par accident, soit par maladie, l'artère se rétracte dans son enveloppe et son orifice devient plus petit. La contraction de l'orifice est due en partie aux fibres élastiques et en partie à une couche de tissu musculaire disposé circulairement dans la paroi du vaisseau et constituant sa couche moyenne. En même temps, il y a un déversement du sang dans l'enveloppe et dans les tissus environnants et ce sang forme un caillot.

La perte de sang est diminuée par la contraction de l'orifice et la pression du caillot; elle peut même être arrêtée complètement et, dans ce cas, des caillots se forment dans le vaisseau lui-même.

Ainsi donc, il y a trois phases dans *l'arrêt primaire de l'hémorragie* :

1° La rétraction de l'artère coupée, au dedans de son enveloppe et la contraction de son orifice;

(1) Voir plus haut, chapitre VIII, p. 62.

2° La formation d'un caillot, ou sang coagulé, dans l'enveloppe de l'artère et les tissus entourant l'enveloppe ;

3° La formation d'un caillot dans le vaisseau.

Si la perte de sang a été forte, un autre facteur entre en jeu. La perte de sang provoque de la faiblesse, le cœur bat plus faiblement et n'envoie pas le sang dans les artères avec la même force que d'habitude, et ainsi le sang coule moins abondamment hors du vaisseau blessé. L'affaiblissement de la pression dans l'artère favorise la coagulation du sang et l'artère se trouve complètement bouchée par un tampon de sang coagulé. Ainsi la faiblesse qui résulte de la perte de sang est en elle-même un important agent servant à arrêter l'écoulement du sang, et elle est surtout utile quand on ne peut atteindre la source de l'hémorragie comme lorsqu'il s'agit d'un organe interne.

C'est la raison pour laquelle il ne faut pas donner étourdiment des stimulants à une personne évanouie par cause d'hémorragie, car, en agissant ainsi, on augmente l'action du cœur et on peut chasser le caillot que la nature a formé pour fermer le vaisseau qui saigne. L'excitation morale augmente également l'action du cœur et il est très important que le malade soit aussi calme et tranquille que possible. Rassurez-le et dites-lui que l'hémorragie cessera bientôt.

Dans les cas d'hémorragie grave, la surface du corps est froide et couverte de sueur, le pouls est faible et la respiration courte. Il faut envelopper le patient dans des flanelles chaudes, lui mettre des boules d'eau chaude aux pieds et il ne faut lui donner ni eau-de-vie, ni aucun autre stimulant. Il faut que sa tête repose basse, quel que soit le siège de l'hémorragie. Quand il y a eu forte perte de sang, le malade est très agité et le docteur lui prescrira, probablement, de l'opium ou de la morphine.

Donc le traitement de l'hémorragie interne consiste à :

1° Repos au lit;
2° Calmer l'excitation et l'agitation;
3° Chaleur, flanelles et boules chaudes;
4° Opium (administré par le médecin);
5° Ne pas donner de stimulants.

On applique parfois de la glace sur la poitrine ou sur le ventre, mais l'utilité de ceci est douteuse, et il est toujours très important de tenir le malade au chaud.

Le traitement de l'hémorragie externe est légèrement différent. Quand on peut atteindre le vaisseau blessé, le traitement le plus utile est la *pression* soit sur la région qui saigne, soit sur l'artère principale se rendant à cette région.

Supposons un cas de rupture de veine variqueuse de la jambe, un accident qui a déjà coûté beaucoup de vies. Le patient doit être couché, la jambe levée. Rien que ceci suffit souvent à arrêter l'hémorragie. Dénouez tout ruban ou jarretière noué autour de la jambe et placez votre doigt sur l'endroit qui saigne jusqu'à ce qu'on ait préparé un petit tampon que vous pouvez fixer fermement par un mouchoir ou par une bande. Il suffit d'une pression très légère pour arrêter un écoulement de sang veineux.

On emploie le même traitement dans les hémorragies artérielles; faites coucher le malade et soulevez le membre. Quand un homme est couché, son cœur bat moins fort et le sang ne s'écoule pas avec autant de force hors de l'artère coupée. On peut toujours arrêter l'hémorragie d'une plaie du cuir chevelu par un tampon et un bandage, ou bien on peut maintenir le tampon avec la main jusqu'à ce que l'aide vienne.

Il suffit d'une pression légère pour arrêter l'écoulement des petites plaies des membres, mais quand c'est un gros vaisseau qui est blessé, il faut appliquer la pression sur l'artère principale au-dessus du siège du mal, au moyen du doigt qui presse l'artère contre l'os le plus proche. La *compression digitale* est très précieuse, car elle peut être appliquée de suite, mais elle ne peut être continuée plus de quelques minutes par la même personne. Et on n'en peut faire un usage utile si l'on ne sait exactement à quel endroit on peut comprimer l'artère contre l'os.

Dans la compression, il faut se rappeler :

1º Qu'autant que possible l'*artère seule* doit être comprimée;

2º Que le membre ne doit pas être *enfermé* étroitement dans les mains, car il est inutile et parfois nuisible de gêner la circulation veineuse.

3º Qu'il faut, comme règle générale, employer le *pouce* pour exercer la pression.

Si la compression digitale ne peut être maintenue assez longtemps, on peut faire usage d'un *tourniquet* qu'une autre personne prépare, pendant que la première continue à exercer la pression digitale.

Pour ce faire, prenez un mouchoir et roulez dans ce mouchoir un bouchon ou un caillou pour former un tampon. Placez le tampon sur l'artère et nouez le mouchoir légèrement autour du membre. Passez alors un bâton entre le membre et le nœud et tournez jusqu'à ce que la pression soit suffisante ponr arrêter le sang; trop de pression est nuisible; prenez soin que le tampon soit bien placé.

Il y a des cas où le seul procédé possible est de tamponner directement la plaie, comme, par exemple, dans une blessure située à la base du cou, ou dans la rupture d'un anévrisme. Quand il est impossible de se procurer de la gaze stérilisée, on peut faire usage de vieux linge stérilisé par l'ébullition. Il faut en bourrer la plaie en commençant par les parties plus profondes.

On arrête l'hémorragie rectale, après une opération pour hémorroïdes, par le système du *tamponnement*.

Pendant une opération sur un membre, on met la *bande* en caoutchouc d'*Esmarch*. Le membre est soulevé et massé en remontant vers le tronc afin d'en faire écouler le sang et il est alors comprimé par une bande de caoutchouc serrée autour. Par ce moyen, on évite la perte de sang pendant l'opération.

La *chaleur* et le *froid* arrêtent l'hémorragie capillaire. Dans les saignements du nez ou de la bouche, on fait des douches d'eau froide dans le nez ou on garde de l'eau glacée dans la bouche. Et on emploie de l'eau ou des compresses très chaudes pour arrêter l'épanchement d'une blessure.

Parfois, quand tous les autres moyens sont inefficaces, on *cautérise* la plaie. On touche le point saignant quand il est visible, comme dans le nez ou dans la bouche, avec une pointe de platine chauffée au rouge par un courant électrique ou par une autre méthode. On emploie aussi le cautère au lieu du bistouri lorsqu'on opère des tumeurs ou des tissus qui saignent facilement, comme des nœvi et des hémorroïdes.

Les *styptiques* sont des substances qui arrêtent l'hémorragie quand elles sont appliquées à la surface de la peau. Mais on les emploie le moins possible, parce qu'elles irritent les surfaces coupées, au point d'empêcher la réunion par première intention.

On met parfois de l'alun ou du tannin en poudre sur une surface qui saigne. On emploie plus fréquemment la solution d'antipyrine à 10 p. 100. Le styptique le plus puissant est le perchlorure de fer, mais on ne l'emploie que comme dernière ressource à cause de ses effets nocifs.

Pendant une opération, on emploie pour les vaisseaux qui saignent des *pinces à torsion* appelées pinces hémostatiques et portant le nom de divers inventeurs connus en chirurgie, et des *ligatures* de soie, etc. L'artère est saisie par la pince et, soit tordue, soit nouée.

Après l'extraction d'une dent, il y a parfois une hémorragie continue de l'*alvéole*. Si l'on emploie un styptique, la bouche sera fétide et s'ulcérera. Le meilleur traitement est très simple. Prenez une bande de gaze ou de vieille toile usée, bourrez-en l'alvéole au moyen d'un stylet — une aiguille à tricoter mousse (1) fera l'affaire — après avoir enlevé le caillot accumulé. Puis prenez un morceau d'un petit bouchon, coupez-le de telle sorte qu'il s'emboîte sur l'alvéole et qu'il dépasse un peu le niveau des autres dents. Bandez autour de la tête et au-dessous de la mâchoire pour le fixer solidement, la pression continue arrêtera l'écoulement.

On soigne les saignements de nez ou *épistaxis* comme les autres hémorragies, et on commence par faire coucher le malade à plat. Si l'hémorragie ne s'arrête pas, levez les bras du patient au-dessus de sa tête et maintenez-les dans cette position. Voyez de quel côté se produit le saignement et pressez l'aile du nez contre la cloison, car le point qui saigne se trouve souvent sur cette cloison; on peut essayer aussi de petits moyens tels que l'introduction par les narines de coton imbibé d'une solution faible d'antipyrine. Si tout ceci ne sert à rien, mettez de la glace extérieurement ou envoyez un jet d'eau glacée avec une seringue, mais il ne faut pas se hâter d'employer ce moyen, car on peut ainsi enlever un caillot qui se serait formé au point saignant. En dernier recours, on emploie le tamponnement qui se fait par l'arrière-bouche, mais ceci n'est pas dans les attributions d'une infirmière.

(1) C'est-à-dire sans pointe.

CHAPITRE XX

MALADIES DU NEZ ET DE LA GORGE

Les infirmières ont souvent à soigner des maladies du nez et de la gorge et il est important qu'elles aient des notions sur la structure et les usages de ces organes.

Chaque narine conduit à la *cavité nasale* qui est séparée du côté opposé par une séparation mince appelée cloison, formée d'os et de cartilage. Le palais de la bouche forme la base de la cavité nasale et en arrière du palais osseux la cloison se continue par le *voile du palais*, charnu et mou.

Il y a deux ouvertures à l'arrière des cavités nasales, que l'on appelle les arrière-cavités des fosses nasales et à travers lesquelles l'air passe des narines dans les poumons.

Chaque cavité nasale forme une voûte élevée de l'arrière-cavité et elle est séparée de la cavité cranienne par un os très fin, contenant des petits trous à travers lesquels passent les branches des nerfs olfactifs qui se rendent à la partie supérieure du nez afin de donner le sens de l'*odorat*.

Cet os est parfois fracturé dans des accidents arrivant au crâne et l'écoulement de sang par le nez est un des symptômes de « fracture de la base ».

La partie supérieure du nez, à travers laquelle l'air circule faiblement dans la respiration normale, est la partie intéressée au sens de l'odorat. Quand nous voulons sentir plus fortement, nous « reniflons » l'air dans la partie supérieure du nez où sont situés les nerfs olfactifs.

Il est évident que pour faire passer un tube par le nez, il faut diriger la pointe de ce tube vers la base du nez, car s'il était dirigé vers les os spongieux, il rencontrerait un obstacle et causerait de la douleur, sinon même une blessure.

Quand nous avons un « rhume de cerveau », la muqueuse des os spongieux inférieurs enfle et empêche les odeurs d'arriver au haut de la cavité — nous perdons alors le sens de l'odorat.

Le passage libre de l'air à travers le nez donne à la voix son caractère et sa sonorité; quand le nez est bouché, la voix ne résonne plus. Mais le passage de l'air par le nez est très important parce que l'air en se filtrant, s'y réchauffe et s'y humecte avant de pénétrer dans les poumons et si le nez est continuellement bouché et que la respiration se fasse par la bouche, cela peut être une cause d'infection.

A l'extérieur de la cavité nasale se trouve la mâchoire supérieure qui contient une cavité appelée le *sinus maxillaire*, lequel peut renfermer accidentellement du pus. Le pus est produit par des dents gâtées, les dents étant très rapprochées du sinus. Le premier symptôme d'abcès du sinus maxillaire est fréquemment un écoulement par la narine. Le traitement chirurgical consiste à extraire la dent gâtée et à passer un drain dans la cavité à travers l'alvéole dentaire.

Les sinus frontaux sont des cavités communiquant avec la cavité nasale juste au-dessus de la racine du nez.

Les cavités nasales s'ouvrent à leur partie inférieure dans le pharynx dont la partie supérieure s'appelle le *naso-pharynx*.

Dans le pharynx, de chaque côté, se trouve l'ouverture en forme d'entonnoir de la trompe d'Eustache, un canal communiquant avec l'oreille moyenne. Il est très facile à l'infection de s'étendre le long de ce tube, du pharynx à l'oreille et d'y provoquer la suppuration et l'écoulement. Ceci peut se produire dans la fièvre scarlatine qui est parfois suivie d'*otite moyenne* ou inflammation de l'oreille moyenne.

L'infirmière doit employer peu de force en lavant le nez avec une seringue. L'ouverture de la trompe d'Eustache est si proche des cavités nasales, qu'une force un peu grande enverrait les matières du nez dans l'oreille moyenne et provoquerait ainsi le mal que l'on cherche à éviter.

Les végétations *adénoïdes* sont une maladie très fréquente du naso-pharynx. Ce sont des excroissances molles, saignant facilement et qui poussent sur la voûte et l'arrière de la cavité nasale. Elles empêchent le passage de l'air par le nez, de telle sorte que toute la respiration se fait par la bouche et que le patient prend une expression typique, un peu vague et stupide, due en grande partie à ce que sa bouche reste entr'ouverte. Sa voix ressemble à celle d'une personne qui a un fort rhume. Il prononce les *m* et les *n* comme des *b* et des *d*.

Les adénoïdes peuvent occasionner aussi de la surdité lorsqu'ils bouchent les trompes d'Eustache. Pour entendre, il est nécessaire que ces canaux soient libres et quand ils sont bouchés, soit d'une façon permanente par des adénoïdes, soit d'une façon temporaire par les muqueuses enflées comme dans un rhume, il en résulte de la surdité.

Le pharynx se rétrécit à mesure qu'il approche de l'œsophage.

Il y a encore une ouverture dans le pharynx, c'est la sixième, l'*épiglotte*, qui mène à la trachée.

L'*abcès rétro-pharyngien* est une maladie de la partie postérieure du pharynx, occasionnée par le pus qui s'amasse derrière la paroi du pharynx et qui repousse celle-ci en avant, diminuant ainsi l'espace libre, empêchant la respiration et la déglutition. Il y a aussi danger que l'abcès ne s'ouvre à travers la paroi et ne se vide dans le larynx en causant l'asphyxie.

Cette forme d'abcès est souvent provoquée par la carie des vertèbres cervicales supérieures. Elle suit parfois une maladie infectieuse.

A l'arrière de la bouche, se trouvent deux piliers muqueux et musculeux et une projection à leur partie la plus interne forme les *amygdales*. Les amygdales ont tendance à s'enflammer chez les jeunes enfants. Elles s'enflamment et augmentent tellement de volume qu'elles se rencontrent sur la ligne médiane et causent beaucoup de gêne. L'instrument employé pour enlever les amygdales s'appelle amygdalotome. Il y a de l'amygdalite chronique qui accompagne souvent les adénoïdes.

L'*amygdalite aiguë* se voit dans l'esquinancie et dans la diphtérie.

L'*esquinancie* est une forte enflure des amygdales, qui contiennent du pus, ce qui rend la déglutition très difficile ou même impossible.

La première apparition des membranes dans la diphtérie a lieu généralement sur les amygdales, d'où elle s'étend dans le larynx et dans le nez.

CHAPITRE XXI

DES SOINS OPHTALMIQUES

L'œil est un globe de trois centimètres de diamètre environ. Il est recouvert de trois membranes dont la plus externe est la plus solide, à savoir : la sclérotique, communément appelée le « blanc de l'œil ». La plus grande partie de l'œil est remplie d'humeur vitrée, une substance semblable à de la gelée, qui est contenue dans la chambre vitrée. Au-devant de l'œil, la sclérotique est remplacée par une substance transparente, la cornée; et derrière la cornée se trouve la cavité appelée chambre antérieure, contenant un fluide semblable à de l'eau claire, l'humeur aqueuse. En arrière de cette cavité se trouve l'iris, un muscle circulaire; avec un trou au centre, qui s'agrandit ou se rapetisse alors que l'iris se contracte ou revient à son état primitif; par ce moyen, l'iris contrôle la quantité de lumière qui pénètre dans l'œil. L'iris est la partie colorée de l'œil et la pupille est l'ouverture située dans son centre, à travers laquelle nous regardons la cavité sombre de l'œil. Immédiatement en arrière de l'iris se trouve le cristallin, substance complètement transparente, qui a l'apparence d'une loupe biconvexe, c'est-à-dire à peu près la forme d'une graine de lentille. Le cristallin a la faculté de s'aplatir ou de s'arrondir, ainsi que cela est nécessaire pour obtenir le foyer exact des rayons lumineux sur la partie arrière du globe.

Dans le fond de l'œil se trouve la rétine, qui fait un avec le nerf optique; elle reçoit les rayons lumineux et transmet au cerveau l'impression lumineuse. Quand l'œil est examiné à l'ophtalmoscope, on peut voir les veines et les artères de la rétine et le disque optique. Le disque est le nerf optique à son entrée dans le globe de l'œil.

La conjonctive est une fine membrane qui double les paupières et revient couvrir le devant de l'œil. L'inflammation de cette membrane se nomme conjonctivite.

Les glandes lacrymales, situées au-dessus du bord externe de l'œil, sécrètent le liquide salé qui humecte continuellement les yeux et les nettoie. Le mouvement des yeux et des paupières fait mouvoir le liquide. Quand le liquide est sécrété en excès, il déborde sous forme de larmes.

Les paupières et les cils sont une protection pour l'œil.

Un grand nombre de cas de cécité sont dûs à ce que les yeux du nouveau-né ont été négligés. Immédiatement après la naissance, il faut essuyer doucement les yeux du nouveau-né avec une compresse stérile, trempée dans de l'eau bouillie (1). Si une sécrétion apparaissait dans les yeux, il faudrait continuer de les baigner deux fois par jour, et y introduire une solution spéciale prescrite par le médecin jusqu'à ce que cette sécrétion cesse.

Il est très important de se rappeler que tous les écoulements des yeux sont probablement contagieux, et que plus l'écoulement ressemble à du pus, plus il est contagieux. Aussi tous les linges et objets de pansement employés pour nettoyer les yeux doivent-ils être brûlés, et les serviettes doivent être lavées et bouillies avant de servir à une autre personne.

(1) Voir technique spéciale, dite de Crédé, chap. XXII, p. 219.

L'*ophtalmie purulente* ressemble beaucoup à l'ophtalmie des nouveau-nés. Elle est causée par une matière infectieuse qui est entrée dans l'œil et qui provoque une forte inflammation de la conjonctive accompagnée d'enflure, de douleur et de forte suppuration. Si on néglige d'en prendre soin, l'œil atteint s'ulcère et se détruit, et il y a un grand risque que l'infection n'attaque l'œil resté sain. Il faut baigner l'œil fréquemment avec une solution d'argyrol ou un autre collyre indiqué par le médecin ; on sépare les paupières gonflées afin de faire écouler l'humeur, et l'on continue ce traitement jour et nuit tant que l'état est aigu, même si les soins donnés au patient doivent se répéter de demi-heure en demi-heure ou même davantage. Aucune garde soignant un cas pareil ne doit soigner les yeux d'un autre malade, et elle doit se désinfecter très soigneusement les mains chaque fois qu'elle a touché la figure de son malade. Elle doit éviter de porter les mains à sa propre figure et d'asperger son visage avec la solution qu'elle emploie pour son malade. Il faut prendre les plus grands soins pour ne pas infecter l'œil sain du malade ; il faut que le malade reste couché autant que possible sur le côté de son œil malade, afin que l'écoulement ne puisse arriver à l'autre côté. Il est bon de couvrir l'œil sain d'un bandeau ou de quelque autre moyen de protection afin d'éviter la contamination.

Une autre maladie infectieuse des yeux est le *trachome*, communément appelée « *paupières granuleuses*. » La conjonctive devient rouge, s'épaissit, devient rugueuse par des granulations, et il y a toujours plus ou moins d'écoulement. Souvent la cornée est affectée. Le traitement consiste à enduire les paupières retournées avec un crayon ou une solution de nitrate d'argent ou quelque autre caustique, et on tient les yeux propres en les baignant plusieurs fois par jour avec une solution d'acide borique. Il est parfois nécessaire de faire une opération. Le trachome est souvent épidémique dans les écoles, et pour éviter la propagation de cette maladie, chaque enfant doit avoir une main-éponge et un essuie-mains pour son usage personnel. L'usage en commun d'un essuie-mains doit être défendu.

Des *ulcères* se forment parfois sur la cornée et en altèrent plus ou moins la transparence, car en guérissant ils laissent des cicatrices ou des opacités. La photophobie, ou peur de la lumière, est un symptôme prononcé de l'ulcération de la cornée. Un enfant souffrant de cette maladie tient les yeux complètement fermés, et cache sa tête sous ses couvertures. On peut guérir les cas légers au moyen d'onguents et d'autres remèdes, mais il faut souvent cautériser l'ulcère sous l'anesthésie.

La *cataracte* est une opacité du cristallin qui empêche la lumière d'être transmise à la rétine. Elle porte ce nom parce que la couleur blanchâtre de l'œil a une vague ressemblance avec l'eau écumeuse d'une cataracte. On l'opère en enlevant le cristallin que l'on remplace ensuite par des verres qui réfractent les rayons lumineux avant leur entrée dans l'œil. L'anesthésique généralement employé dans les opérations de l'œil est la cocaïne et son usage évite les efforts pour vomir et la tension qui suivent l'administration du chloroforme et qui seraient particulièrement sensibles dans une opération de l'œil. Le malade doit garder le lit pendant deux à quatre jours et il ne lui est permis de se lever sous aucun prétexte. On ne lui donne à absorber que des aliments liquides afin qu'il remue le moins possible les muscles du visage. L'œil est pansé avec de la gaze stérilisée sèche et de l'ouate. On change le pansement la première fois au bout de quarante-huit heures et ensuite une fois par jour. Les deux yeux sont bandés pendant une semaine environ. L'infirmière doit être attentive à voir s'il survient du pus, ce qui serait un symptôme de quelque complication. Beaucoup de douleur serait aussi un mauvais signe. Après une semaine, on permet au malade de se servir de son bon œil protégé par un abat-jour. On lui fait essayer des verres quatre à cinq semaines plus tard.

Le *glaucome* est une grave affection de l'œil, qui peut être guérie par l'*iridectomie*.

L'*ablation* de l'œil se fait lorsque cet organe est trop malade ou trop gravement blessé pour pouvoir guérir. L'orbite est pansée avec de la gaze stérilisée pendant une semaine environ; au bout de ce temps, un léger abat-jour remplace le pansement. Une pression légère est exercée tout d'abord pour arrêter l'hémorragie, mais après le premier jour, l'orbite doit être nettoyée par lavages faits au moyen d'une seringue contenant une solution d'eau boriquée chaude. Après cinq semaines environ, l'orbite est assez guéri pour que le malade puisse porter un œil artificiel. On lui fera porter tout d'abord un œil assez petit qu'on changera ensuite contre un plus grand et ainsi de suite, de sorte qu'au quatrième changement on introduit l'œil permanent. On ne doit pas garder un œil de verre la nuit et quand on l'ôte, il faut bien laver l'orbite avec de l'eau bouillie chaude. On doit aussi laver soigneusement dans l'eau bouillie la pièce artificielle et l'envelopper dans un linge stérile. Un œil de verre ne dure pas plus d'un an car il devient raboteux sous l'action du liquide lacrymal et irrite les paupières en y provoquant une inflammation.

Par l'*éviscération* on enlève le contenu de l'œil sans faire l'extraction du globe. Cette opération provoque plus de troubles dans la constitution que ne le fait l'extraction, mais on la fait fréquemment à sa place aux enfants et jeunes gens parce qu'on conserve ainsi un meilleur moignon pour tenir l'œil artificiel. L'éviscération est souvent suivie d'enflure et d'inflammation autour de l'œil. Le malade doit rester au lit quelques jours et on lui prend sa température toutes les quatre heures.

Dans le cas de blessure accidentelle, on bande l'œil

jusqu'à l'arrivée du chirurgien et on fait des fomentations chaudes pour soulager la douleur. La cocaïne versée dans l'œil ne soulage pas dans de pareils cas.

Si un œil malade n'est pas bien soigné, il se développe généralement de l'ophtalmie sympathique dans l'œil sain, ce qui peut provoquer la perte complète de la vue, Un œil ainsi atteint est recouvert pendant plusieurs semaines d'un bandage noir et on fait porter au patient un grand abat-jour, afin d'exclure tout rayon lumineux.

Un *orgelet* est un petit furoncle situé à la racine d'un cil. Il faut fomenter l'œil et y appliquer une compresse chaude.

Un *corps étranger* qui a pénétré dans l'œil et qu'on ne peut immédiatement voir, se trouve en général sous la paupière supérieure qu'il faut retourner. L'infirmière dit au malade de regarder en bas ; elle saisit alors les cils et tire la paupière supérieure vers le bas en s'éloignant de l'œil ; avec son autre main elle pose alors un petit crayon, ou un stylet mousse, ou une aiguille à tricoter à bout rond le long du bord de la paupière et l'y maintient pendant qu'elle tire la paupière en l'air et la retourne. Dans la plupart des cas, elle peut voir le corps étranger et l'enlever avec un linge souple. Quand l'infirmière est exercée, elle peut retourner la paupière rien qu'avec les doigts et, si elle est très habile, elle peut le faire avec une seule main.

On emploie différentes formes de bandages pour l'œil, mais le plus fréquent est un simple tour de la bande passant sous l'oreille du côté malade et attachée vers le sommet de la tête où elle risque moins de glisser. Un bandage pour les deux yeux est souvent fait d'une bande d'étoffe, de 9 centimètres de long sur 4 centimètres de large ; on peut employer les bandes de tangeps ou de velpeau.

Les *abat-jour* sont faits de carton recouvert de lustrine vert foncé ou noire. Il faut toujours brûler un abat-jour lorsque le malade ne s'en sert plus, de crainte qu'en l'employant à nouveau on ne propage la contagion.

Les *gouttes* sont versées dans l'œil par le coin externe, afin qu'elles baignent toute la surface de l'œil avant de pénétrer dans le conduit. L'atropine, une préparation de belladone dilatent la pupille, la pilocarpine et l'ésérine la contractent. On emploie souvent l'homatropine au lieu d'atropine pour examiner l'œil, parce que son effet passe plus rapidement. Pour insensibiliser l'œil, on y verse une solution de cocaïne.

On met de l'*onguent* dans l'œil au moyen d'un stylet mousse que l'on trempe dans l'onguent, que l'on passe ensuite dans l'œil à l'intérieur de la paupière inférieure et que l'on ressort du côté externe. L'infirmière doit soigneusement désinfecter le stylet chaque fois qu'elle s'en sert.

On emploie de l'ouate hydrophile trempée dans de l'eau boriquée et exprimée, dans les opérations de l'œil et aussi pour les lotions. Les éponges ne sont pas employées, non plus que la gaze, qui laisserait des fils dans l'œil.

CHAPITRE XXII

SOINS AUX FEMMES EN COUCHES

Les soins à donner aux accouchées ne peuvent s'apprendre dans un livre : la pratique doit accompagner la théorie. Mais il est fréquent qu'une infirmière, sans connaissances spéciales sur les mères et les nouveau-nés, ait à aider à un accouchement. Ce chapitre lui donnera quelques indications sur la façon de préparer la chambre pour l'accouchée et sur ce que l'accoucheur lui demandera.

Les jours sont passés dans lesquels on ne lavait que la figure et les mains d'une accouchée. On comprend maintenant que le grand danger réside dans le manque de propreté et non dans une fenêtre ouverte ou un bain chaud. C'est pourquoi on ne la traite pas comme une malade, mais comme une blessée. Si une femme se met à frissonner quelques jours après l'accouchement, on n'attribuera pas cela à un froid, mais à un manque de propreté, d'asepsie, qui a provoqué la fièvre ; un germe a pénétré et l'a infectée. De sorte que, dans les grandes lignes, si on traite une accouchée comme toute autre blessée, on doit avoir encore plus de soins de propreté pour elle que pour une autre.

Tout ce qui se trouve sur le lit doit être absolument propre, neuf même, si possible. Une toile cirée neuve offre plus de sécurité qu'un caoutchouc déjà souvent employé ; une grande couche d'ouate hydrophile est préférable à une alèze et des tampons d'ouate stérilisée sont meilleurs que de la toile.

Préparez d'avance tout ce qu'il vous faudra ; il est possible qu'il se produise une complication qui vous empêchera de vous absenter pendant que le travail aura lieu.

On prépare le lit en enlevant toutes les draperies et en couvrant le matelas d'un grand caoutchouc; on finit le lit comme pour une maladie ordinaire, en y ajoutant encore un caoutchouc couvert d'un drap stérilisé, près du pied du lit et en faisant dépasser le caoutchouc à droite. On fixe une serviette au bord du lit pour que la parturiente puisse s'y cramponner. On pose un grand morceau d'ouate hydrophile sous l'alèze pendant les quelques premiers jours.

Mettez un bain de pied ou bassin sous le lit pour y jeter les objets souillés et en cas d'accident. Enlevez le tapis, ou couvrez-le avec un morceau de toile cirée s'il est trop grand pour être enlevé.

Il faut encore préparer une grande quantité d'eau bouillie contenue dans des récipients aseptisés et hermétiquement clos ; un ou deux paquets d'ouate hydrophile, des serviettes stérilisées et des ligatures. Celles-ci sont faites de cinq ou six morceaux de fil épais, d'environ trente centimètres de long, noués ensemble à chaque bout et bouillis pour être stérilisés. Il est possible que l'accoucheur ordonne des injections et il est bon de préparer un bassin et une douche ou bock en verre munie d'un tuyau long de 1 m.50 également stérilisé au préalable. Préparez aussi un clou bien fixé à proximité du lit afin d'y suspendre la douche. Même si on ne donne pas d'injection, un bassin est beaucoup plus commode pour les lavages nécessaires qu'une cuvette ordinaire.

Habillez la parturiente dans un grand et vaste jupon de flanelle s'ouvrant par derrière, mettez-lui des bas et pantoufles chaudes, et une chemise de nuit propre que vous roulerez et fixerez sous les bras avec des épingles de sûreté. Sur ceci, vous lui mettrez soit une veste, soit une robe de chambre, tant qu'elle sera en état de marcher dans la chambre. Préparez une bande de calicot fort et lavez-la avant de l'employer. Il faudra des épingles solides pour la fixer. Cette bande sera portée jusqu'à ce que la patiente se lève.

Tout ce qui est nécessaire pour l'enfant doit être dans une corbeille à portée de la main ; il faut mettre les objets dans l'ordre où on en aura besoin. En plus des vêtements qui doivent comprendre une brassière de tricot pour porter sur la peau, mettez dans le panier un morceau de flanelle souple pour recevoir l'enfant à sa naissance ; une bande de flanelle pour lui faire une ceinture ; de petits morceaux de linge bouilli pour essuyer ses yeux et sa bouche et pour panser son cordon ; un collyre au nitrate d'argent à 1 p. 100 ou, si cela est impossible en cas d'urgence, un citron ; du sérum physiologique, de l'alcool à 90°, de la vaseline, des tampons de coton hydrophile, de la poudre de talc, deux ou trois serviettes de toilette souples et une aiguille enfilée, le tout stérilisé.

La garde doit observer toutes les précautions d'asepsie : lavage des mains, etc., comme pour une opération. Il faut qu'il y ait une solution antiseptique préparée, l'accoucheur (ou la sage-femme) dira probablement à l'infirmière celle qu'il désire. Si le choix lui en est laissé, elle fera bien de préparer du permanganate de potasse et du bisulfite de soude, et du sublimé. Elle mettra ce dernier de côté afin que personne n'y touche, car c'est un poison violent.

Quand l'enfant est né, on le met dans un endroit chaud jusqu'à ce que la mère ait été soignée et qu'on lui ait mis sa ceinture. Puis l'infirmière prépare tout ce qu'il faut pour laver l'enfant. Les yeux et la bouche ont été essuyés immédiatement après la naissance et quant aux yeux, afin d'éviter la dangereuse ophthalmie des nouveau-nés, on observera la méthode suivante, (dite de Crédé) : Laver légèrement les bords des paupières avec un coton trempé dans l'eau bouillie, pour enlever tout le sébum. Instiller ensuite une goutte d'un collyre de nitrate d'argent à 1 p. 100. Une minute après, on écarte de nouveau les paupières pour faire écouler les larmes et l'excès de nitrate d'argent.

On panse le cordon afin qu'il n'y ait pas hémorragie et dans tous les cas on l'attache de nouveau, plus près du ventre que la première fois. Il peut être nécessaire de frotter la tête avec un peu de vaseline ou de mousse de savon noir pour enlever le dépôt caillé qui s'y trouve généralement, puis on lave l'enfant en ayant soin de le soutenir dans son bain. Mettez votre main gauche sous sa tête et ses épaules, arrondissant votre index sous son bras gauche pour l'empêcher de tomber pendant que vous le lavez avec votre main droite. Quand il a été bien séché et bien poudré, pansez le cordon. Il est important de le tenir sec et aseptique. L'infection peut produire de la mortification des tissus et une hémorragie fatale ou d'autres complications. Poudrez le cordon, enveloppez-le dans un morceau de toile propre et douce ou dans de l'ouate. L'usage est de couper ou de brûler un petit trou dans l'étoffe et de la fendre sur un côté du trou jusqu'au milieu. On met alors par dessus une bande de flanelle douce. Il est d'usage de ne pas donner le bain complet journalier à l'enfant avant que le cordon soit tombé. Ayez soin de ne pas tirer dessus en enlevant le pansement sale ou la bande.

Couchez l'enfant à plat sur vos genoux ou sur un coussin pour l'habiller et ne le retournez pas plus de deux fois pendant tout le temps que dure l'habillage.

Lorsque la mère s'est reposée, l'enfant reçoit le sein toutes les trois heures, mais il n'a besoin que de peu de nourriture pendant les premières vingt-quatre heures et peut même s'en passer. Observez si ses selles sont normales.

Il est particulièrement désirable que la mère reste au lit, pendant trois semaines après ses premières couches (1); étendue à plat et ne s'asseyant que pour les repas. Mais dans tous les cas, elle doit rester couchée dix jours et plus si c'est possible. Puis on la transportera sur une chaise longue pour un ou deux jours et ensuite elle reprendra graduellement ses habitudes.

Il est presque toujours meilleur, tant pour sa santé que pour celle de l'enfant, qu'elle le nourrisse elle-même et l'infirmière doit l'encourager à y persévérer, à moins que le médecin n'ait défendu qu'elle l'essaye.

Il faut insister pour que l'enfant soit nourri à heures fixes. Un enfant s'habitue à des heures régulières et au contraire se rend bien vite compte s'il suffit de pleurer pour qu'on le nourrisse.

Pour maintenir propre la bouche de l'enfant et empêcher qu'il s'y forme du muguet, on lave le bout des seins de la mère avec de l'eau bouillie chaque fois qu'elle a nourri et on y met un peu de glycérine. Lavez aussi l'intérieur de la bouche de l'enfant avec un tampon imbibé d'eau bouillie.

On continue à faire porter une ceinture à l'enfant pendant huit à neuf mois, selon la saison. On la fait graduellement de plus en plus étroite, afin que l'enfant ne s'en ressente pas lorsqu'on la lui supprime.

(1) Une femme qui accouche pour la première fois est appelée primipare.

TROISIÈME PARTIE

SOINS AUX MALADES DE MÉDECINE

CHAPITRE XXIII

LE TUBE DIGESTIF

Le corps est composé de différents éléments anatomiques et ceux-ci sont composés à leur tour par des éléments chimiques. Par élément chimique, on entend une substance simple, qui n'a pu être décomposée elle-même.

Les principaux éléments qui constituent le corps humain sont : le carbone, principe fondamental, l'oxygène, l'hydrogène et l'azote ; quelques éléments secondaires viennent s'y ajouter, tels que : le soufre, le phosphore, le silicium, le chlore, le fer, le potassium, le sodium, le magnésium, etc. (1).

(1) Le carbone (C) est un des éléments les plus importants et les plus caractéristiques des substances végétales. Combiné avec deux fois son volume d'oxygène, il forme le gaz acide carbonique (anhydride carbonique, co^2). Ce gaz est rejeté par les poumons avec l'air qui a été respiré.

L'oxygène (O) est un des éléments les plus abondants ; il forme environ les deux tiers du corps humain. A l'état libre, c'est un gaz incolore ; c'est pourquoi il est invisible, comme dans les ballons d'oxygène comprimé que nous employons dans les salles d'hôpital.

L'hydrogène (H) n'est jamais trouvé à l'état libre. C'est aussi un gaz incolore. Combiné à de l'oxygène il forme l'eau. Le symbole chimique de l'eau est H^2O, c'est-à-dire deux parties d'hydrogène pour une d'oxygène.

L'azote (Az) est un des éléments les plus importants et caractéristiques des substances animales. C'est aussi un gaz incolore. Il n'entretient ni la vie

C'est en se combinant entre eux que tous ces divers éléments forment les matières organiques qui, elles-mêmes, composent les tissus.

Ces tissus sont au nombre de six : le tissu épidermique, le tissu conjonctif, le tissu musculaire, le tissu osseux, le tissu cartilagineux et le tissu nerveux.

Dans chaque corps vivant, il se produit une déperdition continuelle des tissus par élimination, même pendant le sommeil, il y a des mouvements mécaniques, musculaires, nerveux et des échanges chimiques qui ne cessent jamais tant qu'il y a vie ; le sang circule, le cœur bat, la poitrine se soulève, les poumons aspirent l'air et le rejettent, l'oxygène de l'air se combine continuellement aux tissus du corps et les détruit. Le corps doit être nourri pour contrebalancer cette perte et la force chimique qui résulte de la digestion et de l'absorption de la nourriture est employée à maintenir la chaleur du corps (1), ses mouvements musculaires et sa force nerveuse, de même qu'une machine à vapeur doit être constamment chargée de combustible afin de produire la force nécessaire à son fonctionnement.

Il est donc utile de connaître la nature et la quantité de ces produits d'élimination, afin de pouvoir déterminer la qualité de la nourriture requise. Ces déchets du corps humain s'éliminent au moyen des poumons, de la peau, des reins et des intestins.

1º Par les poumons, du carbone, de l'hydrogène et de l'oxygène sont rejetés sous forme d'eau, d'acide carbonique et d'ammoniaque ; nous pouvons voir que nous rejetons de l'eau, dans l'air que nous exhalons, en remarquant l'humidité qui se dépose sur une vitre froide lorsque nous respirons dessus.

---

ni la combustion. Il se trouve en grande quantité dans les éléments appartenant au règne animal, viande, etc. ; combiné à l'hydrogène, il donne l'ammoniaque (Az. H^3).

(1) Calories.

2⁰ A travers la peau, nous rendons du carbone, de l'hydrogène et de l'oxygène, surtout ces deux derniers sous forme d'eau par la transpiration, qui suinte toujours à travers les pores, quoiqu'on ne s'en aperçoive pas parfois.

3° L'azote, l'hydrogène et l'oxygène sont rejetés dans l'urine qui sort des reins sous forme d'eau, d'urée, etc.

4° L'azote, l'hydrogène et l'oxygène sont rejetés aussi par les intestins, sous forme de matières fécales. De petites quantités de sodium, de potassium, de phosphore, de soufre, etc., sont également rejetées dans l'urine et les matières fécales.

Donc, puisque ces éléments chimiques sont continuellement rejetés par le corps, la nourriture prise devra consister en ces mêmes éléments chimiques afin de remplacer ceux qui sont rejetés et de conserver les tissus en bon état.

Il y a cinq classes d'aliments nécessaires à la santé du corps :

1° Les *aliments azotés* (1), ou albuminoïdes, qui sont composés d'albumine, de caséine, etc. Ces matières ont pour éléments chimiques le carbone, l'hydrogène, l'oxygène et l'azote, plus une petite quantité de phosphore et de soufre. Le plus important des aliments azotés est la viande, qui contient des composés de l'azote, des matières grasses, des sels, environ 72 p. 100 d'eau et des hydrates de carbone. Le bœuf contient la plus forte quantité d'azote, environ 20 p. 100. Le porc, moins facile d'ailleurs à digérer que le bœuf, ne contient que la moitié des composés azotés. Les œufs, le lait, les petits pois et les haricots, les champignons sont aussi des aliments azotés.

2° Les *aliments non azotés* (2) sont les hydrates de carbone qui contiennent, du carbone, de l'hydrogène et de l'oxygène. Les principaux aliments contenant des

(1) Composés quaternaires.
(2) Composés ternaires.

hydrates de carbone sont : le pain qui contient 50 p. 100 d'amidon, les légumes, surtout les pommes de terre, qui contiennent de l'amidon et du sucre, les fruits qui contiennent du sucre et différents acides.

3° Les *graisses* qui contiennent du carbone, de l'hydrogène et de l'oxygène, telles que la crème, le beurre, le lard.

4° Les *sels*. Toutes les classes précédentes contiennent plus ou moins de sels, suivant la quantité nécessaire aux différents aliments ; mais certains sels contenus dans des légumes verts ou dans des fruits sont nécessaires en plus au corps pour conserver sa santé.

5° *Eau*. Elle est prise dans le thé, le café, la bière, qui contient une certaine quantité d'alcool, de 1,2 à 8,8 p. 100, le cidre, le vin, les spiritueux.

Le lait contient tous les éléments d'une alimentation complète; aussi un malade peut-il s'en nourrir exclusivement pendant des mois, et les bébés, qu'il faut nourrir exclusivement de lait pendant les neuf premiers mois de leur vie, prospèrent et grandissent sans aucune autre nourriture. La composition normale du lait est la suivante :

Caséine	4,1
Graisse (crème)	3,9
Sucre (lactose)	5,2
Sels	0,8
Eau	86

Le régime nécessaire à un homme pour se bien porter doit se composer de toutes les espèces d'aliments nommés plus haut (1).

(1)

Régime complet des hôpitaux français		*Régime normal en usage dans l'armée française*	
Pain	400 gr.	Pain	750 gr.
Viande cuite sans os	150 —	Pain pour la soupe	125 —
Légumes verts	350 —	Viande . . . 320 à	400 —
Vin	25 cl.	Légumes . . . 900 à	1.200 —
		Café le matin	250 —
		Boisson : vin, cidre ou bière, suivant les régions.	250 —

Préparation des aliments. — La cuisson rend la nourriture plus facile à digérer et a pour but de la rendre plus agréable au palais et aux yeux. L'enveloppe des légumes est faite d'une substance indigeste, la cellulose, et la cuisson a pour effet de ramollir cette enveloppe qui contient les parties nutritives de l'aliment, afin que l'appareil digestif puisse exercer son effet sur elle. Dans la viande crue, l'enveloppe indigeste des fibres musculaires est ramollie par la chaleur et transformée en gelée, afin que les sucs digestifs puissent avoir un effet sur elle.

La *digestion* est l'acte par lequel les différents aliments sont préparés pour leur absorption par les vaisseaux sanguins et les lymphatiques du canal alimentaire ; elle comprend *trois étapes* successives.

Le canal alimentaire est le canal musculo-membraneux à travers lequel passent les aliments. Il commence par la bouche qui est la cavité qui reçoit les aliments. En avant se trouvent les lèvres ; sur les côtés, les joues ; le haut est formé par la voûte palatine, en arrière se trouve la voûte du palais qui sépare celui-ci du nez. La luette est le prolongement de ce dernier ; de chaque côté sont les amygdales. Sur le plancher de la bouche se trouve la langue et sous la langue se trouve une petite bande mince de muqueuse appelée frein. L'intérieur de la bouche et de la langue est, comme les autres cavités du corps, tapissé d'une membrane muqueuse. Il y a trente-deux dents, seize à chaque mâchoire.

A chaque mâchoire il y a quatre incisives, deux canines, quatre petites molaires et six grosses molaires.

C'est dans la *bouche* que se fait la première partie de la digestion, grâce à la salive ; la deuxième a lieu dans l'*estomac*, la troisième dans l'*intestin*.

Il y a trois paires de *glandes salivaires* qui s'ouvrent dans la bouche au moyen de canaux. La glande *parotide* est située au-dessous et en avant de l'oreille. C'est une grosse glande qui enfle dans les oreillons ou la parotidite. Les glandes *sous-maxillaires* sont dans la mâchoire inférieure, sous la bouche, et les glandes *sublinguales* sous la langue. Toutes ces glandes sécrètent de la *salive*, laquelle est un liquide aqueux et visqueux contenant des mucus et un composé azoté important, la ptyaline, qui commence la digestion des farineux, ayant la propriété de transformer l'amidon en sucre. La salive sert à maintenir la bouche humide ; elle dissout certaines substances telles que le sel et le sucre et se mélange à la nourriture pour former une masse molle et pulpeuse. Il est nécessaire, pour avoir une digestion parfaite, que les aliments soient bien mélangés avec la salive dans la bouche et qu'ils ne soient pas avalés sans avoir été mâchés.

Ensuite se trouve le *pharynx* qui est derrière le nez, la bouche et le larynx. Il reste toujours ouvert pour permettre à l'air de passer de la bouche dans le larynx. A la base de la langue on trouve l'épiglotte, une languette de cartilage qui recouvre l'entrée de la trachée-artère pendant la déglutition.

Au-dessous du pharynx et le continuant, se trouve l'*œsophage*, un long tube musculaire tapissé d'une membrane muqueuse. C'est la partie la plus étroite du canal alimentaire ; sa longueur est de vingt-cinq centimètres environ. Pendant la déglutition, ses fibres musculaires se contractent et chassent la nourriture en avant. Il traverse le *diaphragme* à l'extrémité cardiaque de l'estomac. Le diaphragme est le grand muscle qui sépare le thorax de l'abdomen.

L'*estomac* est une grande poche d'une contenance de mille à quinze cents centimètres cubes environ chez l'adulte. La partie supérieure de l'estomac, appelée cardia, se relie à l'œsophage ; la partie inférieure appelée pylore, est une ouverture plus étroite. Les aliments peuvent remonter de l'estomac. Les parois de l'estomac sont formées de quatre couches de tissus. La plus externe est le péritoine, qni est la même membrane qui recouvre les organes abdominaux ; puis vient le tissu musculaire, la sous-muqueuse et la muqueuse. La membrane muqueuse renferme un certain nombre de petits tubes et glandes secrétant un liquide appelé suc gastrique. Ce suc gastrique contient de la pepsine, qui a la propriété de digérer les albuminoïdes.

Le *duodénum* est la suite du pylore; il forme la première partie de l'intestin grêle et a environ vingt-six centimètres de longueur. Le conduit excréteur de la bile, canal cholédoque, vient s'y ouvrir; ce conduit amène la bile de la vésicule biliaire et du foie. Le *foie* est la plus grande glande du corps; il se trouve du côté droit de l'abdomen. La bile émulsionne les graisses, c'est-à-dire qu'elle les divise en parties extrêmement petites et les mélange aux autres contenus du duodénum. Sur la paroi externe du duodénum se trouve une autre glande, le *pancréas*, qui verse également le suc qu'il secrète dans le duodénum. Il contient une substance azotée, la pancréatine, qui agit sur les amidons et achève la digestion. Le *jéjunum* fait suite au duodénum; il a deux mètres et demi de long. Il est presque toujours vide et très rarement malade. Au-dessous se trouve l'*iléon* qui a trois mètres et demi de long environ; puis il y a la première partie du gros intestin, le *cæcum*, qui est un cul-de-sac de six centimètres environ et qui est situé dans la région iliaque. De son extrémité inférieure part un petit tube étroit de la grosseur d'une plume d'oie, de quatre à six centimètres de long et terminé en cul-de-sac, c'est l'*appendice* vermiforme. Au-dessous du cæcum se trouve le *côlon*; dans sa direction ascendante, il porte le nom de côlon ascendant, puis il va d'un côté à l'autre de l'abdomen sous le nom de côlon transverse, ensuite il tourne et descend vers la fosse iliaque gauche et porte le nom de côlon descendant. A sa partie la plus basse, il fait une courbe en forme de S, en sigmoïde, et se termine dans le *rectum* dont l'extrémité est formée par le sphincter.

Les parois de l'intestin contiennent également certaines fibres musculaires qui, par leurs mouvements, chassent la nourriture en avant. Les intestins, comme l'estomac, sont recouverts de la membrane fine et délicate appelée péritoine, qui recouvre également le foie et la rate, tapisse les parois abdominales et rattache l'intestin à la colonne vertébrale.

Déglutition, digestion. Après que les aliments ou bol alimentaire ont été mis dans la bouche, ils sont mâchés par les dents et immédiatement mélangés à la salive, roulés par la langue, pendant que les amidons sont transformés en sucre. Les substances telles que le sel, le sucre, etc.., sont dissoutes et provoquent la sensation du goût parce qu'elles stimulent les nerfs du goût. Puis l'épiglotte ferme la cavité de la glotte, et le voile du palais ferme celle du nez, tandis que la langue jette la masse molle dans le pharynx où elle est saisie par les muscles qui se contractent et la chassent dans l'estomac. Alors l'estomac commence à se contracter et à triturer les aliments, le suc gastrique coule et se mélange à eux intimement, changeant les albuminoïdes en peptones liquides. Quand les aliments sont arrivés à ce degré de digestion, ils deviennent plus liquides, ressemblant à de la soupe aux pois cassés : ils prennent le nom de *chyme*. Ils passent alors à travers le pylore dans le duodénum, où ils se mélangent avec la bile et le suc pancréatique ; la bile émulsionne les graisses de telle sorte qu'elles peuvent passer dans les lymphatiques et le suc pancréatique agit sur les amidons que la salive n'a pas encore transformés et sur les albuminoïdes qui n'ont pas été convertis en peptones par le suc gastrique. Les aliments prennent alors le nom de *chyle*. Le chyle est chassé dans le jéjunum et l'iléon par la force musculaire et, pendant son passage, les matières grasses sont absorbées par les vaisseaux lymphatiques, les peptones et les sucres par les veines.

Les matières impossibles à digérer sont envoyées plus loin, jusqu'à ce qu'elles arrivent au rectum où elles s'accumulent. Elles sont alors expulsées par l'anus sous le nom de matières fécales.

Absorption. La muqueuse qui tapisse les intestins grêles est abondamment pourvue de petites saillies appelées *villosités*. Chaque villosité est formée d'un vaisseau lymphatique central, entouré d'un réseau de capillaires. Le tout est recouvert d'une membrane de tissu réticulé et d'un épithélium. Les vaisseaux lymphatiques s'unissent et forment de plus gros vaisseaux qui forment eux-mêmes le canal thoracique, lequel monte en avant de la colonne vertébrale et débouche dans la veine sous-clavière gauche, déversant son suc laiteux nutritif directement dans cette veine.

CHAPITRE XXIV

DE QUELQUES MALADIES DU TUBE DIGESTIF

Un des symptômes les plus fréquents des maladies du conduit alimentaire sont les vomissements, c'est-à-dire l'expulsion forcée du contenu de l'estomac à travers le pharynx et la bouche.

Les vomissements peuvent être dus à :

1° L'irritation des amygdales et du pharynx ;

2° Des désordres locaux de l'estomac, tels que :

    Dyspepsie ;

    Gastrite ;

    Ulcères ;

    Cancer de l'estomac, etc.

3° A des maladies d'une autre partie du tube digestif comme par exemple :

    Obstruction intestinale ;

    Coliques de plomb ;

    Appendicite ;

    Péritonite, etc.

4° A des maladies du système nerveux :

    Méningite ;

    Tumeur cérébrale, etc.

5° A des affections d'autres organes :

    Complications de la grossesse ;

    Coliques néphrétiques ou hépatiques ;

    Urémie, etc.

6° Au début d'une maladie infectieuse :
Grippe, diphtérie, scarlatine, etc.

Afin de pouvoir répondre aux questions que le médecin lui posera, la garde doit étudier les différents points ayant rapport aux *vomissements*.

1° Le rapport des vomissements à l'ingestion de la nourriture.

Si les vomissements suivent immédiatement la prise des aliments et s'ils sont accompagnés de douleur, ils sont probablement dus à une irritation locale de l'estomac, telle que la gastrite aiguë ou l'ulcère de l'estomac.

Si les vomissements ont lieu deux ou trois heures après la prise des aliments et s'ils sont précédés d'une sensation de gonflement, d'aigreur, d'acidité et de flatuosité, ils indiquent que le processus digestif ne s'est pas bien accompli; ceci arrive dans les cas de gastrite, de dyspepsie, d'ulcère et de cancer de l'estomac.

Des vomissements qui ont lieu le matin de bonne heure sont un symptôme caractéristique d'alcoolisme. Ils se produisent aussi chez des anémiques.

Si les vomissements ont lieu tous les deux ou trois jours, chaque fois en grande quantité, ils proviennent d'une dilatation d'estomac.

S'il y a des raisons pour soupçonner de l'hystérie, observez si les vomissements sont provoqués par le patient (en enfonçant son doigt dans sa gorge, etc.).

Il faut examiner la quantité et la nature des vomissements. Ils peuvent ressembler à la nourriture prise, surtout lorsqu'ils suivent les repas, comme dans le rétrécissement de l'œsophage.

Si les vomissements se produisent quelques heures après les repas, et qu'ils soient sous forme de liquide clair et aigre, ils sont dus probablement à une digestion troublée.

Si les vomissements sont mêlés à de la bile, ils sont verdâtres ou jaunâtres.

Dans certains cas, par exemple dans une dilatation d'estomac, les vomissements sont écumeux. L'écume est due à la fermentation des contenus de l'estomac.

Dans les symptômes du cancer stomacal, les vomissements ont l'apparence du marc de café en raison de la présence de sang modifié par l'action du suc gastrique.

Les vomissements peuvent avoir une odeur fécaloïde et être accompagnés d'une constipation absolue, comme dans l'obstruction intestinale. Mais les vomissements fécaux, non accompagnés de constipation absolue, se voient dans une fistule gastro-colique, c'est-à-dire une ouverture donnant directement de l'estomac dans le côlon.

La présence de sang dans les vomissements s'appelle *hématémèse* et doit être distinguée de l'hémoptysie; dans ce dernier cas, le sang vient des poumons; il est rejeté en toussant et non en vomissant, il a une couleur rouge vif et il est écumeux. Si dans l'hématémèse, il y a beaucoup de sang, il peut être rouge vif, mais n'est pas écumeux. Il est plus souvent rouge foncé ou noirâtre. Le sang peut venir en caillots ou il peut être si changé par l'action des sucs gastriques qu'il peut avoir l'apparence de marc de café.

On trouve l'hématémèse dans l'ulcère de l'estomac, dans le cancer de l'estomac et la cirrhose du foie.

Mais elle peut être due à du sang qui aurait été avalé, comme dans l'épistaxis ou saignement de nez, où le sang coule dans la gorge par le nez et est rejeté ensuite. Un simulateur peut produire ce même effet en suçant ses gencives jusqu'à ce qu'elles saignent.

Traitement de l'hématémèse. — Le patient doit rester au lit, couché sur le dos, sans oreiller. Il ne faut lui donner aucune nourriture par la bouche, mais on lui donnera un peu de glace à sucer et de l'eau glacée par cuillerées à café pour lui maintenir la bouche humide. Il sera nourri au moyen de lavements nutritifs ou de suppositoires; le médecin lui prescrira probablement des médicaments astringents, tels que du tannin, de l'acétate de plomb, de l'antipyrine ou des injections hypodermiques d'ergotine.

Selles. — Ce qu'il faut remarquer dans les selles, c'est leur quantité, leur fréquence, leur consistance, leur couleur et les matières qui les constituent. Elles peuvent être :

Consistance. — D'une consistance naturelle;

En masses dures, appelées scybales dans la constipation;

A moitié solides (mal moulées) ;

Liquides dans la diarrhée;

Comme de la soupe aux pois dans la fièvre typhoïde;

Aqueuses, avec des flocons de mucus qui y flottent, comme les selles riziformes du choléra.

Couleur. — Elles peuvent varier en couleur; elles peuvent être blanchâtres ou d'une teinte de terre glaise dans la jaunisse;

Jaunes dans la fièvre typhoïde;

Vertes dans la diarrhée infantile;

Noires, appelées melœna, à cause du sang, sur lequel les sucs gastriques ont agi. Elles peuvent aussi être noires par l'action de certains médicaments, le fer et le bismuth;

Rouge vif lorsqu'elles contiennent du sang venant d'hémorroïdes, d'ulcérations typhiques ou autres, de la dysenterie et, chez les enfants principalement, de polypes du rectum.

Matières qui les composent. — En plus des constituants naturels, elles peuvent contenir des aliments non digérés (comme du lait caillé), des peaux des raisins, des raisins de Corinthe, des noyaux de fruit et des calculs biliaires.

Elles peuvent contenir des corps avalés accidentellement comme des pièces de monnaie.

Elles peuvent encore contenir des mucosités, c'est-à-dire, des morceaux plus ou moins grands de la membrane tapissant les intestins, ou certains parasites, tels que des ascarides, des lombrics ou le tœnia.

La *diarrhée* cause des selles plus fréquentes et plus lâches en consistance que les selles normales. Elle est occasionnée de différentes façons. Elle peut être provoquée par une action péristaltique excessive des couches musculaires des intestins. Le mouvement péristaltique est le mouvement de la paroi musculaire de l'intestin qui saisit les contenus et les chasse en avant. La diarrhée peut provenir de l'augmentation exagérée des sécrétions intestinales, ou d'un état maladif de la muqueuse.

La diarrhée est encore causée par un refroidissement, par des aliments irritants (fruits verts, etc.), par de l'eau malsaine, par des médicaments, par l'ulcération de la fièvre typhoïde, par la tuberculose, par la dysenterie ou par des maladies infectieuses, telles que la septicémie (infection purulente) et les fièvres aiguës.

Le traitement de la diarrhée dépend de la cause qui l'a provoquée.

Si elle est causée par des aliments irritants, il faut tout d'abord donner une purgation afin de chasser toutes les substances irritantes.

Si elle est due à une maladie de la muqueuse ou de l'intestin, on ne donne pas de purgation, mais dans les deux cas, le malade doit rester bien au chaud dans son lit et ne doit prendre que des aliments liquides en petites quantités, du gruau, de l'arrow-root, du bouillon de légumes, du lait, de l'eau de seltz, et il faut que ces liquides soient froids ou tièdes. On lui donnera des médicaments comme l'hématoxyline (bois de campêche) de la poudre de craie aromatisée, de l'opium, etc.

La *constipation* est la rétention des matières fécales. L'action normale des intestins dépend :

1° D'une quantité suffisante de nourriture ;
2° De la sécrétion normale des sucs intestinaux ;
3° De l'action normale des muscles intestinaux.

Elle est due à beaucoup de causes : des habitudes sédentaires (manque d'exercice physique), ou à une alimentation trop sèche ou à trop d'aliments carnés. Elle se produit souvent dans des maladies fébriles aiguës (rougeole, érysipèle). Elle est parfois le résultat de causes mécaniques, telles qu'un utérus rétrofléchi, ou des tumeurs de l'utérus ou des ovaires qui obstruent l'intestin par leur pression. Des excroissances anormales sur la paroi de l'intestin causent aussi de la constipation.

Dans les cas de constipation, il faut régler soigneusement le régime. Les fruits crus, les légumes et le pain noir favorisent l'action des intestins. Il faut aussi prendre une quantité normale d'exercice en plein air. Un verre d'eau froide, avant le premier déjeuner, sert parfois de laxatif.

Si la constipation est due à la faiblesse de l'action musculaire, on donnera des pilules de noix vomique, du fer et de l'aloès. D'autres purgatifs d'un usage fréquent sont les eaux salées, telles que les eaux de Carlsbad, le sulfate de magnésie, etc., qui augmentent les sécrétions. Tout ce qui précède doit être, bien entendu, prescrit par le médecin d'après les cas.

Rétrécissement de l'œsophage. — L'œsophage est l'une des parties du conduit alimentaire dans laquelle on peut trouver des tumeurs cancéreuses. La tumeur rétrécit le calibre du tube et le resserre, et la nourriture ne peut pas facilement franchir l'obstruction. Le patient remarque tout d'abord qu'il a de la difficulté à avaler les aliments habituels et bientôt il est obligé de se nourrir uniquement de purées ou de liquides. Après quelque temps, il lui devient impossible d'avaler même des liquides. En plus de cette difficulté d'avaler, il a une douleur dans le dos, il maigrit et dépérit rapidement. Il devient de plus

en plus faible, à moins d'être opéré, et meurt bientôt
d'inanition et de faiblesse.

On a souvent recours à la nutrition rectale dans ces
cas. Le traitement chirurgical consiste à faire passer un
tube à travers le rétrécissement. Le patient peut alors
facilement avaler du lait ou de la nourriture liquide. Si
pour une raison quelconque on ne peut pas faire usage
d'une sonde œsophagienne, on pratique une ouverture
dans l'estomac à travers l'abdomen (gastrotomie) et on
nourrit le patient par une sonde passée directement dans
l'estomac.

La *gastrite* est une inflammation de l'estomac, qui
peut être provoquée soit par un empoisonnement, soit
par des poissons ou du gibier peu frais, soit par des
coquillages, soit par l'abus de l'alcool ou du vin.

La *dyspepsie* ou indigestion est un désordre des fonctions de l'estomac. (Un désordre fonctionnel est un trouble qui ne donne lieu à aucun changement dans les
tissus, mais qui, cependant, cause de la douleur, une
déperdition de forces ou d'autres symptômes; une maladie organique est celle qui provoque un changement
dans la structure de l'organe ou des tissus atteints; le
cancer de l'estomac est une maladie organique). La
dyspepsie peut être due à un trouble des sécrétions gastriques ou des mouvements musculaires de l'estomac.

Les symptômes de la dyspepsie sont une douleur à la
partie supérieure de l'abdomen après avoir mangé; on
peut la ressentir aussi dans le côté gauche et dans le
dos entre les omoplates. Il y a de la flatulence ou formation de gaz, et de l'éructation. Il y a de la dilatation
dans la région de l'estomac, de telle sorte que le
malade ne peut supporter aucune pression de ceinture.
Il souffre de nausées et de vomissements. La langue est
chargée; il est constipé et anémié.

La dyspepsie est occasionnée par trop de nourriture

ou par un excès constant de thé ou d'alcool. Des dents gâtées en sont souvent la cause, car le malade ne peut mâcher sa nourriture et l'avale en morceaux. Les repas pris à la hâte produisent le même résultat; des aliments indigestes peuvent la provoquer, ainsi que l'irrégularité dans les heures des repas.

Toutes les maladies organiques de l'estomac peuvent occasionner de la dyspepsie, ainsi que la faiblesse des parois stomacales ou le déplacement de l'estomac qui se produit dans le cas de grossesse ou de tumeur abdominale. Si l'estomac secrète peu de pepsine ou d'acide hydrochlorhydrique, ou trop de mucosités, la dyspepsie est provoquée. Elle survient aussi fréquemment avec des maladies générales, telles que l'anémie, la phtisie et les fièvres infectieuses, qui affectent les sécrétions et la mobilité de l'organe.

Le traitement de la dyspepsie aiguë consiste à se débarrasser des aliments irritants par un vomitif et à ne pas donner de nourriture au malade pendant quelques heures. On donnera alors un peu de lait et d'eau de seltz ou d'eau de Vichy, et pendant un jour ou deux le malade ne prendra qu'une nourriture légère prescrite par le médecin. Il ne prendra ni thé, ni alcool.

Dans la *dyspepsie chronique*, les dents du patient seront soignées si c'est nécessaire, et il prendra des repas réguliers composés d'aliments convenables. Il lui faut vaincre la constipation, qui accompagne habituellement la dyspepsie, par la marche, le massage et d'autres moyens. Les médicaments qui lui seront donnés sont du bismuth, des amers ou des acides minéraux.

Ulcère de l'estomac. — Les symptômes sont la douleur juste au-dessous du cartilage xyphoïde (c'est le cartilage de la partie inférieure du sternum), douleur à la fois brûlante et déchirante, provoquée par la nourriture. Elle ne commence qu'une heure ou deux après les repas, mais elle est très violente et est accompagnée de douleurs dans le dos. La douleur peut continuer jusqu'à ce qu'elle soit soulagée par des *vomissements* qui sont un autre symptôme de l'ulcère de l'estomac. Le malade vomit très souvent du sang, parfois en petite quantité ; dans ce cas, le suc gastrique a agi sur lui et les matières rejetées ont l'apparence du marc de café ou de dépôt de bouillon ; mais quand l'ulcère a détruit l'enveloppe de l'artère, le sang est rejeté en grande quantité, environ un litre à la fois. Une partie du sang versé dans l'estomac passe dans l'intestin et il y a mælena, les selles sont noires comme du goudron. La constipation accompagne fréquemment l'ulcère de l'estomac.

C'est une maladie de longue durée qui se soigne par le repos et le bismuth. Parfois les malades en guérissent complètement, mais l'issue est souvent moins favorable. Actuellement, il se pratique des interventions chirurgicales (gastéro-entérostomose) qui triomphent des ulcères du pylore. L'ulcère est généralement situé près de la partie la plus étroite de l'estomac, à l'extrémité pylorique ; et si, en guérissant, cette ouverture étroite se resserre, il peut y avoir de la dilatation de l'estomac en conséquence de la difficulté pour la nourriture à passer à travers le pylore. L'ulcère peut aussi perforer les enveloppes de l'estomac et permettre ainsi au suc gastrique d'envahir la cavité abdominale et de causer une péritonite aiguë. La mort suit les cas de ce genre, sauf lorsqu'une opération amène la guérison.

Le malade doit rester au lit, ne prendre que du lait ; s'il y a hématémèse, il ne doit être nourri que par le rectum. Quand on donne des médicaments, c'est en général du bismuth et de la morphine.

Le *cancer de l'estomac* survient chez des malades plus âgés que ceux qui souffrent de l'ulcère de l'estomac ; l'âge habituel varie entre quarante et soixante ans.

S'il attaque l'extrémité pylorique, il y cause du rétrécissement, de telle sorte que l'estomac se trouve dilaté et que son contenu ne peut passer à travers la partie resserrée. Au commencement, les symptômes sont ceux de la dyspepsie, ensuite il y a douleur abdominale et dépérissement marqué, vomissements abondants, quatre litres ou plus tous les deux ou trois jours. Les matières rejetées sont souvent écumeuses et de couleur brun foncé, et parfois elles sont mélangées avec du sang. L'abdomen est dilaté, les mouvements péristaltiques sont visibles, il y a parfois du melæna et le patient a un teint blême bien caractéristique. Cette maladie dure de six mois à deux ans; elle est toujours fatale.

On la soigne par un régime très sévère; on donne au malade ce qu'il supporte le mieux; en général, la nourriture sera légère : du lait avec du peptone, des œufs, des huîtres, du poulet, du poisson à chair blanche, etc. (1). On soigne les vomissements au moyen de glace avalée par morceaux, et de médicaments effervescents (2). On donne de la morphine, de l'opium ou de l'eau chloroformée pour soulager la douleur. Les malades se sentent parfois très soulagés par un lavage d'estomac journalier qui en enlève les contenus impurs, car ce lavage empêche la nausée et les vomissements et excite l'appétit. On introduit dans l'estomac un long tube (3) percé d'un trou sur un côté de l'extrémité fermée et au moyen d'un entonnoir on verse de l'eau chaude dans l'estomac. On en verse à peu près 50 centilitres à la fois, puis on fait revenir l'eau dans une cuvette placée par terre, à travers le tube qui joue le rôle de siphon.

Parfois, dans le cancer du pylore, on fait une opération. On enlève la partie atteinte de l'estomac (pylorec-

---

(1) On peut également donner la poudre suivante :

Poudre de viande	3/5
Lactine	1/5
Malt de lentilles	1/5

Une cuillerée à bouche de ce mélange représente 60 grammes de viande. On peut faire prendre une cuillerée à bouche avec un œuf délayé dans du lait froid après avoir ajouté un quart de litre de lait bouillant.

(2) Potion de Rivière.

(3) Tube de Faucher.

tomie) ou bien on fait une nouvelle ouverture entre une partie saine de l'estomac et l'intestin grêle (gastro-entérostomie), de telle sorte que la nourriture ne soit pas forcée de passer par le pylore.

L'*appendicite* est une inflammation aiguë ou chronique de l'appendice provoquée par des corps étrangers qui y pénètrent, l'infectent, l'ulcèrent et y occasionnent une perforation ou la gangrène. L'appendice peut se perforer dans la cavité péritonéale et y causer une péritonite généralisée, ou des adhérences peuvent se produire autour de l'appendice et y causer un abcès local qui produira une péritonite localisée.

Les symptômes sont subits, commençant par une douleur dans la fosse iliaque droite (vers le bas du côté droit de l'abdomen). La température s'élève; il y a nausées et vomissements accompagnés de constipation, et l'abdomen est distendu.

Traitement. — On donne aux intestins un repos complet dans les cas aigus; le malade doit rester immobile au lit avec applications de vessies de glace. On ne donne que de l'eau bouillie ou du bouillon de légumes, quelquefois du lait. Le malade ne doit en aucun cas prendre de purgatifs et il ne doit faire d'efforts d'aucune sorte. Le docteur lui prescrira probablement de l'opium et si un abcès s'est formé, il l'ouvrira. L'intervention chirurgicale est à présent de règle à peu près générale dans les cas d'appendicite.

L'*obstruction intestinale* peut être aiguë ou chronique. Différentes causes produisent l'obstruction aiguë. L'intestin peut être bouché par un corps étranger ou par un grand calcul biliaire.

Une autre forme est l'invagination qui est une torsion de l'intestin sur son axe longitudinal, ou encore il se produit des rétrécissements, étranglements dus à des bandes, à des ouvertures ou à des nœuds.

Les symptômes sont une douleur intense autour de l'ombilic et des vomissements, d'abord du contenu de l'estomac, puis de bile, puis des contenus fécaux des intestins. L'abdomen est distendu, aucun gaz et aucune matière fécale ne passe, le patient est dans un état de collapsus, son pouls est faible et sa langue sèche et chargée. Il n'urine que peu et souffre beaucoup de soif. Si l'on n'intervient pas, il n'a que peu de jours à vivre.

Le malade doit rester au lit; on le nourrit par des lavements et on le soulage par des fomentations chaudes. On lui donne de l'opium et si possible on l'opère.

La forme la plus commune d'obstruction chez les enfants est celle où une portion d'intestin glisse dans la portion immédiatement adjacente, de sorte qu'il y a trois couches d'intestin l'une dans l'autre. Il arrive généralement qu'une partie de l'intestin grêle glisse dans le cæcum.

Les symptômes sont la douleur violente, les coliques et nausées et les vomissements. Du sang et du mucus sont rejetés d'abord et il a de la constipation accompagnée d'efforts fréquents, douloureux et inutiles, appelés ténesmes. Il y a collapsus, le pouls est faible et petit. L'abdomen est distendu, mais la tumeur formée par l'invagination peut être sentie comme un gonflement en forme de rouleau.

Traitement. — On injecte, au moyen d'un tube spécial, de l'air ou de l'eau dans le rectum, dans le but de repousser l'intestin en dehors de la partie où il a glissé. Si ce moyen ne produit aucun résultat, on a recours à une laparotomie.

L'*obstruction chronique* évolue plus lentement. Elle peut être causée par une accumulation de matières fécales qu'on ne peut enlever, ou par un rétrécissement, ou par une invagination chronique. Il y a fréquemment de la constipation, mais il peut y avoir de la diarrhée en plus, car une partie des contenus liquides des intestins peut traverser l'accumulation des matières dures. Parfois les selles sont aplaties et en forme de ruban, à cause du rétrécissement qui leur a donné cette forme. Il y a beaucoup de douleur et parfois des vomissements.

Le *traitement* consiste en un régime sévère; il ne faut donner que des aliments faciles à digérer et qui franchiront l'obstruction; il faut aussi donner des laxatifs et de fréquents lavements. Parfois on a recours à la colotomie, c'est-à-dire qu'on fait un anus artificiel au-dessus du siège du rétrécissement.

Vers intestinaux. — Il y en a de trois sortes, les ascarides lombricoïdes, les oxyures vermiculaires et le ténia.

Le ténia est un ver plat en forme de ruban, très étroit à un bout, plus large à l'autre; il a quelques pieds de long et il est composé de segments au nombre de quatre à cinq cents, dont le plus grand a environ un centimètre de long sur 2 millimètres de large. Il réside dans l'intestin grêle. La tête, qui est à peu près grande comme une tête d'épingle, est fixée dans la muqueuse et les segments inférieurs peuvent être rejetés avec les matières fécales. Le ténia pénètre dans le corps lorsqu'on mange du porc ladre, ou certaines crudités.

Il peut ne pas y avoir de symptômes ou alors il y a des coliques et des tiraillements, de l'irrégularité des selles, un appétit vorace, une démangeaison du nez, des maux de tête et de la dépression.

Le traitement consiste à se débarrasser des vers par un purgatif. Il faut s'alimenter légèrement et on doit prendre de l'huile de ricin au moment de se coucher ou de grand matin. Avant midi, on prend une dose d'extrait de fougère mâle et quelques heures plus tard, on prend un purgatif. Il faut examiner les selles pour voir si elles contiennent des vers morts et on doit les mettre de côté pour les montrer au médecin.

Le lombric ressemble légèrement à un ver de terre; il a de 16 à 24 centimètres de long. Il est rose, cylindrique, et ses extrémités sont effilées. Il se trouve dans l'intestin grêle, mais pénètre de temps en temps dans l'estomac d'où il est vomi. Parfois, il est rejeté par l'anus. Le nombre de ces vers, dans le corps, est varié ; il peut n'y en avoir qu'un, mais il y en a parfois quarante et cinquante.

Les symptômes des lombrics sont des nausées, une mauvaise haleine, un appétit irrégulier, une démangeaison du nez et des convulsions.

Le ver de terre est plus rouge, moins effilé, et a des poils sur ses côtés.

Traitement. — On donne une dose de santonine sur une tartine trois ou quatre jours de suite, le matin, puis on donne une purgation au calomel.

L'oxyure ressemble à un bout de fil ; il a un centimètre de long environ, son diamètre est très petit. Il séjourne dans le gros intestin, principalement dans le rectum, et on le trouve dans les selles. Il cause de la chaleur et de la démangeaison de l'anus, surtout la nuit. La vessie est irritée et la miction fréquente et il y a aussi prolapsus de l'anus et contraction.

Le principal purgatif employé comme traitement est le calomel, mais on y substitue souvent des lavements de sel ou de tannin (1).

-----

(1) La dose pour un lavement de sel est de 15 grammes pour un litre d'eau.

CHAPITRE XXV

LA RESPIRATION

Pour entretenir la vie, il est nécessaire d'absorber continuellement de l'oxygène et de rejeter du gaz carbonique. Le sang est l'agent au moyen duquel cet échange a lieu. Le sang absorbe l'oxygène de l'air et le transporte à toutes les parties du corps ; et au moyen du sang, le gaz carbonique qui vient de l'intérieur du corps est transporté aux parties d'où il peut s'échapper du corps, c'est-à-dire aux poumons et à la peau.

La respiration est donc le processus par lequel l'oxygène est absorbé par le sang à travers les poumons, pendant que le gaz carbonique et l'eau en sont rejetés.

Tous les vertébrés ont des *poumons* ou des branchies qui amènent le sang en contact avec l'air ou avec l'eau, selon le cas. Chez les grenouilles, la peau sert également à la respiration.

Un poumon est composé d'une membrane fine et transparente, dont un côté est exposé à l'air ou à l'eau, pendant que l'autre côté est recouvert d'un réseau de vaisseaux sanguins.

Les poumons ne sont que le lieu intermédiaire où le sang échange le gaz carbonique contre de l'oxygène.

LES VOIES RESPIRATOIRES.

Comme la respiration est le processus par lequel l'échange de gaz se fait dans les poumons, l'air atmosphérique doit y entrer et en être chassé.

Les poumons sont contenus dans la cage thoracique, dans laquelle se trouvent aussi le cœur et les grands vaisseaux sanguins. Les parois internes de la poitrine et des poumons sont couvertes d'une membrane séreuse appelée plèvre. (Une membrane séreuse est une membrane qui sécrète un peu de liquide clair dans le sac fermé qu'elle tapisse).

Les parois du thorax sont constituées par douze paires de côtes, unies les unes aux autres par les cartilages intercostaux, par le sternum en avant et par les douze vertèbres dorsales en arrière.

La cavité du thorax est séparée de la cavité abdominale par un grand muscle appelé diaphragme. L'œsophage, l'aorte et les veines caves supérieures et inférieures, traversent le diaphragme.

L'air passe par les narines ou par la bouche, ou par les deux, puis par le pharynx et le larynx dans la trachée qui se divise dans la poitrine en deux bronches, chaque bronche se rendant à un poumon.

Le larynx est la partie supérieure des voies respiratoires. Il est formé de cartilages et tapissé d'une membrane muqueuse ; il renferme les cordes vocales qui produisent la voix par leurs vibrations. Les cordes vocales sont attachées à des cartilages que des muscles peuvent mouvoir et elles peuvent être rapprochées, au point de fermer complètement l'entrée du larynx. L'épiglotte est un cartilage en forme de feuille qui agit à la manière d'une soupape, recouvrant et fermant la glotte (ouverture donnant dans la trachée) pendant la déglutition

La *trachée* commence à la partie inférieure du larynx. C'est un tube membraneux, soutenu et maintenu, ouvert par une série d'anneaux imparfaits de cartilage, formant les deux tiers d'un cercle environ, qui sont unis par derrière au moyen de tissu musculaire fibreux. La trachée a environ 10 centimètres de long. Les bronches qu'elle forme, sont composées de cartilage et de tissu fibreux. A leur entrée respective dans les poumons, elles se divisent et se subdivisent en branches de plus en plus petites, jusqu'à ce qu'elles se terminent dans les lobules du poumon, perdant leur aspect cartilagineux à mesure qu'elles se rapetissent.

Les poumons occupent la plus grande partie de la poitrine. Ce sont des organes grands, légers, rosés, qui entourent le cœur. Ils pèsent en moyenne 1.100 grammes et ne sont pas égaux de dimension, le poumon droit étant le plus grand. Chacun d'eux est enveloppé dans une membrane séreuse, la plèvre, qui tapisse également la surface interne du thorax et qui est composée de deux feuillets superposés. Ces couches de plèvre sont en contact, et, à l'état normal, sont lubréfiées par une petite quantité de liquide nécessaire pour assurer le mouvement facile des poumons pendant leur expansion et leur contraction. Si une ouverture est faite dans la poitrine, l'air pénètre dans l'espace qui se trouve entre les couches de la plèvre, imperméables à l'air à l'état normal, et le poumon s'affaisse.

Les poumons sont divisés en *lobes*; le poumon droit a trois lobes, le gauche n'en a que deux. Chaque lobe comprend une quantité de parties plus petites appelées lobules et chacun de ses lobules comprend :

1° Une division de la bronche ;
2° Des alvéoles ;
3° Des vaisseaux sanguins ;
4° Des nerfs ;
5° Des lymphatiques.

La bronche plus petite se divise et se subdivise en pénétrant dans le lobule et devient de plus en plus mince, jusqu'à ce qu'elle soit une membrane délicate. L'extrémité de chaque branche terminale s'élargit, ses parois se dilatent en de petits gonflements appelés alvéoles.

Les parois des alvéoles sont composées de tissu musculaire et fibreux et sont tapissées intérieurement d'un réseau de capillaires recouverts d'épithélium. C'est dans ces capillaires que le sang veineux se change en sang artériel.

Les poumons reçoivent le sang de l'artère pulmonaire et des artères bronchiales. L'artère pulmonaire apporte aux poumons le sang veineux de toutes les parties du corps, pour le transformer en sang artériel. Les artères bronchiales apportent au tissu pulmonaire sa nourriture.

L'acte même de la respiration consiste en l'expansion et la contraction alternatives du thorax par lesquelles l'air est aspiré dans les poumons, puis rejeté. Ces actes s'appellent l'inspiration et l'expiration.

Au moment de l'*inspiration* de l'air dans les poumons, la cavité thoracique se dilate afin que la pression de l'air sur les poumons diminue. Une nouvelle quantité d'air entre alors par le larynx et la trachée pour égaliser la pression.

Pendant l'*expiration*, le thorax se rétrécit, afin de chasser l'air hors des poumons.

L'inspiration est un acte musculaire. L'action des muscles inspirateurs augmente dans tous les sens la grandeur de la cavité thoracique. Elle est augmentée verticalement (en haut et en bas) par la contraction du diaphragme qui s'aplatit en se contractant; elle est augmentée transversalement et d'avant en arrière par l'élévation des côtes au moyen des muscles intercostaux et pectoraux.

A mesure que la cavité augmente, il se forme une sorte de vide dans la cavité pleurale, lequel est contrebalancé par la pression de l'air extérieur, de telle sorte que cet air pénètre rapidement par la bouche et le nez dans le pharynx, le larynx, la trachée, les bronches et les tubes bronchiaux.

Dans l'inspiration forcée, comme dans un exercice physique violent, ou lorsqu'il y a obstruction à l'entrée de l'air, d'autres muscles agissent — les muscles du dos et du cou et les muscles du nez. On les appelle muscles accessoires de la respiratiou.

L'expiration est produite par le recul élastique de la poitrine et des poumons et elle est due principalement au retour des poumons, des côtes et du diaphragme à la position dans laquelle ils étaient avant l'inspiration. Il y a aussi une expiration forcée, qui est produite par les muscles intercostaux internes, les muscles abdominaux et les muscles du dos.

Dans la respiration de l'homme, c'est le diaphragme qui travaille le plus et l'abdomen remue ; c'est le type de *respiration abdominale*. La femme emploie moins l'abdomen et se sert plus des côtes, ce qui est le type de *respiration costale*.

Les poumons contiennent environ 2.500 centimètres cubes d'air. Le nombre normal d'inspirations est de 18 à la minute, mais ceci est augmenté par l'effort et la maladie. Une petite quantité d'air seulement, de 450 à 500 centimètres cubes environ, est expirée et inspirée à chaque temps de respiration. Même après une expiration prolongée, il reste de 2 litres à 2 litres 500 centimètres cubes d'air dans les poumons et on ne peut s'en débarrasser. Cet air s'appelle l'air résiduel.

CHANGEMENTS RESPIRATOIRES OPÉRÉS DANS L'AIR

	L'air pur contient	L'air respiré contient
Oxygène	20,61	16,26
Azote	77,95	77.95
Gaz carbonique	0,04	4,39
Vapeur d'eau	1,4	1,4

Les changements provoqués dans l'air lorsqu'il a été respiré sont les suivants :

1° L'air est réchauffé par son contact avec la muqueuse du nez, du pharynx, du larynx, de la trachée et des poumons. La température s'approche de celle du corps de 36 à 37 degrés C.

2° Il prend à peu près cent fois sa quantité primitive de gaz carbonique, 4,39 au lieu de 0,04.

3° La quantité d'oxygène est diminuée, et cette diminution est plus ou moins en proportion avec l'augmentation du gaz carbonique.

4° Le volume de l'air expiré dans un temps donné est moins grand que celui de l'air inspiré; cela tient à ce qu'il y a un peu plus d'oxygène absorbé qu'il n'est expiré de gaz carbonique.

5° La vapeur d'eau est augmentée et en général elle suffit à saturer l'air expiré. La quantité d'eau évaporée est égale à un gramme par kilogramme et par heure.

6° Une légère quantité d'ammoniaque est ajoutée aux constituants habituels de l'air expiré.

7° La quantité de matières organiques est légèrement augmentée.

CHANGEMENTS PRODUITS DANS LE SANG
PENDANT LA RESPIRATION

Le sang absorbe l'oxygène de l'air et rejette le gaz carbonique vers l'extérieur à l'aide des alvéoles ou petites cellules aériennes. Nous devons nous rappeler que tout l'air des poumons n'est pas rejeté pendant l'expiration, mais seulement la quantité d'air inspirée, et que l'air qui se trouve dans les vésicules aériennes se mêle à de l'air nouveau et se trouve ainsi chassé pendant l'expiration, de telle sorte qu'il est fort probable qu'il y a moins d'oxygène dans l'air des alvéoles qu'il n'y en a dans l'air expiré. De cet air, le sang prend huit à dix parties d'oxygène pour cent parties de sang, et ceci représente la différence d'oxygène dans le sang veineux et le sang artériel. L'oxygène n'est pas simplement dissous dans le sang, mais est pris par l'hémoglobine dans les globules rouges. Le gaz carbonique est abandonné à l'air dans les alvéoles par diffusion.

Dans son cours à travers les poumons, le sang est exposé à l'air pendant quelques secondes, n'en étant séparé que par les parois fines des capillaires et par l'alvéole. Les veines recueillent le sang et le portent à l'oreillette gauche.

Le sang change pendant la respiration :

1° En couleur. Le violet foncé du sang veineux devient le sang artériel, rouge vif ;

2° Il prend de l'oxygène ;

3° Il abandonne du gaz carbonique :

4° Il se rafraîchit légèrement :

5° Il se coagule plus rapidement et devient plus ferme.

L'oxygène se combine à l'hémoglobine des globules rouges du sang et est alors transporté dans le sang artériel à tous les tissus des différentes parties du corps et amené en proche contact avec les tissus. Une certaine quantité d'oxygène est employée dans les tissus pour entretenir la chaleur et la nutrition du corps et une certaine quantité de gaz carbonique et d'eau est rejetée dans le sang. Le gaz carbonique nouvellement formé est porté par le sang veineux aux poumons, où il passe dans l'air à travers les alvéoles et d'où il est expiré, le sang se chargeant en échange d'une nouvelle quantité d'oxygène.

Effets de l'air vicié. — Comme l'air expiré contient un excès de gaz carbonique et de matières organiques et manque d'oxygène, si l'on continue à respirer ce même air, la proportion de gaz carbonique et de matières organiques continuera à augmenter jusqu'à ce que l'air devienne irrespirable ; mais avant que ceci n'arrive on ressent des maux de tête et un sentiment d'oppression et de lassitude. C'est pourquoi il est extrêmement important que l'air soit constamment renouvelé, afin de se débarrasser de l'air vicié.

ACTES RESPIPATOIRES SPÉCIAUX

1° Le soupir est une inspiration prolongée ; l'air passe presque sans bruit par la glotte et est rejeté assez subitement par un recul élastique des poumons et des parois thoraciques.

2⁰ Le hoquet est un acte d'inspiration. Il est subit, à cause de la contraction subite et spasmodique du diaphragme, et l'air se précipitant par la glotte occasionne la vibration des cordes vocales et le bruit particulier qui en résulte.

3⁰ La toux est une inspiration profonde, suivie d'expiration ; mais ce dernier acte est empêché par la fermeture momentanée des cordes vocales. Les muscles abdominaux se contractent alors violemment et poussent les viscères abdominaux contre le diaphragme, exerçant ainsi une pression sur les poumons, jusqu'à ce que la force soit suffisante pour séparer les cordes vocales.

4⁰ L'éternuement ressemble beaucoup à la toux, mais l'air est envoyé par le nez, au lieu de l'être par la bouche.

5⁰ L'action de parler est l'expiration volontaire de l'air à travers la glotte au moyen des muscles expirateurs. Les cordes vocales ont un degré convenable de tension afin qu'elles vibrent lorsque l'air y passe. Le son est transformé en paroles articulées à l'aide des lèvres, de la langue, des dents, etc.

6⁰ Le reniflement est produit par une action rapide et incomplète du diaphragme et des autres muscles inspirateurs. La bouche est fermée et tout l'air entre par le nez.

7⁰ Les sanglots sont une série d'inspirations convulsives qui se produisent lorsque la glotte est plus ou moins fermée.

8⁰ Le rire est causé par une série d'expirations courtes et rapides.

9⁰ Le bâillement est un acte involontaire d'inspiration, la bouche étant grande ouverte et les membres étendus.

CHAPITRE XXVI

MALADIES DE L'APPAREIL RESPIRATOIRE

Dans presque toutes ces maladies, l'un des symptômes les plus apparents est la *dyspnée*, ou respiration difficile. Le nombre normal des inspirations est 18 à la minute, mais ce nombre est souvent augmenté et peut atteindre 30, 50 on même, dans des cas graves, 100 inspirations à la minute. La respiration, dans la dyspnée, est aussi plus superficielle et les muscles accessoires de la respiration sont mis en jeu, les ailes du nez et les muscles du cou agissent, il y a « renfoncement » des espaces intercostaux inférieurs, c'est-à-dire que si vous examinez la partie inférieure du thorax, vous verrez qu'à chaque inspiration, la peau entre les côtes est attirée vers l'intérieur par l'action des muscles intercostaux.

La dyspnée peut être occasionnée par de l'obstruction d'une partie quelconque des voies respiratoires. Dans le nez, l'obstruction peut venir d'excroissances telles que des polypes ou des végétations adénoïdes ; dans le pharynx, elle peut résulter du gonflement des amygdales, et dans le larynx elle peut provenir soit d'une inflammation (laryngite), soit de la diphtérie. Si la respiration est très difficile et qu'elle soit accompagnée de sifflement, l'obstruction est probablement située très haut, peut-être dans la trachée. La dyspnée est causée aussi par les maladies des bronches telles que la bronchite de l'asthme, dans lesquelles c'est moins l'inspiration que l'expiration qui est difficile et prolongée. La dyspnée est causée aussi par les maladies des poumons telles que la pneumonie, la broncho-pneumonie et la phtisie.

Une autre altération de la respiration est connue sous le nom de *respiration de Cheyne-Stokes.* Cette respiration cesse pour un temps, peut-être pendant dix, quinze ou vingt secondes et puis recommence, d'abord rapide et superficielle, puis plus profonde et plus lente jusqu'à ce qu'elle cesse de nouveau pendant un intervalle. Ceci arrive dans certains cas de maladies du poumon et du cœur, dans des cas d'urémie, dans certaines maladies du cerveau, comme la méningite. C'est un mauvais symptôme; les malades qui commencent à respirer ainsi ne guérissent que rarement, quoiqu'ils puissent vivre encore un certain temps.

L'*asphyxie* ou suffocation peut se produire dans les maladies des organes respiratoires par l'empêchement de l'entrée d'une quantité suffisante d'oxygène dans le sang, soit par l'obstruction directe du larynx ou de la trachée ou des autres parties du système respiratoire, soit par l'introduction dans les poumons, au lieu d'air, d'un gaz dépourvu d'oxygène. L'asphyxie peut être causée par l'inhalation d'un gaz délétère, tel que l'oxyde de carbone.

Un autre symptôme est la *toux.* La toux est une expiration violente, soudaine et forcée, dans laquelle l'air est chassé à travers le larynx avec bruit. Elle a pour but généralement de chasser quelque chose des voies respiratoires, mais elle est souvent uniquement nerveuse.

Les différentes maladies du système respiratoire sont caractérisées par différentes toux : dans les maladies du larynx, la toux est en général sèche, rauque et irritante; si les bronches sont affectées, elle est humide et accompagnée de sifflements; dans les maladies de la plèvre, elle est brève et forte et accompagnée de douleur dans le côté.

Dans la coqueluche, l'air est chassé des poumons par une série d'expirations soudaines et brèves, puis une inspiration prolongée accompagnée d'un cri met fin à ce qui semble être une suffocation imminente. Cette toux se termine souvent par des vomissements.

Dans l'anévrisme de l'aorte, la toux a un son métallique et dur qui est bizarre. L'anévrisme cause de l'obstruction en pressant extérieurement sur la trachée ou sur un autre organe respiratoire.

L'*hémoptysie* — crachement de sang — survient dans la phtisie ou dans certaines maladies du cœur. Le sang est souvent craché tout à fait subitement, sans aucun avertissement, sauf quelquefois un peu de chatouillement dans la gorge. Les malades qui ont eu une hémoptysie, peuvent parfois prévoir quand ils en auront une autre. Le sang est rouge vif, écumeux et mélangé à des crachats. Les crachats sont plus ou moins tachés de sang pendant quelques jours, après une attaque d'hémoptysie et à mesure qu'ils diminuent, ils deviennent d'une couleur rouge brun.

L'hémoptysie produite par la tuberculose pulmonaire est due au processus destructif du poumon dont quelque vaisseau sanguin s'est ulcéré. Elle est parfois fatale de suite, le malade étant étouffé par la quantité de sang versé subitement par un gros vaisseau.

Le traitement consiste en un repos complet au lit. Le malade ne doit ni bouger, ni parler, ni s'asseoir dans son lit sous aucun prétexte. On lui donnera de la glace à sucer et on lui mettra un sac de glace sur la poitrine. On donnera très peu de nourriture pendant les quelques premières heures qui suivront l'attaque et ensuite l'alimentation sera très légère : lait, bouillon, etc... Le malade ne prendra rien de chaud. Les intestins seront tenus libres au moyen d'un laxatif et le médecin ordonnera probablement de l'opium ou de l'ergotine, etc...

comme hémostatiques (c'est-à-dire, moyens pour arrêter l'hémorragie).

Les crachats étant un symptôme important, l'infirmière doit les mettre de côté pour que le docteur les examine. Les malades doivent être munis de crachoirs et ne pas cracher dans leur mouchoir. La quantité et la nature des crachats varient beaucoup dans les maladies des voies respiratoires. L'analyse microscopique révèlera s'ils contiennent des bacilles de Koch. Dans ce cas, la tuberculose pulmonaire est dite « ouverte » et déclarée contagieuse. Elle est d'ailleurs curable lorsque le degré n'en est pas très avancé. Il y a une grande différence dans les crachats des différentes formes de la bronchite. Dans la bronchite aiguë, l'expectoration est visqueuse, blanche et en petite quantité tout d'abord; plus tard elle est abondante, jaune ou verte.

Dans la *bronchite chronique*, elle est abondante, verdâtre ou jaune et très écumeuse.

Dans la *bronchite fétide*, elle a une très mauvaise odeur et forme trois couches dans le crachoir, écumeuse sur le dessus, puis séreuse et peu épaisse; au fond, il y a du pus épais gris sale.

Dans la bronchectasie, le malade rejette une grande quantité de crachats en une fois, en général le matin aussitôt après son réveil. Les bronches sont dilatées et pendant la nuit, la sécrétion s'y est amassée et le patient rejette le tout à la fois. Les crachats ont souvent une mauvaise odeur. Le patient en rejette aussi une grande quantité dans le cas d'empyème quand l'abcès traverse la plèvre et pénètre dans le poumon d'où il est expulsé par les bronches.

Il y a une forme rare de la bronchite, appelée bronchite plastique, dans laquelle le patient crache des masses arrondies de couleur blanchâtre qui, lorsqu'elles ont été soigneusement lavées dans de l'eau, ont la forme des bronches.

Les crachats, dans l'*asthme*, sont du mucus fin et

transparent. Dans la phtisie ou tuberculose, appelée jadis consomption, les crachats sont purulents, c'est-à-dire qu'ils contiennent du pus. Ils sont jaunâtres ou verts et peuvent contenir du sang. Ils ont la forme de pièces de monnaie et sont appelés nummulaires. Ils sont en général très abondants.

Les crachats de la *pneumonie* sont très caractéristiques ; ils sont de couleur brun de rouille, visqueux et si collants que le crachoir peut être retourné sans qu'ils s'en détachent.

La *gangrène du poumon* produit des crachats d'un gris sale, avec une odeur fétide qui affecte aussi l'haleine du patient.

Le *coryza*, ou rhume de cerveau ordinaire, est une inflammation de la muqueuse nasale qui peut s'étendre au pharynx, au larynx et aux bronches. Il peut provenir d'une exposition au froid ou à un courant d'air. On s'y expose lorsqu'on a été mouillé et qu'on est resté immobile dans des vêtements et des chaussures humides. Les symptômes sont l'éternuement, les frissons, la gorge sèche, une indisposition générale et la perte de l'appétit, des maux de tête, un écoulement de mucus par le nez et une sensation d'étouffement et de surdité. Si l'inflammation s'étend jusqu'au larynx, il y a en plus de l'enrouement et de la toux. Le meilleur traitement consiste à éviter la cause du rhume, mais lorsqu'il aura commencé, il faut provoquer une transpiration abondante la nuit au moyen d'un bain chaud et de sudorifiques, c'est-à-dire de médicaments augmentant l'action de la peau, et en mettant des couvertures supplémentaires sur le lit, qui sera garni d'une boule d'eau chaude.

La *fièvre des foins* donne lieu à des symptômes ressemblant beaucoup à ceux du rhume ordinaire. Elle a lieu au commencement de l'été, quand les herbes et les autres plantes sont en fleur, et elle est due aux grains de pollen qui voltigent dans l'air et qui viennent en contact avec la muqueuse du nez, des yeux, de la gorge, et l'irritent. Certaines personnes sont particulièrement susceptibles de le contracter. On obtiendra un peu de soulagement en faisant des applications de cocaïne aux yeux, au nez, etc.

La *laryngite* est une inflammation de la muqueuse du larynx. Elle peut être produite par un grand nombre de causes et survient au cours de beaucoup de maladies. La laryngite peut être causée par l'exposition à l'humidité et au froid, ou par l'inhalation de vapeurs irritantes. Elle est encore produite par l'introduction de corps étrangers dans la gorge, par une inflammation qui s'y étend en partant d'une autre région, ou par une maladie telle que la tuberculose, le cancer, une fièvre éruptive, etc...

Les marchands ambulants, les orateurs et les prédicateurs sont sujets à une forme de laryngite chronique, parce qu'ils font un trop grand usage de leur voix.

Les symptômes de la laryngite sont de l'enrouement, de la douleur du larynx et de la fièvre. Il y a un peu de dyspnée et il peut y avoir de l'aphonie (perte de la voix). Dans des cas graves, l'infirmière doit soigneusement noter l'état général du malade. Il faudrait faire chercher immédiatement un médecin si les symptômes suivants se produisaient : augmentation dans la rapidité du pouls ou de la respiration, teinte bleuâtre des mains et de la figure et refroidissement des extrémités.

Le patient doit rester dans une atmosphère humide et tiède, 18 degrés environ. Un inhalateur doit être maintenu en ébullition auprès de son lit, des inhalations de vapeur contenant du benjoin peuvent le soulager. L'alimentation sera exclusivement liquide.

L'*obstruction du larynx* provient de l'introduction dans le larynx d'un corps étranger, tel qu'une monnaie ou une perle ; ou bien l'obstruction peut être causée par le gonflement et les membranes de la diphtérie ; ou par une excroissance ; ou par un œdème ou une paralysie des cordes vocales, etc.

L'une quelconque de ces causes peut donner lieu à une très forte dyspnée et à beaucoup d'angoisse ; la respiration est forte et striduleuse (avec un son rauque) ; si vous examinez la poitrine, vous constatez le renfoncement des espaces intercostaux. Si c'est un enfant, il est agité, il porte ses mains à sa gorge comme s'il voulait enlever ce qui gêne sa respiration. Son teint devient gris de cendre, ses yeux deviennent saillants et il transpire, surtout du front. Il ne faut pas cesser de surveiller l'enfant, car d'un moment à l'autre, il pourra être nécessaire de lui faire un tubage.

La *laryngite striduleuse*, ou faux croup, se produit chez des enfants de trois mois à deux ans ; par exception, elle peut se produire chez des grands enfants, voire même chez des adultes. Des enfants faibles ou des enfants mal nourris et mal soignés, sont plus sujets à l'avoir que des enfants bien portants et bien soignés. Les enfants y sont le plus sujets au moment de la dentition.

L'accès commence par un léger bruit chantant ; après quelque temps, la respiration cesse et l'enfant reste couché, la tête rejetée en arrière, la figure pâle, la poitrine contractée et les muscles faciaux légèrement agités. Puis soudain, le spasme cesse, l'air entre dans la glotte avec un bruit chantant et fort et l'enfant semble tout à fait bien portant jusqu'au nouvel accès.

La *bronchite*, ou inflammation de la muqueuse des bronches, se produit surtout chez les enfants et les vieillards ; elle est bien plus dangereuse pour eux que pour les adultes. Elle suit une exposition au froid ou à l'humidité et peut être provoquée par l'inhalation de vapeurs irritantes. Elle accompagne fréquemment la typhoïde, la diphtérie, la coqueluche, la rougeole et l'influenza et les malades souffrant du mal de Bright sont très exposés à en souffrir.

Une attaque de bronchite aiguë commence par une sensation de contraction de la poitrine, de la toux et des crachats peu nombreux, avec une respiration bruyante et de la dyspnée, La température est légèrement au-dessus de 38 degrés; il y a manque d'appétit et la langue est chargée. Elle peut se passer ou évoluer en forme chronique.

La bronchite capillaire est une forme très grave de la bronchite. Elle attaque les petites ramifications des bronches et occasionne une forte dyspnée, de la cyanose et de l'affaiblissement. La température monte souvent à 39 degrés ou 40 degrés, le pouls est faible et la terminaison est souvent fatale.

Les autres formes de la bronchite sont la : bronchite chronique, la bronchite fétide et la bronchite plastique.

Le traitement est à peu près le même dans tous les cas. La chambre doit être chaude et l'atmosphère doit être maintenue humide, au moyen de l'inhalateur. Un sinapisme posé sur la poitrine occasionne du soulagement, et un cataplasme de graines de lin enlève la sensation de contraction de la poitrine. On emploie parfois un enveloppement d'ouate à la place d'un cataplasme de graines de lin. Dans la bronchite capillaire on donne des stimulants; les médicaments principalement employés sont : le carbonate d'ammonium, l'ipécacuanha, et des scilles. La diète doit être légère. Le patient doit avoir soin, pendant sa convalescence, d'éviter les courants d'air ou toute autre cause qui pourrait provoquer un nouvel accès.

L'*asthme* est dû à un spasme des bronches qui produit des accès subits de dyspnée. C'est parfois une maladie héréditaire, mais elle peut être causée par des excroissances dans le nez, telles que des végétations adénoïdes et des polypes; elle suit fréquemment la rougeole et la coqueluche chez les enfants, et les goutteux y sont sujets. Le climat peut en être cause. La fumée, certaines odeurs, ou un mauvais régime, peuvent aussi le provoquer.

Le malade peut ressentir un peu de gêne et souffrir de torpeur et d'éternuements avant que l'accès ne commence. Mais le plus souvent, la crise débute tout à fait brusquement entre deux et quatre heures du matin. Le malade se réveille pouvant à peine respirer; il se lève pour aller ouvrir la fenêtre et se cramponne au bois de son lit pour aider aux muscles accessoires de la respiration. L'expiration est très longue et elle est accompagnée d'un bruit très fort. Les yeux sont grand ouverts et proéminents, la figure est cyanosée. Vers la fin de l'accès, le malade tousse et crache du mucus transparent et mince.

Traitement. — Un changement d'air est souvent utile, et il faut avoir soin de régler l'alimentation. Un traitement chirurgical peut être nécessaire si l'accès provient d'une obstruction nasale. On donne de l'iodure de potassium pour combattre l'asthme. Au moment de l'accès on peut faire des inhalations calmantes de datura. Le malade peut encore se sentir soulagé en inhalant la fumée de papier azoté. On lui fera aussi parfois respirer du nitrite d'amyle.

Pneumonie ou inflammation des poumons. — Le poumon devient solide parce que les alvéoles sont gonflés de matières inflammatoires. La partie malade ne peut en conséquence prendre de l'air et devient inutile à la respiration.

Elle est appelée pneumonie lobaire lorsqu'elle attaque tout un lobe du poumon. Elle est appelée pneumonie double quand les deux poumons sont atteints. Elle est due à l'invasion d'un germe infectieux qui provoque l'inflammation du poumon. Ces germes se multiplient rapidement et non seulement ils remplissent les alvéoles mais pendant leur développement ils produisent des toxines qui donnent lieu aux symptômes suivants : pyrexie, maux de tête, etc...

La pneumonie est plus fréquente chez les hommes que chez les femmes, peut-être parce qu'ils sont plus exposés au mauvais temps et plus adonnés à l'intempérance, ce qui est une des grandes causes de la pneumonie.

Le début de la pneumonie est très brusque; généralement il y a un frisson, la température monte à 39 degrés ou 40 degrés et reste à peu près invariable pendant six à huit jours, puis elle tombe en général au-dessous de la normale, ou elle peut baisser plus graduellement. La respiration est rapide, de 40 à 80, et n'est pas en rapport avec le pouls qui est en général environ à 100, sauf dans les cas très graves. Le malade perd l'appétit, a une langue chargée et se plaint de maux de tête et de douleur dans les côtes. Les crachats sont couleur de rouille, la peau est chaude et sèche et produit une sensation brûlante très particulière; et les lèvres et le nez sont couverts d'herpès, petite éruption vésiculaire. La figure est échauffée, la toux est brève et irritante. Le malade ne peut pas rester couché dans son lit à cause de la difficulté qu'il éprouve pour respirer.

Chez les enfants et les jeunes adultes, la pneumonie peut se terminer par la guérison. Pour une raison inconnue, on considère l'herpès comme un bon signe et moins le poumon est affecté sur une grande étendue, plus le malade a de chances de guérison.

Mais le pronostic est sérieux s'il s'agit de vieillards ou d'alcooliques; il en est de même pour les malades souffrant d'une autre maladie telle que la néphrite. Le pronostic est aussi mauvais si la pneumonie est double, si le malade est délirant ou cyanosé et si, dans le cas d'un adulte, le pouls s'élève au-dessus de 120 par minute lorsque la respiration continue pendant quelque temps à dépasser 60.

Le malade doit rester au lit, aussi calme que possible. On ne doit lui permettre de s'asseoir que dans le cas où ce serait la seule position dans laquelle il respirerait librement. S'il a le délire, il faut le maintenir, mais il faut employer le moins de force possible afin de ménager ses forces.

Le malade aura besoin de beaucoup de nourriture liquide, de lait, de bouillon, de jus de viande et de gelée. Les vieillards, les alcooliques et les cardiaques auront besoin de stimulants.

Les médicaments donnés sont des sels et des sudorifiques. S'il y a beaucoup de douleur et d'insomnie, on donne de l'opium, généralement sous forme de poudre de Dower. Quand la température est très élevée, on fait des applications froides sur le corps du patient. Une compresse froide appliquée sur la poitrine fera parfois tomber la température. Dans les cas très graves, quand il y a une forte cyanose et beaucoup de dyspnée, on fait une saignée.

Broncho-pneumonie. — Dans cette maladie, il se forme de petites plaques solidifiées dans le poumon, les petites bronches s'enflamment et les produits inflammatoires remplissent les lobules qui devraient contenir de l'air.

Ce sont principalement les enfants et les vieillards en souffrent. Elle suit souvent la bronchite, la coqueluche, la diphtérie, la scarlatine et la rougeole.

Chez un enfant atteint de bronchite, les symptômes sont augmentés dès le début de la broncho-pneumonie, la température s'élève, la respiration est plus rapide.

La température est intermittente, c'est-à-dire qu'elle ne se maintient pas au même degré pendant quelques jours, comme dans la pneumonie lombaire, mais qu'elle s'élève et retombe de deux ou trois degrés journellement. L'accès peut durer un ou deux jours, mais peut durer aussi six semaines. Le pouls et la respiration sont rapides et l'enfant est pâle et livide. La température tombe graduellement et ces abaissements ne se terminent pas par une crise comme dans la pneumonie.

La chambre du malade doit être maintenue à 18 degrés

environ et l'alimentation doit être liquide. S'il a beaucoup de bronchite, il faut faire bouillir un inhalateur dans sa chambre et lui faire un enveloppement ouaté ou lui mettre un cataplasme. Quand la température reste élevée, on lui met soit un sac de glace, soit une compresse froide. On utilise les bains sinapisés.

Les médicaments donnés sont des vomitifs, quelquefois des injections hypodermiques selon les indications du médecin.

La *pleurésie* est l'inflammation de la plèvre. Il y en a trois variétés : la pleurésie sèche, la pleurésie séreuse et la pleurésie purulente ou empyème. Elle suit un rhume négligé ou elle peut être le résultat d'une fracture de côte. Elle accompagne souvent la pneumonie et elle est fréquente dans les fièvres et le mal de Bright. Elle dénote souvent un début de tuberculose.

La maladie débute par une sensation de froid ou un frisson net. Il y a une douleur violente dans le côté, douleur augmentée par chaque mouvement, surtout par la toux. La température s'élève, il y a perte d'appétit, la langue est chargée. S'il y a du liquide dans la poitrine, il y a beaucoup de dyspnée et le pouls est rapide. Le patient est couché sur le côté malade et s'affaiblit beaucoup.

Chez les enfants, le liquide est souvent purulent. L'empyème suit aussi une fièvre aiguë comme la pneumonie; il est aussi fréquent dans une maladie infectieuse. Dans l'empyème, la température est hectique, et il peut se produire une expectoration subite de pus. On enfonce souvent un trocart dans la poitrine pour voir si l'épanchement est un liquide clair ou si c'est du pus. Dans l'épanchement simple, on retire le liquide au moyen d'un aspirateur ou appareil de Potain, mais dans le cas d'empyème il faut faire une opération. Le chirurgien fait une large incision dans le côté et enlève une partie d'une côte à l'aide d'un instrument appelé costotome, afin de livrer passage à un drain qui est laissé en place jusqu'à ce qu'il n'y ait plus de liquide dans la poitrine.

Le traitement de la pleurésie est le repos au lit et une alimentation légère. On soulage la douleur au moyen de cataplasmes, de ventouses, de révulsifs cutanés. On donne des sudorifiques et des purgatifs.

Nota. — La *tuberculose pulmonaire*, maladie des voies respiratoires causée par le bacille de Koch, sera étudiée dans le chapitre XXXIII qui traite de quelques « maladies sociales ».

CHAPITRE XXVII

LA CIRCULATION

Le sang est le liquide le plus important du corps parce qu'il est le liquide nutritif.

Il a cinq fonctions principales :

1° Il nourrit les différents tissus.

2° Il porte aux différents tissus l'oxygène tiré de l'air par la respiration, et par sa combinaison chimique avec d'autres éléments, il maintient la chaleur du corps et développe les forces, nerveuses, mentales et autres.

3° Il réchauffe et humecte toutes les parties du corps.

4° Il reçoit des produits d'élimination et les charrie aux différents organes excréteurs (poumons, reins, etc.). au moyen desquels ils sont chassés de l'organisme. Le gaz carbonique est chassé par les poumons pendant la respiration. Les produits azotés sont éliminés par les reins, l'eau et une petite quantité de gaz carbonique sont rejetés à travers la peau.

5° Il alimente les différentes glandes sécrétrices du corps, de telle sorte qu'elles sécrètent les sucs nécessaires à la digestion et aux autres fonctions.

La couleur du sang est un rouge vif et il est un peu visqueux. Il a un goût salé et une odeur distincte et caractéristique. Il est plus lourd que l'eau.

A l'état normal, le sang est contenu dans le cœur et les vaisseaux sanguins, artères, veines et capillaires. La moitié environ du sang contenu dans le corps est d'une couleur pourpre foncé et renferme un excès de gaz carbonique; on l'appelle sang veineux; il est contenu dans les veines et dans les artères pulmonaires. L'autre moitié du sang qui circule dans les artères et dans les veines pulmonaires est rouge vif et contient un excès d'oxygène. Celui-ci est appelé sang artériel. Mais si on mélange en l'agitant du sang veineux à de l'oxygène, il devient semblable à du sang artériel.

Si l'on examine le sang au microscope, il apparaît composé d'un grand nombre de petits corps ronds, flottant dans un liquide incolore que l'on appelle le plasma du sang. Ces petits corps sont les *globules* qui sont de deux sortes, les rouges et les blancs.

Les globules rouges du sang sont très petits, leur diamètre est environ de six à sept millièmes de millimètre; un millimètre cube en contient environ 5.000.000. La matière colorante du sang, appelée hémoglobine, est contenue dans ces globules rouges. Leur fonction principale est de servir de porteurs d'oxygène. Ils absorbent l'oxygène dans les poumons, le transportent et le cèdent aux tissus. L'hémoglobine a non seulement la faculté de se charger d'oxygène et de l'abandonner aux tissus, mais elle peut se combiner à l'oxygène.

Les globules blancs sont moins nombreux; il n'y a qu'un globule blanc pour environ 500 globules rouges.

Le *plasma* ou liqueur du sang, est le liquide transparent, clair, incolore, salé, albumineux, dans lequel flottent les globules. Il se compose d'eau, de fibrine, d'albumine et de sel.

Ses fonctions sont :

1° De fournir un élément permettant aux globules de flotter ;

2° De traverser les parois des capillaires et de fournir de la nourriture aux tissus ;

3° De se charger des produits inutiles et de les transporter à la peau, aux reins et aux poumons.

Dans l'*anémie*, il y a soit insuffisance de globules

rouges, soit insuffisance de l'hémoglobine contenue dans les globules, ou il peut y avoir insuffisance des deux. Dans la forme d'anémie connue sous le nom de leucémie, il y a un grand excès de globules blancs.

Quand le sang sort du corps, il se forme en caillots. Tout d'abord il se coagule et devient demi-solide; puis il se divise en caillot et sérum. Le sérum est le liquide clair et jaune que l'on exprime du caillot.

La fibrine qui se trouve dans le plasma à l'état fibreux aussi longtemps que le sang circule, se trouve déposée, après que le sang est sorti du corps, sous forme de fibres qui entourent et enveloppent les globules et puis se contractent jusqu'à ce qu'elles se serrent en une masse compacte qui tombe au fond du verre tandis que le sérum flotte à la surface.

La coagulation est modifiée par différentes conditions.

Elle est hâtée :

1° Par une chaleur modérée : 38 à 50 degrés;

2° Par le repos. Si le sang est agité, dans un récipient fermé, il ne se coagule pas aussi vite que s'il était maintenu immobile. Dans certaines maladies, le sang est arrêté dans les vaisseaux par suite de la diminution de la force du cœur et la coagulation a lieu. Cet état se nomme thrombose ;

3° Par le contact avec une surface rugueuse, comme lorsqu'on frappe le sang avec des brindilles. Dans certaines maladies, la thrombose est provoquée par les parois des vaisseaux sanguins qui deviennent rugueuses;

4° Par l'addition de deux fois son volume d'eau ;

La coagulation est empêchée :

1° Par le froid;

2° Par le contact avec un tissu vivant;

3° Par l'aération imparfaite. Le sang ne se coagule pas chez les personnes mortes par asphyxie.

La *circulation du sang* est le processus par lequel le sang est chassé du cœur dans les artères et les capillaires artériels pour aller dans les différentes parties du corps et revenir au cœur par les capillaires veineux et les veines.

Elle peut se diviser en trois parties :

1º La grande circulation, ou circulation systématique, dans laquelle le sang est envoyé du cœur gauche aux artères qui irriguent tout le corps sauf les poumons et retourne au cœur droit par les veines de tout le corps sauf celle des poumons ;

2º La petite circulation ou circulation pulmonaire est celle qui envoie le sang du cœur droit aux poumons par l'artère pulmonaire et qui le ramène au cœur gauche par les veines pulmonaires ;

3º La circulation porte est une partie de la grande circulation dans laquelle le sang envoyé à l'estomac, au pancréas, au foie, aux intestins, est recueilli par la veine porte et amené à travers le foie à la veine cave inférieure qui le ramène au cœur.

Le *cœur* est situé dans le thorax, en arrière des deux tiers inférieurs du sternum. Il est presque entouré par les deux poumons. Il est enfermé dans un sac, appelé sac péricardique, qui est recouvert d'une membrane séreuse, le péricarde, analogue au péritoine et à la plèvre ; le péricarde est réfléchi sur la surface interne du sac péricardique et ses deux surfaces adjacentes sont humectées par un liquide séreux qui permet un mouvement libre et sans friction.

Le cœur pèse environ 300 grammes, un peu moins chez la femme. C'est le plus important organe du système circulatoire et son action musculaire ressemble à celle d'une pompe. Il est fait de muscles fibreux involontaires, c'est-à-dire, de muscles qui ne sont pas dépendants de la volonté. Le cœur est divisé intérieurement en deux parties par une cloison, en cœur droit et cœur gauche ; chacune de ces deux divisions en contient deux autres, une oreillette et un ventricule, de telle sorte qu'il y a quatre cavités en tout dans le cœur — l'oreillette et le ventricule droits, l'oreillette et le ventricule gauches.

L'oreillette droite communique avec le ventricule droit et l'oreillette gauche communique avec le ventricule gauche, mais il n'y a pas de communication entre le cœur droit et le cœur gauche.

L'*oreillette droite*, c'est-à-dire la cavité supérieure du cœur droit, reçoit deux grandes veines, les veines caves supérieure et inférieure qui apportent le sang veineux de la tête, du cou, des bras, des jambes et du corps. A sa partie inférieure, elle communique avec la cavité inférieure droite, le ventricule droit, par un orifice fermé par une valvule composée de trois valves dont les bords sont reliés à l'intérieur du cœur par de fins cartilages tendineux. Cette valvule est :

La *valvule tricuspide.* — Quand le sang coule de l'oreillette droite dans le ventricule droit, cette valvule s'ouvre. Quand le ventricule droit se contracte, le sang soulève la valvule et ferme l'oreillette droite et ne peut retourner d'où il venait. Il y a une autre ouverture dans le ventricule droit, c'est :

L'*artère pulmonaire* qui a trois valvules en forme de demi-lunes pour fermer son orifice. Ce sont :

Les *valvules pulmonaires.* — Quand le ventricule se contracte, le sang monte dans l'artère pulmonaire d'où il passe dans les poumons; le sang remplit alors ces valvules et les bords se rapprochent fermant complètement la cavité du ventricule gauche et empêchant le sang de retourner dans la cavité d'où il venait.

Dans le cœur gauche, l'oreillette reçoit les veines pulmonaires qui apportent des poumons le sang qu'elles ont reçu du cœur droit à travers les artères pulmonaires. L'oreillette s'ouvre dans le ventricule gauche par un orifice fermé par un valvule composée de deux valves et dont la structure est semblable à celle de la valvule tricuspide. C'est la *valvule mitrale.*

Le *ventricule gauche* est la partie la plus importante et la plus forte du cœur et son muscle est le plus épais. Il a une ouverture dans l'aorte et cet orifice est aussi

fermé par trois valves semi-lunaires, les valvules aortiques. Quand le sang passe de l'oreillette gauche dans
le ventricule gauche, celui-ci envoie le sang dans l'aorte
d'où il est distribué aux différentes parties du corps.

L'*aorte* est un grand et fort vaisseau qui part du
ventricule gauche. Sa première partie forme une crosse.
De cette crosse partent les vaisseaux qui se rendent
dans la tête et le cou; ce sont les artères carotides et
les artères sous-clavières qui se rendent dans les bras.
Puis l'aorte descend dans le thorax et l'abdomen, donnant naissance à des artères qui portent le sang à l'estomac, aux intestins, à la rate, aux reins, etc. Dans
le bassin, elle se divise en deux grands vaisseaux, les
artères iliaques qui se rendent aux deux membres inférieurs. L'artère principale de la jambe est la fémorale;
derrière le genou elle porte le nom de poplitée et se
divise en ramifications qui se rendent dans la jambe
et dans le pied.

La continuation de l'artère sous-clavière se nomme
axillaire lorsqu'elle traverse la région de l'aisselle, et
humérale dans le bras. Au coude, elle se divise en deux
artères : la radiale et la cubitale, et dans la paume de
la main, ces deux artères forment un arc d'où partent
des ramifications qui vont dans les doigts.

Les artères se divisent en artérioles et se subdivisent
dans les muscles et les autres tissus jusqu'à ce qu'elles
deviennent très petites, elles portent alors le nom de
capillaires; puis, elles s'unissent aux capillaires des
veines qui deviennent de plus en plus grands jusqu'à
ce qu'ils deviennent de petites veines qui viennent finale-
ment déboucher dans l'une des deux grandes veines,
la veine cave supérieure, qui recueille le sang venant de
la tête, du cou et des bras, et la veine cave inférieure
qui reçoit le sang des jambes et du corps. Ces deux
veines débouchent dans l'oreillette droite.

Les veines profondes accompagnent en général les
artères; elles sont plus nombreuses, plus grandes et

plus minces que les artères. Quand une veine est blessée, le sang en sort par jet continu et lent; mais quand une artère est blessée, le sang en jaillit par saccades. Beaucoup de veines contiennent des petits sacs en forme de poche, ou valvules, qui aident à la circulation. Les artères sont formées par trois enveloppes et aident à la circulation en se contractant et en chassant le sang en avant.

La *circulation porte* est un embranchement de la circulation générale. Des artères partent de l'aorte pour aller porter le sang dans l'estomac, les intestins, le pancréas, la rate et le sang passe de ces organes, à travers des capillaires, dans des veines qui se joignent pour former la veine porte. Cette veine porte entre dans le foie et s'y divise en un certain nombre de capillaires qui se joignent à de nouveaux capillaires veineux, lesquels s'unissent pour former la veine hépatique qui débouche dans la veine cave, à l'entrée de celle-ci dans l'oreillette droite.

Circulation pulmonaire ou petite circulation. — L'artère pulmonaire part du ventricule droit et se divise en deux branches, une pour chaque poumon. Dans le poumon, elle se divise en un grand nombre d'artères plus petites, qui se divisent encore jusqu'à ce qu'elles forment des capillaires dans les parois des alvéoles. De ces capillaires, dérivent les veines pulmonaires qui s'unissent jusqu'à ce qu'elles aient formé les artères pulmonaires qui apportent le sang dans l'oreillette gauche.

Mouvements du cœur. — Le cœur bat en général de soixante à quatre-vingts fois par minute chez les adultes et plus fréquemment chez les enfants.

Les deux oreillettes se contractent en même temps et les valvules tricuspides et mitrale ferment leur orifice respectif et empêchent ainsi la communication avec les oreillettes droite et gauche; le sang est alors chassé à droite dans l'artère pulmonaire par les orifices pulmonaires et aortiques et à gauche dans l'aorte.

Quand le sang qui se trouvait dans les ventricules a été chassé dans ces vaisseaux, les valvules semi-lunaires se ferment et empêchent le sang de retourner dans les ventricules; les artères se contractent et chassent le sang encore plus loin.

Le sang ne peut passer de droite à gauche sans passer par les poumons et il ne peut aller de gauche à droite à moins de passer par la grande circulation ou par la circulation porte.

Marche du sang en partant de l'oreillette gauche. — Dans l'oreillette gauche, le sang est artériel, c'est-à-dire chargé d'oxygène qui vient des poumons, après avoir passé par les veines pulmonaires dans l'oreillette gauche.

L'oreillette gauche se contracte et chasse le sang dans le ventricule gauche; celui-ci se contracte; la valvule mitrale se ferme et intercepte la cavité de l'oreillette gauche et le sang est chassé dans l'aorte. Les valvules aortiques se referment et empêchent le sang de retomber dans le ventricule gauche. Une partie du sang passe dans les artères sous-clavières et carotides et se rend dans la tête, le cou et les bras; le reste descend dans es intestins et les autres viscères abdominaux, dans les jambes et les autres parties du corps. Il se rend dans les artères plus petites et dans les capillaires où une certaine quantité d'oxygène est retenue pour maintenir la chaleur du corps et sa vie, et le gaz carbonique, l'azote et les autres produits de perte, sont cédés et emportés par les petites veines, puis par les veines plus grandes, jusqu'à ce que le sang pénètre dans les veines caves inférieure et supérieure. Cependant, une partie du sang n'a pas suivi ce chemin; elle a passé dans l'estomac et les intestins et y a puisé les produits de la digestion, les peptones, le sucre, l'eau, etc., puis a passé dans les veines qui s'unissent pour former la veine porte, laquelle entre dans le foie où elle se subdivise en veines plus petites; ces veines plus petites conduisent le sang aux capillaires, puis aux veines qui s'unissent pour former la veine hépatique, laquelle entre dans la veine cave inférieure. Ainsi, le sang qui a passé par la circulation porte, entre dans la veine cave inférieure avec le sang qui vient de la partie inférieure du corps et passe dans l'oreillette droite, comme le fait aussi le sang de la tête et du cou qui s'est réuni dans la veine cave supérieure. L'oreillette se contracte et envoie le sang dans le ventricule droit. Celui-ci se contracte; les valves tricuspides ferment la cavité de l'oreillette droite et le sang passe dans l'artère pulmonaire. Les valvules pulmonaires se contractent et interceptent la cavité du ventricule droit et le sang entre dans les poumons. Ce sang est veineux et chargé d'acide carbonique. Dans les poumons, l'acide carbonique est abandonné et l'oxygène est absorbé et le sang maintenant artériel, passe dans les veines pulmonaires et entre dans l'oreillette gauche.

Le *pouls* est le mouvement d'expansion et de contraction alternatives des artères, à chaque battement du cœur. Le caractère du pouls est une indication importante de l'état de l'action du cœur.

On perçoit généralement les battements du pouls, sur la radiale à la partie externe du poignet. Parfois, on peut sentir ceux de l'artère temporale. Il faut se rappeler que la radiale ne suit pas toujours le trajet habituel. Elle tourne parfois au-dessus du radius, au dos du poignet. La main du patient doit être dans une position exempte de toute gêne et on tâte l'artère radiale avec les deux premiers doigts de la main droite.

L'infirmière doit remarquer les points suivants dans le pouls :

1° *Le nombre des pulsations.* — Il y en a normalement 60 à 80. Le pouls est lent dans les cas de rétrécissement de l'aorte et de dégénérescence graisseuse du cœur, dans l'évanouissement, la méningite et les tumeurs cérébrales et dans la jaunisse. Dans quelques cas, le pouls est lent parce que tous les battements du cœur ne sont pas transmis au poignet.

Le nombre des pulsations augmente dans la fièvre, l'épuisement et dans la plupart des maladies du cœur.

2° *La régularité*. — Dans la maladie, le pouls est parfois irrégulier, c'est-à-dire que les intervalles entre les battements successifs ne sont pas d'une longueur uniforme. Ceci arrive dans la maladie mitrale, dans la dilatation cardiaque et dans la méningite. Quand de temps en temps un battement n'est pas perçu, le pouls est appelé irrégulier. Il peut aussi être rebondissant, donnant deux pulsations pour une seule contraction du cœur (fièvre typhoïde, notamment). On nomme ce phénomène : *dicrotisme* (pouls dicrote). Le pouls peut aussi avoir des intermittences.

3° *L'égalité*. — Le pouls peut être égal, c'est-à-dire que tous les battements ont la même intensité, ou inégal, lorsque leur force varie.

4° *Le volume*. — Il varie beaucoup dans les différentes maladies du pouls plein et fort de certaines fièvres au pouls faible et à peine perceptible qui est le signe d'un état très grave.

CHAPITRE XXVIII

SYMPTOMES DES MALADIES DE CŒUR

L'hydropisie ou ascite survient dans les maladies de cœur par suite de la difficulté que le sang éprouve à retourner au cœur. Comme résultat de ceci, les veines et les capillaires regorgent de sang et la partie liquide du sang passe dans le tissu conjonctif et est également déversée dans les cavités séreuses, occasionnant un épanchement dans les cavités du péritoine, du péricarde et de la plèvre. Les jambes enflent et la peau devient brillante et se creuse sous la pression. L'abdomen enfle à cause de la présence du liquide dans le péritoine : c'est cet état qui s'appelle ascite. Le liquide qui se trouve dans la poitrine presse sur les poumons et il en résulte de la dyspnée. L'enflure ou œdème commence par les pieds, les chevilles et les jambes, et s'étend en montant, puis atteint l'abdomen et les parties inférieures du dos; les bras mêmes peuvent enfler. Dans ce cas, le malade doit être mis au régime *déchloruré*, c'est-à-dire contenant peu ou pas de sel (voir p. 33). Il a été reconnu en effet que lorsque se produit l'infiltration des tissus, ceux-ci retiennent du liquide, à proportion d'une quantité de chlorure de sodium variant de 7 à 9 p. 1.000. Il est donc essentiel de ne pas introduire de sel dans l'organisme.

Dans les cas de très forte hydropisie, il faut avoir soin d'éviter les escharres. Certains malades deviennent très impotents. Parfois, l'œdème tombe après un repos au lit ou l'administration de digitale. Dans ce cas, l'urine est peu abondante et doit être conservée et mesurée, car le traitement vise à débarrasser le corps des parties liquides du sang par des diurétiques et des purgatifs, et le médecin voudra savoir l'effet exact de ses remèdes.

Dans certains cas, lorsque l'enflure des jambes ne cède pas, on ponctionne les jambes ou on y établit un système de drainage. Il faut avoir soin d'observer toutes les règles de propreté, car l'érysipèle survient parfois après l'acuponcture. Il faut envelopper les jambes dans de l'ouate hydrophile qui absorbera le liquide qui coule des ponctions.

1° *Dyspnée.* — *Orthopnée.* — La difficulté de la respiration est un symptôme important des maladies de cœur. Elle est provoquée par toute excitation supplémentaire, et lorsque la maladie est avancée, elle est presque constante. Souvent, le patient ne se sent à son aise que lorsqu'il est assis dans son lit, soulevé par un oreiller. L'infirmière doit veiller à ce qu'un malade, présentant ce symptôme, ne se fatigue en aucune façon en essayant de se soulever, car un effort augmente la dyspnée ; il lui faudra aider au patient à se soulever. Le patient peut avoir besoin de trois ou quatre coussins pour arriver à cette position confortable. Certains malades souffrent surtout la nuit et ne peuvent pas trouver de repos au lit, même lorsqu'ils y sont presque assis. Ces malades doivent être soigneusement enveloppés dans des flanelles et transportés dans un fauteuil à haut dossier placé dans une pièce bien chauffée. L'infirmière ne doit pas remuer inutilement ces malades, ni en les nourrissant, ni en les lavant, ni en les transportant.

2° *Forte douleur.* — L'angine de poitrine est un symptôme assez fréquent de maladie de cœur chez les adultes. Elle peut être provoquée par un effort, tel que celui de gravir une montée, par une excitation anormale ou par l'exposition au froid.

Le malade ressent subitement une violente douleur à la partie inférieure du sternum ; la douleur s'étend au côté gauche, au dos et à l'épaule gauche, et descend brusquement dans le bras gauche; le malade a la sensation que sa poitrine se contracte, que l'asphyxie et la mort sont imminentes, puis il se sent mal, s'évanouit et transpire.

Le *traitement* consiste à écraser une capsule de nitrate d'amyle sur un mouchoir de poche et à en faire respirer la vapeur. On donne souvent une injection de morphine et, si la douleur est très intense et tenace, il sera peut-être nécessaire de donner du chloroforme à inhaler. Dans un cas de ce genre, il faut faire chercher un médecin, car le malade peut mourir pendant l'accès. L'infirmière doit chercher à faire éviter à son patient tout effort ou toute excitation et doit veiller à ce qu'il suive un régime régulier et évite tout excès de nourriture ou de boisson.

Il y a plusieurs variétés de maladies de cœur :
Le péricarde peut être enflammé : péricardite.
Le muscle peut être atteint : myocardite.
Les valvules peuvent être atteintes : endocardite.
Les cavités peuvent être dilatées : dilatation.
Péricardite. — L'inflammation du péricarde est le plus souvent causée par du rhumatisme aigu, par le mal de Bright, par la pneumonie ou par la pyohémie.

Les symptômes sont la douleur et de l'angoisse de la région cardiaque souvent fortes et horribles, de la sensibilité à la pression, de l'essouflement, une toux brève et saccadée, un pouls rapide qui ensuite devient irrégulier, une température élevée qui peut monter jusqu'à 40° ou 41°, la perte de l'appétit, la soif, une langue sèche et le manque d'urine. La figure est tirée et pincée et le délire et le coma peuvent survenir.

Traitement. — Repos complet au lit. Aucune sorte

d'effort. La garde doit se faire aider pour changer doucement le malade de place ; elle ne doit pas lui permettre de parler ou de s'exciter. Autant qu'il est possible, le malade ne doit pas avoir de préoccupations. Le régime doit être liquide et se composer principalement de lait. Si la péricardite est une suite de rhumatisme on ne donne pas de bouillon. Pour soulager la douleur on met des sangsues, des cataplasmes ou des sinapismes. Parfois une compresse glacée enlève mieux la douleur que ne le ferait un cataplasme chaud. Dans la péricardite rhumatismale, on donne du salicylate de soude, de la digitale, de l'eau-de-vie et de l'ammoniaque.

Maladie des valvules. — Les valvules deviennent trop étroites et obstruent le passage du sang, ou bien elles deviennent insuffisantes, c'est-à-dire qu'elles ne referment plus hermétiquement la cavité d'où le sang est sorti et qu'elles y laissent retomber une partie de ce sang. Par exemple, dans le rhumatisme aigu, la valvule mitrale s'enflamme souvent (endocardite), du tissu fibreux se forme autour d'elle et au bout d'un certain temps, elle se contracte et rétrécit l'orifice mitral et de cette façon obstrue le passage du sang de l'oreillette gauche dans le ventricule gauche ; c'est le rétrécissement mitral.

Par un processus semblable, les valvules ne se rencontrent plus et ne ferment plus la cavité de l'oreillette gauche pendant la systole, de telle sorte que lorsque le ventricule se contracte, au lieu que tout le sang monte dans l'aorte, une certaine partie retourne dans l'oreillette gauche d'où il venait de sortir. Ceci est l'insuffisance mitrale.

Le rétrécissement aortique et l'insuffisance aortique sont produits de la même façon.

La *maladie mitrale* est la forme la plus commune de maladie de cœur. Les *symptômes* sont la douleur et l'angoisse cardiaque, les palpitations, la dyspnée et l'enflure des pieds. Dans les phases avancées, il y a congestion des poumons. Les poumons se remplissent trop de sang et provoquent l'hémoptysie, l'orthopnée, la lividité des lèvres, joues, oreilles, l'ascite, le manque d'urine et le pouls rapide et irrégulier. La mort soudaine est assez fréquente dans la maladie mitrale.

Traitement. — Le patient doit s'abstenir de tout exercice violent et de tout effort. Il doit se reposer et rester au lit s'il va mal. S'il y a orthopnée, il faut le soulever dans son lit au moyen d'oreillers. Il doit éviter tout mouvement brusque. La circulation sera facilitée par le bon fonctionnement des intestins, des reins et de la peau. S'il y a de la cyanose, il sera peut-être nécessaire de faire une saignée.

Les médicaments employés sont la digitale, l'ammoniaque, la strychnine, etc...

Endocardite ulcéreuse ou infectieuse. — Dans cette maladie les tissus des valvules enflammées se brisent et s'ulcèrent; de la fibrine se dépose sur les surfaces devenues rugueuses et il se forme de grandes masses de végétation. Des petits morceaux se détachent de ces végétations, sont mis en liberté et sont transportés par le courant sanguin jusqu'à ce qu'ils se trouvent dans un vaisseau qui s'oppose à leur passage, de telle sorte que ce vaisseau se trouve bouché. Ces petites masses de végétation se nomment embolies. Elles sont le plus souvent arrêtées dans :

1º La rate, ce qui produit une douleur sous les côtes du côté gauche;

2º Les reins; la douleur est dans la région lombaire et il y a de l'hématurie;

3º Le cerveau, ce qui produit la paralysie d'un côté du corps et la perte de connaissance;

4º Quelques artères des membres, provoquant une enflure douloureuse que l'on soigne par le repos et les fomentations chaudes. Cet état s'appelle thrombose.

Les malades qui souffrent de cette forme de maladie de cœur sont anémiques et sujets à des frissons et à une température variant de 38°5 à 40 degrés. Le pouls est rapide, il y a une transpiration abondante, de la prostration et une faiblesse augmentant toujours. Le pronostic est très mauvais.

Dégénérescence graisseuse, c'est-à-dire changements graisseux dans le muscle du cœur. Elle peut accompagner l'obésité générale, la phtisie, le cancer et d'autres maladies affaiblissantes et elle suit parfois l'empoisonnement par le phosphore et les fièvres aiguës.

Les *symptômes* sont l'anémie, la syncope (évanouissement), la dyspnée, l'enflure légère des pieds et un pouls lent et faible.

Traitement. — Il faut éviter toute fatigue excessive et toute excitation mentale. On donne des toniques, de la quinine, du fer, de la strychnine.

La *maladie congénitale*(1) *du cœur*, provient d'un développement défectueux du cœur, ou peut être due à de l'endocardite.

Les *symptômes* sont une extrême lividité des joues, des lèvres, des oreilles, du nez, des doigts et des orteils qui est due à l'aération imparfaite du sang; le nez et les lèvres sont épais; les doigts sont gros. Le malade est essoufflé à la moindre fatigue et il est très sensible au froid. Vers la fin, il y a de l'œdème des jambes et de l'ascite.

Les enfants qui souffrent de cette maladie doivent être tenus au chaud; ils doivent porter de la flanelle, vivre dans des chambres chaudes et éviter le froid. On ne doit pas les exciter et on doit autant que possible les empêcher de tousser ou de se mettre en colère. A mesure qu'ils grandissent, il faut qu'ils mènent une vie calme et qu'ils soient bien nourris. S'il est nécessaire, on leur donnera des toniques.

Les *maladies de l'aorte* sont plus fréquentes chez l'homme que chez la femme.

____

(1) C'est-à-dire : qui date de la naissance.

Symptômes. — L'anémie et la dyspnée. On peut voir le pouls dans les carotides et les autres artères. Le malade tousse et crache du mucus. Les pieds et les autres parties du corps enflent à mesure que la maladie progresse. La mort subite est fréquente dans ce genre de malaise.

Traitement. — Le repos, comme dans les autres formes de maladies de cœur. Le patient ne doit ni se tourmenter, ni s'exciter, ni se fatiguer. Les repas doivent être légers et réguliers. Quand le malade se trouve mal, il faut le coucher à plat, la tête plus basse que les pieds.

Les médicaments employés sont notamment le fer et la strychnine.

Anévrisme de l'aorte. — L'anévrisme est la dilatation d'une artère sur un trajet plus ou moins long. Il est fréquemment d'origine syphilitique, ou dû à la maladie des vaisseaux appelée athérome. Comme résultat, il se forme une pression sur les parties environnantes; la pression sur la trachée cause de la dyspnée, la pression sur les artères cause l'inégalité du pouls et la pression sur l'os occasionne une douleur très vive. Avec le temps, l'anévrisme détruit l'os sur lequel il presse. L'anévrisme se guérirait si le sang se coagulait à l'intérieur.

La mort par anévrisme aortique peut se produire soit par rupture externe, soit par rupture interne.

Symptômes d'hémorragie interne. — Le pouls devient très faible, la surface du corps est froide et semble morte. Les traits sont affaissés, les yeux rentrés. Le malade est très agité. Il s'évanouit et il est d'une pâleur de mort. La respiration devient plus brève.

Symptômes d'anévrisme. — Une douleur dans la poitrine, une tumeur pulsatile; les vaisseaux du cou palpitent, le pouls est irrégulier, il y a de la dyspnée, de la toux, etc.

Traitement. — Il faut aider la coagulation du sang

dans le sac et empêcher l'agrandissement et la rupture. Le moyen employé est le repos complet au lit; on ne permettra au malade ni de se tenir debout, ni même de s'asseoir.

Des calmants tels que l'opium et la morphine sont donnés pour calmer la douleur et empêcher l'agitation; on donne également de l'iodure de potassium.

L'intervention chirurgicale peut être tentée, dans certains cas, avec chance de succès.

Artério-sclérose. — Cette maladie des artères consiste en un durcissement de ces vaisseaux. Les artères perdent de leur souplesse et la circulation ne se faisant plus normalement, tout l'organisme en est affecté.

Certains symptômes, tels que l'hypertension artérielle ou la présence d'un excès d'urée dans le liquide sanguin, signalent cette affection, mais seul le médecin peut les déceler, à l'aide d'examens spéciaux.

L'hypertension peut être mesurée grâce à des appareils tels que l'*oscillomètre* de Pachon, le *sphygmo-tensiophone* de Vaquez-Laubry ou le *phono-sphygmomètre* de Lian, appareils dont les perfectionnements permettent au médecin de se rendre compte exactement soit par la méthode visuelle, soit par la méthode auscultatoire, des plus légères variations de la tension artérielle, minima et maxima.

Le *régime* des artério-scléreux et des hypertendus en général doit faire l'objet d'une surveillance constante et l'infirmière suivra étroitement à cet égard les prescriptions médicales.

CHAPITRE XXIX

LES REINS

Les organes urinaires se composent de deux reins, de deux uretères et de la vessie.

Les reins secrètent l'urine, les uretères transportent l'urine à la vessie où elle s'accumule jusqu'à ce qu'elle soit rejetée.

Les reins sont situés dans la région postérieure de l'abdomen, derrière le péritoine, un de chaque côté de la colonne vertébrale. Ils ont environ 10 à 15 centimètres de long, 6 à 7 centimètres de large et 3 à 4 centimètres de profondeur. Chaque rein pèse environ 70 grammes.

Un rein est un organe glanduleux, couvert d'une capsule fibreuse. Sa surface est lisse. Si on le coupe en travers, on voit qu'il est formé de deux régions, la corticale et la pyramidale. Ces parties se composent d'une quantité innombrable de petits tubes dont une extrémité se termine dans la substance corticale en forme de petits sacs auxquels viennent aboutir de nombreux vaisseaux sanguins, tandis que l'autre extrémité vient s'ouvrir aux sommets des pyramides dans la partie supérieure de l'uretère appelée le bassinet du rein.

Les reins sont approvisionnés de sang par les artères rénales qui partent de l'aorte et se divisent dans les reins en artères de plus en plus petites, jusqu'à ce qu'une petite artère, l'artère afférente, se rende dans chacun des corpuscules dits de Malpighi; là elle forme les petits capillaires qui se réunissent pour constituer la veine efférente. Cette veine se subdivise de nouveau en capillaires qui s'unissent pour former la veine rénale qui ramène le sang dans la veine cave inférieure.

Les uretères sont les conduits excréteurs de chaque rein. Ce sont des tubes de la grosseur d'une plume d'oie, de 18 à 20 centimètres de long, qui font suite au bassinet du rein et pénètrent dans la vessie.

La *vessie* est le réceptacle temporaire de l'urine. C'est un sac ovale, long de 12 centimètres environ et large de 7 centimètres environ et d'une contenance moyenne de 500 grammes. Elle est composée de trois couches de tissu, un tissu muqueux à l'intérieur, un tissu musculaire au milieu et un tissu fibreux élastique à l'extérieur. Son col est fermé par un muscle circulaire qui se contracte quand l'urine est retenue, mais qui se relâche quand l'urine est rejetée.

L'urine normale est un liquide clair, pâle, de la couleur de l'ambre fluide et de réaction acide. Son poids spécifique est de 1.022 environ. Elle est composée d'eau tenant certaines substances en dissolution. On en rejette environ 1.200 centimètres cubes par jour, soit un peu plus d'un litre.

COMPOSITION

	Moyenne par litre :
Eau	960
Urée	20
Sels	11,50
Phosphates et sulfates.	8,50

L'urine se forme dans les reins par deux procédés distincts : l'infiltration et la sécrétion.

La plus grande partie du liquide et certains sels organiques sont éliminés par la filtration. Elle dépend de la pression du sang et est faite par les glomérules.

L'urée et les autres composés azotés sont éliminés par

la sécrétion et ceci se fait au moyen des cellules des tubes.

L'urée provient de la division des éléments des matières azotées et des échanges de compensation qui se produisent dans les tissus.

A mesure que l'urine est secrétée, elle passe dans les tubes et arrive au bassinet du rein, puis elle passe par l'uretère dans la vessie où elle séjourne jusqu'à ce que les parois de la vessie se contractent et la chassent à travers l'urèthre.

La quantité, le poids spécifique, la réaction, la couleur, etc., varient chez une personne bien portante comme chez une personne malade.

Quantité. — Il est souvent très important pour le médecin de savoir la quantité exacte d'urine émise en vingt-quatre heures. Cela est surtout important lorsque le malade souffre soit d'une maladie de reins, soit d'une maladie de cœur. Le malade doit satisfaire ses besoins séparément; toute l'urine qu'il a émise, pendant vingt-quatre heures, doit être conservée et il faut en prélever une petite quantité afin que le docteur puisse l'examiner. Il faudra l'agiter à cause des dépôts.

Dans certaines maladies, la quantité d'urine est augmentée. Dans le diabète sucré, le malade en émet de deux à sept litres; et dans le diabète insipide, le malade en rejette jusqu'à quinze et vingt litres. Il y a aussi augmentation d'urine dans le mal chronique de Bright ou albuminurie et dans l'hystérie. La quantité d'urine est augmentée par une grande absorption de liquide et pendant l'hiver, tandis qu'en temps chaud elle est diminuée. Elle est également diminuée si beaucoup de liquide est rejeté d'une autre façon comme par une abondante transpiration, par la diarrhée ou les vomissements. Le poids spécifique varie parfois.

Dans le diabète sucré, il est augmenté à 1.030 ou 1.060 et il est aussi augmenté dans de l'urine concentrée, c'est-à-dire dans de l'urine qui contient une trop forte proportion de matières solides.

Il est diminué dans le diabète insipide, dans l'albuminurie et dans les urines pâles.

La *couleur* peut varier et ne pas rester d'ambre pâle. Elle est très pâle dans les diabètes et l'albuminurie. L'urine concentrée est foncée. La présence du sang dans l'urine se nomme hématurie et l'urine est soit rouge vif, soit d'une teinte rouge brun. La présence de bile lui donne une couleur brun acajou ou vert olive. Certains médicaments l'altèrent. Un empoisonnement par de l'acide phénique noircit l'urine; la santonine prise intérieurement la rend orange. Si l'urine contient du pus, il se forme un dépôt blanc au fond du vase.

Dépôts. — Si, dans l'urine acide, il y a un dépôt épais beige, rose ou rouge brique, il se compose d'urates. Ils disparaissent lorsqu'on chauffe l'urine. On les voit dans de l'urine concentrée.

Le pus paraît sous forme d'un épais dépôt jaune dans la cystite, la tuberculose des reins et les calculs.

Le sang peut être en caillots ou en dépôts brunâtres pareils à un dépôt de bouillon; on le trouve dans des cas de mal aigu de Bright, de calculs, etc. C'est au moyen d'éther ozoné et de teinture de guaïacum que l'on trouve la présence du sang dans les urines.

L'acide urique forme un dépôt rougeâtre ressemblant à du poivre de Cayenne. Le mucus se présente sous forme de légers nuages floconneux.

Les phosphates laissent un dépôt blanc dans l'urine alcaline; ce dépôt disparaît par l'addition d'un acide.

Dans le mal de Bright, l'urine renferme de l'albumine. On la recherche au moyen de la chaleur et d'acide acétique, ou d'une réaction à froid d'acide azotique.

On recherche la présence du sucre au moyen de la liqueur de Fehling et celle de la bile (dans la jaunisse) au moyen d'acide azotique.

Maladies des reins. — Les principales sont le mal aigu et le mal chronique de Bright, le diabète sucré, les calculs, la tuberculose, le cancer, etc.

Mal aigu de Bright ou néphrite aiguë.

Il est occasionné par l'exposition au froid et à l'humidité, surtout si l'individu est sous l'influence de l'alcool; il peut se produire pendant la convalescence de la scarlatine et de la rougeole et accompagner la diphtérie et la grossesse.

Les symptômes sont l'insuffisance d'urine, la miction fréquente, la douleur dans la région lombaire, la présence de sang et d'albumine dans l'urine et l'hydropisie. Il y a œdème des jambes, du corps, des paupières, de la figure, de l'ascite et de l'épanchement pleurétique. Dans les cas graves, il peut y avoir suppression absolue d'urine; il se produit alors des convulsions et le malade meurt dans le coma. Une très forte hydropisie peut entraîner de la gangrène, de la mortification des tissus et de l'érysipèle en cas d'infection.

Traitement. — Le malade restera couché dans une chambre chaude (18°), il sera vêtu de flanelle et couchera entre deux flanelles. Le régime sera complètement déchloruré. Il se composera de lait, à raison de trois litres par jour (voir régime 3, p. 31), et d'eau de Seltz ou d'eau d'orge. On ne donnera ni œufs, ni viande. Lorsque la maladie est assez bénigne, on donnera au malade des farineux : du gruau, de l'arrow-root, etc..., et à mesure qu'il va mieux, on varie davantage le régime, tout en le maintenant lacto-végétarien, aussi longtemps que le médecin le juge nécessaire (voir régime 7, p. 33 et régime 4, p. 32). Des cataplasmes et des ventouses sèches soulagent la douleur. Les médicaments ordonnés sont des purgatifs et des sudorifiques qui ont pour but de chasser une partie du liquide.

Si l'ascite est très prononcée, on donne au malade un bain de vapeur. On soulève les draps et les couvertures au moyen d'un cerceau et on les fixe autour du cou du patient et aux côtés et au pied du lit. On fait arriver un jet de vapeur dans l'espace ainsi obtenu, la vapeur provoque une abondante transpiration.

Lorsqu'on donne un bain d'air chaud, on fait brûler une lampe à alcool sous un entonnoir qui communique avec le tuyau donnant le jet (1).

Lorsque l'hydropisie est extrême, on enlève le liquide en ponctionnant les jambes ou en y insérant de petits drains minces à travers lesquels le liquide s'écoule.

S'il y a des convulsions urémiques, on fait une saignée, ou l'on donne du chloroforme, ou encore on fait une injection hypodermique de pilocarpine pour activer la transpiration.

Quand le malade commence à se rétablir, on lui donne du fer pour combattre l'anémie.

La néphrite chronique se produit le plus fréquemment entre quarante et soixante ans. Elle est souvent due à la goutte, au saturnisme ou à l'alcoolisme.

Symptômes. — Cette maladie a un début lent, accompagné de maux de tête, de nausées et de vomissements, de dyspnée, d'anémie, de perte d'appétit et de faiblesse générale. Beaucoup d'urine est émise, la nuit comme le jour. Les résultats de la néphrite chronique peuvent être l'hémorragie cérébrale qui occasionne l'apoplexie, la pleurésie, la péricardite, la péritonite ou l'hypertrophie du cœur.

Traitement. — Le malade doit être chaudement habillé et vivre, si possible, dans un climat chaud. Il ne doit prendre que peu d'exercice. Son régime doit se composer de très peu de viande et d'alcool; il ne lui sera permis qu'un peu de vin rouge, d'après indications médicales. Il doit éviter le froid, ne pas travailler le plomb ou toute autre chose ayant provoqué sa maladie. Des médicaments purgatifs et sudorifiques lui sont donnés : ses maux de tête sont parfois soulagés au moyen de nitro-glycérine.

Calculs du rein. — Les calculs sont formés d'acide urique, d'oxalate de chaux ou d'autres substances. Ils

(1) Voir page 57.

causent de la douleur lombaire, de l'hématurie et de la pyurie. S'ils pénètrent dans le bassinet du rein, ils causent la *colique néphrétique* par les contractions spasmodiques des uretères. La douleur est soudaine et atroce, elle se fait sentir jusque dans l'aine et la jambe. Le malade se tord par terre et transpire abondamment. Il pâlit et tombe dans le collapsus; il a souvent un frisson ou des vomissements. Parfois l'urine est complètement supprimée et l'obstruction peut provoquer de l'hydro-néphrose.

Traitement. — On donne de l'eau distillée, des médicaments alcalins et de la térébenthine en capsules. L'exercice physique peut empêcher cette maladie. On combat la douleur par des bains chauds, par le repos au lit, par la morphine et par des applications calmantes locales, telles que la belladone. Une opération est souvent nécessaire.

Rein flottant. — Le rein, surtout chez les femmes, est parfois déplacé, pour des causes qui tout d'abord tendent les tissus, puis les relâchent. Ces causes sont la grossesse, l'amaigrissement ou un corset trop serré. Le rein droit est celui qui est généralement atteint.

Symptômes. — La malade ressent une pesanteur ou une douleur dans la région lombaire. Ces symptômes sont augmentés par la fatigue. Elle a des accès de douleur et de sensibilité l'urine est rare et très foncée ; elle éprouve des nausées et rejette sa nourriture.

Si le repos au lit ne donne pas de soulagement, la malade doit porter une ceinture à laquelle on fixe un coussinet qui presse sur le rein et le force à reprendre sa position primaire. Parfois on a recours à une opération.

Diabète sucré. — Il peut être héréditaire, mais il est souvent provoqué par l'excitation mentale, l'anxiété, etc. Souvent il se produit sans cause apparente.

Symptômes. — Il se développe lentement ; le malade remarque qu'il boit plus et qu'il émet plus d'urine, qu'il s'affaiblit et maigrit. La soif augmente, la langue est rouge et se hérisse de papilles, le patient a un goût sucré dans la bouche; les dents se gâtent et tombent, la peau est sèche et rèche. Le diabète à un degré avancé se termine souvent par le coma et la mort.

Cette maladie présente beaucoup de complications. Les personnes souffrant du diabète sont sujettes à du prurit, de l'eczéma, des furoncles, de la gangrène des extrémités, à la phtisie, à la pneumonie, à la cataracte, etc.

Le traitement consiste à supprimer du régime tous les aliments contenant du sucre ou de l'amidon.

Le patient ne doit manger ni pain, ni pommes de terre, ni sucre, ni fruits, ni pâtisserie, ni farineux (riz, arrow-root), ni sagou, ni tapioca, ni macaroni, vermicelle, semoule, ni carottes, navets, pois, haricots, choux de Bruxelles, chou-fleur, etc... A moins d'indication contraire du médecin traitant, il peut manger de la viande (sauf les viscères), du jambon, du lard, de la langue, de la volaille, du gibier, du poisson, du potage et du bouillon, des légumes verts, cresson, concombres, radis, andives, céleris, du vinaigre, de l'huile, des pickles, des œufs, de la crème, du beurre, du pain de gluten, des biscuits aux amandes et des biscuits de son. Il peut aussi boire du thé et du café avec très peu de lait, du cacao, du Sauterne, ou un Bordeaux peu fort.

Les médicaments prescrits sont ordinairement de l'opium, de la codéine et de la morphine.

On soigne actuellement le diabète avec un médicament opothérapique nommé insuline, donné en injections sous-cutanées ou intraveineuses. Cette méthode donne des résultats positifs.

CHAPITRE XXX

LA PEAU

La peau, enveloppe externe du corps ou tégument, se divise en :

1° Derme, composé de tissu fibreux, de vaisseaux et de nerfs;

2° Épiderme ou cuticule, composé de petites cellules épithéliales, situées sur plusieurs couches, dont les couches supérieures s'écaillent et se détruisent continuellement, étant remplacées par les couches profondes qui viennent à la surface.

Le derme contient les glandes sudoripares et leurs tubes, les follicules pileux ou sacs et les glandes sébacées qui débouchent dans les follicules pileux et secrètent une substance grasse.

Les couches profondes de l'épiderme contiennent la matière colorante ou pigment de la peau. Sur la dernière couche profonde d'épiderme, il y des saillies minuscules appelées papilles.

FONCTIONS DE LA PEAU

1° Protection.

2° Organe du toucher. Les papilles contiennent les terminaisons des petits nerfs. Les nerfs sont distribués abondamment dans toute la peau, mais les parties sensibles du corps en contiennent le plus, tels les bouts des doigts, le bout de la langue et les lèvres.

3° Sécrétion de matière grasse qui graisse la peau et les cheveux.

4° Excrétion de la sueur. La sueur est composée d'eau avec une très légère proportion (5/1000) d'acides, de sel et de graisse.

5° Absorption. On utilise cette propriété de la peau pour l'administration de certains médicaments, comme le mercure que l'on fait pénétrer sous la peau par friction ou qu'on y applique à l'état de vapeur. Les vaisseaux sanguins absorbent le médicament. On frictionne souvent le ventre avec de l'onguent mercuriel dans la péritonite tuberculeuse.

6° Régularisation de la température du corps. Ceci est obtenu par la plus ou moins grande quantité de sang affluant à la peau et produisant plus ou moins de transpiration qui rafraîchit le corps par son évaporation. Dans la saison froide, les vaisseaux de la peau se contractent, le sang n'arrive pas à la surface; tandis que pendant la chaleur, le contraire se produit, les vaisseaux se dilatent, se remplissent de sang et la transpiration est abondante.

CHANGEMENTS QUI SURVIENNENT DANS LA PEAU.

1° *Congestion*. — Rougeur anormale.

2° *Papules*. — Boutons, excroissances solides ne dépassant pas la grosseur d'un pois.

3° *Vésicules*. — Excroissances semblables, contenant un liquide clair.

4° *Ampoules ou phlyctènes*. — Excroissances plus grandes contenant un liquide clair.

5° *Pustules*. — Excroissances molles contenant du pus.

6° *Croûtes*. — Formées par le dessèchement du contenu des vésicules, des ampoules et des pustules.

7° *Ecailles sèches* des cellules superficielles de l'épiderme.

8° *Cicatrices.* — Suites de la guérison d'une plaie qui a détruit les papilles ou une autre partie du derme.

9° *Escharres ou plaies.* — Les couches superficielles de l'épiderme étant détruites par mortification.

10° *Hémorragie.* — Taches rouges ou violettes.

Taches. — Changement de couleur, comme après un coup.

MALADIES DE LA PEAU

Eczéma. — C'est une inflammation superficielle de la peau à laquelle certaines personnes sont sujettes sans raison apparente. Mais il existe des causes déterminantes. Un tempérament arthritique ou des glandes sudoripares qui fonctionnent trop librement peuvent l'occasionner, ainsi que certains médicaments, onguents et savons irritants. Une exposition au soleil le provoque ou certains métiers ; les épiciers sont sujets à l'avoir aux mains parce qu'ils touchent fréquemment du sucre. Les écoulements du nez et de l'oreille, les varices et certaines maladies diathésiques, telles que la goutte et le diabète, peuvent causer aussi l'eczéma.

L'accès commence par de la démangeaison et de la brûlure. La peau devient rouge; il s'y forme de petites vésicules qui s'ouvrent et laissent écouler un liquide. Ces vésicules se joignent et forment une grande plaie. Parfois des escharres sont formées par l'écoulement, qui, en séchant, raidit le linge. L'eczéma ne laisse pas de cicatrices mais parfois un épaississement de la peau. Il se produit le plus souvent snr la figure, le cou, les oreilles, à l'articulation des genoux et des coudes et à la partie intérieure des cuisses.

Le *traitement* consiste à empêcher l'irritation de la partie atteinte. Il ne faut pas porter de vêtements de laine sur la peau et le malade ne doit pas être exposé à une forte chaleur, ni au froid. Si le malade est un enfant, on lui enveloppera les mains dans de l'ouate pour l'empêcher de se gratter. Moins la peau est humide, mieux cela vaut. Il ne faut pas employer de savon et, si l'on emploie de l'eau, il faut qu'elle soit chaude et additionnée de glycérine. La peau doit être soigneusement et complètement séchée. Si les croûtes sont très épaisses, il faut les enlever pour qu'un **médicament** quelconque puisse agir. On nettoiera la peau avec des compresses trempées dans de l'huile d'olive et exprimées ensuite, et on peut ôter les croûtes au moyen d'un carton très fin que l'on passe entre la croûte et la peau. On nettoie le cuir chevelu avec du blanc d'œuf, mais parfois on est forcé de couper tous les cheveux. Le patient doit habiter une chambre bien aérée. On met des pansements d'onguent métallique, un mélange de plomb, de zinc et de mercure.

Traitement interne. — On veille à ce que les intestins fonctionnent souvent et on donne des toniques. Si la démangeaison empêche de dormir, on donne un calmant, on en donne de même aux enfants pour les empêcher de se gratter. On emploie souvent l'arsenic dans l'eczéma. Le régime alimentaire devra être léger et on évitera l'alcool et les aliments salés.

Le *psoriasis* est une maladie chronique et n'a pas de cause directe connue. Il commence par des plaques saillantes rouges, couvertes d'écailles argentées, et attaque généralement les genoux et les coudes. Dans des cas graves il peut s'étendre sur tout le corps et parfois, mais très rarement, il couvre le cuir chevelu. On donne intérieurement de l'arsenic et d'autres médicaments, et on introduit par friction dans la peau certains onguents. On emploie un onguent au goudron qui a le désagrément de tacher le linge.

Herpès. — C'est une éruption de vésicules, groupées selon le trajet d'un nerf, c'est-à-dire qu'il se produit sur la partie de la peau qui est parcourue par un nerf particulier et ses branches. Il peut s'étendre depuis la colonne vertébrale jusqu'au sternum et prend alors le nom de zona. Il y a un engourdissement qui démange et parfois une assez forte douleur jusqu'à ce que l'éruption soit sortie. Les vésicules deviennent des ampoules et les ampoules laissent de petites taches rouges. Le trajet du nerf reste parfois douloureux même après que l'éruption a disparu.

On met sur les parties éruptives de l'oxyde de zinc ou de la poudre de zinc et d'amidon à laquelle on a ajouté un peu de morphine.

La *teigne* est produite par un parasite végétal ou fungus. C'est une maladie très contagieuse, se propageant par le contact. Elle commence sous forme d'une plaque ronde couverte de cheveux fins; en peu de temps, la plaque est recouverte d'écailles comme du son et les cheveux sont détruits; il ne reste que des petits bouts de cheveux cassés et tordus. Parfois il y a un peu d'inflammation et d'enflure et quelques-uns des points suppurent. La maladie est assez rare chez les adultes, mais si dans une famille, un enfant en est atteint, tous les enfants l'auront, à moins qu'on ne prenne les plus grandes précautions. L'enfant doit dormir seul et doit avoir son peigne, sa brosse et ses essuie-mains personnels. Il faut lui raser la tête et la garder rasée tant que la maladie dure. On pourra lui laisser une mèche de cheveux en avant pour qu'il ne soit pas trop défiguré. On frotte le cuir chevelu avec un onguent à l'acide phénique ou au mercure et on recouvre la tête d'un bonnet de toile ou de soie. Le bonnet sera changé tous les jours ou, tout au moins, doublé d'un papier propre tous les jours.

Le *favus* est une maladie rare en général, mais assez fréquente en Ecosse. C'est un parasite végétal produisant des disques jaune vif d'odeur de souris. Il est très difficile à soigner.

La *gale*. — Affection produite par un parasite animal qui creuse un chemin sous la peau et occasionne une forte démangeaison très irritante. La maladie en elle-même produit des papules, des vésicules, etc., et lorsqu'on se gratte il se produit de l'eczéma en plus. On la voit en général sur la peau entre les doigts et elle peut attaquer n'importe quelle partie du corps, mais rarement la figure. Le traitement consiste en bains chauds, suivis de frictions énergiques d'onguent sulfureux qui tue le parasite. Parfois le grand usage du soufre produit de l'eczéma. Il est préférable de brûler les vêtements que le malade a portés pendant qu'il était atteint de la gale, mais si cela est impossible, il faut les désinfecter à l'étuve.

Pediculi capitis ou poux de la tête, causent de la démangeaison, des croûtes et de l'impétigo. On enlève les croûtes au moyen de cataplasmes, on soigne l'impétigo au moyen de diverses sortes d'onguents. Les onguents au mercure, au goudron et à l'acide phénique sont utilement employés ainsi que l'alcool camphré.

Les œufs de poux (lentes) adhèrent fortement aux cheveux et sont difficiles à enlever. Le meilleur traitement consiste à couper les cheveux courts ; mais si cela n'est pas possible, on passe journellement un peigne fin, trempé dans du vinaigre chaud, jusqu'à ce qu'il n'y ait plus eu de poux pendant une semaine ou même davantage.

Il existe de nombreuses variétés d'affections de la peau, que nous ne pouvons décrire en détail. Leur traitement doit être prescrit par un spécialiste, car il est souvent très minutieux.

CHAPITRE XXXI

LE SYSTÈME NERVEUX

Le système nerveux se compose du cerveau, de la moelle épinière et des nerfs. La cavité crânienne renferme le cerveau, le canal vertébral renferme la moelle épinière et les nerfs sortent de ces deux cavités pour se rendre dans toutes les parties du corps.

Le système nerveux se sépare en deux grandes divisions, l'une destinée aux fonctions extérieures, ou système nerveux de la vie organique, appelé aussi grand sympathique.

1° *Fonctions de relation* :

Le système nerveux de la vie de relation a pour partie centrale l'axe cérébro-spinal, composé du cerveau, du cervelet, du bulbe rachidien (1) et de la moelle épinière, et est prolongé et ramifié dans tout le corps par les cordons appelés nerfs.

Le cerveau est enveloppé, dans l'intérieur du crâne, par une triple membrane : la plus intérieure se nomme la pie-mère et suit toutes les circonvolutions du cerveau; l'intermédiaire ou arachnoïde est séreuse et sécrète le fluide cérébro-spinal dont l'emploi est de maintenir égale la pression exercée sur le cerveau et de lui amortir les secousses du corps, à la manière d'une sorte de matelas d'eau; enfin la troisième enveloppe

(1) Le cerveau, le cervelet et le bulbe rachidien composent l'encéphale ou contenu de la boîte crânienne.

fibreuse ou dure-mère, contient des vaisseaux qui unissent le cerveau au crâne. Des membranes analogues recouvrent le bulbe et la moelle.

Le cerveau se compose de deux substances, l'une grise, à l'extérieur, l'autre blanche, à l'intérieur, dont sont formées les fibres et les cellules nerveuses. Il est séparé en deux moitiés, elles-mêmes subdivisées en lobes. Le cervelet est moins volumineux que le cerveau et situé en arrière de la boîte crânienne. Il règle le sens de la direction. Le bulbe rachidien ou moelle allongée, également situé à la base du crâne, relie l'encéphale à la moelle épinière. La moelle épinière, située dans les vertèbres dorsales, se compose comme le cerveau de substance grise et blanche, mais cette dernière est à l'extérieur. La destruction d'une partie de la moelle épinière occasionne la paralysie de la région du corps située au-dessous de cette partie. Douze paires de nerfs sortent du cerveau et trente et une paires de nerfs de la moelle. Ces nerfs actionnent toutes les parties du corps qui sont en communication avec l'extérieur.

Chacun des nerfs sortant de la moelle se compose de doubles fibres très délicates qui prennent racine l'une en avant, l'autre en arrière du cordon de la moelle. Ces deux fibres réunies restent indépendantes dans leurs fonctions, l'une, à racine postérieure, étant propre à la sensibilité, l'autre, à racine antérieure, donnant source aux mouvements. De la sorte, la sensation produite à l'extérieur se propage le long de la fibre jusqu'à sa racine, dans la moelle et est communiquée à l'autre fibre qui engendre un mouvement réflexe.

2° *Système nerveux organique* (1) :

Le grand sympathique, absolument distinct du reste du système nerveux, et soustrait à l'empire de la volonté, a pour emploi de régler les fonctions des organes. Il actionne les viscères et cause leur sensibilité, il règle

---

(1) Appelé aussi système ganglionnaire, parce qu'il est composé de petites masses nerveuses appelées ganglions qui fournissent ses nerfs.

le jeu des vaisseaux, par le moyen des nerfs vaso-moteurs, lesquels contractent ou dilatent les artères, ralentissant ou activant la circulation.

MALADIES DU CERVEAU ET DU SYSTÈME NERVEUX

La *méningite* est l'inflammation des membranes du cerveau. Elle peut être due à un traumatisme ou à une infection de la membrane elle-même par agent micro-bien. L'infection produit une certaine quantité de liquide dans le cerveau et de la douleur ainsi que tous les signes habituels de l'inflammation La méningite tuberculeuse se produit le plus souvent entre cinq ans et dix-huit ans. Elle débute par des maux de tête et une irritabilité générale, la perte de l'appétit et de l'insomnie. La température s'élève, mais le pouls est souvent très lent et irrégulier. La tête est rejetée en arrière et main-tenue rigidement dans cette position, si on soulève la tête de l'enfant, tout le corps suit le mouvement. Il y a un cri particulier, cri aigu et perçant, qui est commun dans la méningite. Il y a souvent des convulsions et du délire. La maladie est presque toujours fatale et dure environ trois semaines, le patient tombe peu à peu dans le coma et n'en sort plus. Quand il est dans l'état comateux, il est couché les yeux ouverts, il louche en général, ses paupières restant immobiles. Si cela con-tinue longtemps, les yeux s'enflammeront et se morti-fieront; il faut donc que l'infirmière les ferme au moyen d'un bandage.

Traitement. — On applique de la glace sur la tête pour soulager la douleur intense, et on met parfois des sangsues ou des sinapismes derrière les oreilles. On administre des purgatifs pour combattre la constipation presque toujours présente. Le régime sera liquide, com-posé en grande partie de lait et de bouillon de légumes. Il faut de l'obscurité et du calme dans la chambre du malade, car la lumière et le bruit augmentent ses douleurs de tête.

Apoplexie. — Quand un vaisseau s'ouvre dans le cerveau, le sang coule de la déchirure et rompt la substance cérébrale, causant des blessures qui souvent entraînent la mort. C'est ce qu'on appelle hémorragie cérébrale.

L'apoplexie est plus fréquente chez des personnes âgées et surtout chez les hommes et les malades atteints d'alcoolisme chronique ou souffrant du mal de Bright, de goutte, de saturnisme ou d'athérome, une embolie dans cette dernière maladie peut être transportée du cœur au cerveau et obstruer l'un des vaisseaux. Quand une partie de la substance cérébrale est détruite : les fibres nerveuses atteintes sont celles qui se rendent au bras, à la jambe ou à la figure du côté opposé du corps.

L'attaque est très brusque en général, mais elle est parfois précédée de maux de tête et de tiraillements dans l'un des membres. Quand l'hémorragie se produit, le malade tombe évanoui, la figure enflammée et la respiration bruyante. Ses yeux sont tournés vers le côté de sa tête qui est atteint. Quand la langue est tirée, elle pend vers le côté paralysé.

Le malade peut revenir à lui après quelque temps, mais il est paralysé d'un côté. Quand l'hémorragie se produit du côté gauche du cerveau, le malade peut perdre la parole. Quand l'hémorragie est très forte, elle occasionne la mort; une petite hémorragie produit de l'hémiplégie et parfois la perte de la parole.

Traitement. — Couchez le malade dans son lit, posez un sac de glace sur sa tête pour essayer d'arrêter l'hémorragie interne. On lui donnera peut-être du calomel, afin que la purgation diminue la tension des vaisseaux. Son alimentation doit être légère; on ne lui donnera d'abord que du lait et pas de stimulants. Pendant sa convalescence on pourra le traiter à l'électricité : dans ce cas, une des électrodes est posée sur une éponge à l'arrière de sa tête, l'autre couverte d'une éponge trempée dans de l'eau salée, est passée sur les muscles. On masse également les membres atteints et on encourage le malade à s'en servir.

Le malade est facilement sujet à une seconde attaque ; il doit éviter toute fatigue qui occasionnerait un effort des vaisseaux et il doit observer un régime sévère.

La *tumeur du cerveau* produit une douleur violente à cause de la pression qu'elle exerce, des vomissements, des convulsions et des vertiges. Une tumeur cérébrale peut produire de l'hémiplégie et d'autres signes d'hémorragie. Une tumeur cérébelleuse (ou du cervelet) produit une démarche incertaine, chancelante.

Traitement. — On essaie de soulager les maux de tête au moyen de repos, glace, lotions et sangsues. Parfois on fait l'opération du trépan ; on enlève du crâne un morceau rond d'os afin de diminuer sa pression.

L'infirmière doit étudier la nature des convulsions qui se produisent, l'endroit où elles commencent, si le patient ressent dans un endroit quelconque des sensations bizarres, s'il contracte les doigts, etc. Ces accès se renouvellent souvent, de sorte que l'infirmière peut toujours en étudier le début. Quand le médecin sait quels sont les muscles atteints, il sait quelle partie du cerveau est atteinte et cela lui est utile pour son diagnostic.

Paraplégie ou perte de pouvoir dans les deux jambes. Elle provient de beaucoup de causes. Une des causes les plus fréquentes est la *myélite* ou inflammation aiguë de la moelle épinière. Elle est produite par l'exposition au froid et à l'humidité, par un effort, par une blessure, par une tumeur pressant sur la moelle épinière ou par un mal de Pott. Les premiers signes sont de l'engourdissement, de la démangeaison, de la douleur, des crampes suivies de perte partielle ou complète de la sensation et de la motilité. Il se produit souvent de l'hyperesthésie (sensation augmentée) ; il se forme autour du corps un cercle douloureux. Les sphincters perdent leur faculté. Les *escharres* sont un des dangers de la myélite ; elles se forment en partie par défaut de nutrition de la partie atteinte. Les escharres sont parfois les vraies causes de la mort, ou la mort peut résulter d'une néphrite suivant une cystite. L'inflammation s'étend de la vessie aux reins où elle provoque une inflammation fatale. La pneumonie est encore une complication fatale de la myélite.

Traitement. — Le patient doit être couché sur un matelas d'eau et on doit le tenir très propre. Malgré tous les soins il peut se former des ampoules qui en quelques heures deviennent des escharres. Prévenez le médecin de suite. Essayez d'empêcher la formation d'escharres en changeant le malade de position. Il y a insensibilité de la peau, ce qui empêchera le patient de se rendre compte si une boule d'eau chaude l'a brûlé et une blessure de ce genre est très difficile à guérir ; c'est pourquoi l'infirmière doit être très prudente en employant des boules d'eau chaude. Il ne faut pas qu'il y ait rétention d'urine, on prendra toutes les précautions nécessaires pour sonder (voir p. 81). On donne en général des toniques, de l'iodure de potassium et du mercure.

La *névrite* ou inflammation des nerfs est souvent due à l'alcoolisme. Elle attaque l'extrémité des petits nerfs et produit du dépérissement et de l'affaiblissement dans le membre. Le saturnisme produit également de la névrite surtout dans les bras, où on l'appelle « chute du poignet ». Elle suit aussi la diphtérie et porte alors le nom de paralysie diphtérique. Le froid, un germe infectieux peuvent l'occasionner. Ces agents d'infection circulent dans le sang et produisent de la faiblesse des membres et la perte de la sensation ou une augmentation de sensibilité. Il y a souvent de la sensibilité du mollet. La névrite peut être si grave que le membre perd presque toute sa force et qu'il en résulte une contraction. La mémoire s'affaiblit, le patient a des hallucinations. La vessie et le rectum sont rarement atteints dans la névrite.

Traitement. — Repos au lit, pas d'alcool, friction d'onguent pour soulager la douleur. Les escharres sont moins fréquentes que dans la myélite, mais il faut tout de même prendre ses précautions. L'électricité et le massage sont utilement employés.

La *sciatique* est la névrite du grand nerf qui descend le long de la hanche, de la cuisse et de la jambe. La plus forte douleur est ressentie dans les parties du trajet du nerf où celui-ci approche de la surface, c'est-à-dire la partie postérieure de la cuisse, du genou et l'extérieur du genou. On la soigne au moyen de sinapismes, mais il est essentiel que le malade reste au lit.

L'*épilepsie* est due à un trouble fonctionnel, c'est-à-dire qu'il n'y a pas de modification dans les organes du corps, car on ne trouve rien d'anormal en faisant l'autopsie, mais pour une raison quelconque, les organes ne fonctionnent pas normalement. L'épilepsie est une maladie fonctionnelle, l'apoplexie est une maladie organique. L'épilepsie est caractérisée par la perte soudaine de la connaissance, avec ou sans convulsions. C'est une maladie fréquente chez les jeunes filles qui ont dans leur famille une maladie nerveuse ou la folie. Elle est aussi une conséquence de l'absinthisme.

Il y a quatre phases dans un accès épileptique :

1° L'aura ou symptômes avertisseurs. Ce sont des sensations particulières qui précèdent pendant un court laps de temps, le manque de connaissance. Elles varient selon le patient, mais il les connaît et sait qu'une attaque est imminente. L'aura peut être quelque chose de net, comme des tiraillements, ou elle peut consister en perte de vision, odeurs curieuses, étincelles lumineuses ou hallucinations.

2° La phase suivante se compose de la perte de la connaissance et de la contraction des muscles, et elle s'annonce souvent par un cri subit. Le patient devient bleu, se raidit ; cet état dure quelques secondes ou une minute.

3° Des convulsions : le patient écume, accomplit ses besoins, a perdu toute connaissance, ses yeux sont insensibles au toucher. Il se mord généralement la langue.

4° Rétablissement. Après un espace de temps de durée variable, le patient revient à lui, mais reste pendant quelque temps engourdi, avec un air endormi et hébété.

La mort peut survenir au cours d'une crise, soit que le malade ait un accident, faute d'avoir prévu la crise, en tombant dans le feu ou dans tout autre endroit dangereux, soit qu'il reste asphyxié sous les couvertures du lit où l'accès le surprend.

Traitement. — Alimentation légère, exercice régulier, et bromure ou valériane. Dans certains cas, on peut empêcher la crise en frictionnant les membres ou en serrant le doigt ou le bras avec une ficelle. Mettez un tampon dans la bouche pour empêcher que le malade ne se morde la langue, vous pouvez vous servir d'un petit bout de bois ou du manche d'une brosse à dents.

Les *convulsions* peuvent survenir chez les enfants atteints d'une maladie aiguë et sont équivalentes à un frisson chez un adulte. Elles arrivent surtout au commencement d'une fièvre scarlatine, de la pneumonie et de la rougeole.

Les convulsions sont aussi causées par une maladie du cerveau, par l'épuisement qui suit la diarrhée et sont fréquentes chez des enfants délicats. Les vers, ou toute autre forme d'irritation, et la coqueluche, les causent aussi. Une convulsion chez un enfant peut être causée par l'épilepsie. Donnez à l'enfant un bain chaud, couchez-le et prenez sa température. Le docteur prescrira probablement un purgatif et, si la crise est très persistante, il lui donnera un calmant. Lorsque la crise sera passée, il prescrira du bromure de potassium.

L'ébranlement du cerveau ou commotion cérébrale

est produit par une blessure à la tête, provenant par exemple d'un coup. Il y a perte subite du sentiment, l'action du cœur et des muscles respiratoires est affaiblie, il en résulte un pouls faible, de la pâleur et la peau se refroidit. Dans un cas léger, l'insensibilité ne dure que quelques secondes, mais dans les cas graves, le blessé passe de l'insensibilité à la mort.

Dans un cas ordinaire, le malade recouvre ses sens graduellement, il vomit probablement et se plaint de maux de tête; petit à petit, sa respiration superficielle devient plus profonde. Pendant qu'il est inconscient, il faut le coucher et le réchauffer au moyen de flanelles et de boules d'eau chaude. Il ne faut pas lui donner de stimulants et il n'est pas nécessaire d'essayer de le nourrir, à moins qu'il ne reste dans cet état pendant quelques heures. Quand il commence à se remettre, on le nourrit par de petites quantités de lait. Il faut qu'il reste tranquille dans son lit. Une blessure à la tête peut produire l'épilepsie ou l'aliénation mentale.

CHAPITRE XXXII

MALADIES INFECTIEUSES

La fièvre scarlatine, la diphtérie, toutes les autres maladies infectieuses se propagent par les germes ou micro-organismes. Chaque maladie infectieuse a son microbe particulier, qui peut reproduire la maladie quand il est transporté dans un lieu propice à sa croissance, de la même façon, en quelque sorte, qu'une graine reproduit la plante dont elle provient. Le germe pénètre dans le corps par les voies respiratoires, par le tube digestif, ou à travers la peau. Ces germes sont de plusieurs sortes et sont trouvés partout, de sorte que le corps contient constamment des germes nocifs aussi bien que des germes inoffensifs, mais dans la plupart des cas, la résistance de l'organisme, par l'action des phagocytes ou globules blancs, les empêche de nuire. Il n'est donc pas inévitable que toute personne exposée à la contagion contracte la maladie dont elle a absorbé le germe.

On appelle période d'incubation, le temps qui s'écoule entre l'entrée du germe (exposition à la contagion) et le début des symptômes. Le patient ne remarque aucun symptôme et ne se sent pas indisposé. Cette période d'incubation varie en longueur selon les différentes maladies; elle est courte, un jour ou deux, dans la scarlatine, elle peut durer jusqu'à trois et quatre mois dans l'hydrophobie ou rage. Puis vient le début, le patient commence à se sentir souffrant. Le premier symptôme peut être un frisson, ce qui arrive souvent dans la scarlatine : tandis que le début de la fièvre typhoïde est graduel, le patient se plaignant de maux de tête, de manque d'appétit et ressentant un malaise général pendant plusieurs jours. Chaque maladie contagieuse a sa marche, sa température, sa durée et sa terminaison caractéristiques ; de même, le virus de la maladie est transmis de façons différentes. Dans la fièvre typhoïde, ce sont les selles et le mucus qui transmettent la contagion ; dans la scarlatine, c'est la peau ; dans la diphtérie, c'est la membrane ; dans la petite vérole, c'est le mucus, ou les déjections. Toutes ces fièvres sont contagieuses dès l'apparition des premiers symptômes. Quelques fièvres donnent l'immunité contre une nouvelle attaque de la même maladie. Il est rare qu'une personne ait deux fois la rougeole, la scarlatine et la petite vérole ; mais la diphtérie et le typhus ne donnent pas l'immunité et il n'est pas rare d'avoir une seconde fois ces maladies.

Le premier point à observer est d'*isoler* le malade. Qu'il soit transporté dans une autre maison, si cela est possible ; en tout cas, qu'on l'installe dans une chambre située de telle façon qu'il ne soit pas nécessaire de passer et de repasser devant sa porte. Tendez sur la porte un drap trempé dans un antiseptique tel que l'eau de Javel et tenez-le toujours mouillé au moyen d'une solution analogue afin de désinfecter l'air qui sort de la chambre. Que personne, sauf le médecin et l'infirmière, n'entre dans la chambre. Aérez bien la pièce, gardez la fenêtre entr'ouverte jour et nuit autant que possible, afin que l'air se renouvelle. Voyez que la cheminée ne soit pas hermétiquement close. Le malade devra rester couché. Protégez-le contre les courants d'air, jusqu'à ce que sa température soit devenue normale. Trempez dans un fort désinfectant tous les ustensiles qui ont servi au malade. Faites bouillir la vaisselle et tous les objets pouvant supporter l'ébullition. Brûlez tous les déchets de nourriture afin qu'on ne s'en serve pas accidentellement pour une autre personne. Avant de transporter le malade et de l'isoler dans une chambre, ôtez de cette pièce les tentures et meubles superflus. Il faut souvent désinfecter les cabinets, les cuvettes, etc. Il faut aussi être très prudent lorsqu'on soigne des syphilitiques dans des services d'hôpitaux. Ces malades doivent avoir leurs verres, cuillères, fourchettes, etc... personnels.

Avant qu'on ne permette à un convalescent de scarlatine de fréquenter d'autres personnes, il faut lui donner plusieurs bains désinfectants. Il faut avoir un soin particulier des ongles, des cheveux et du cuir chevelu. Le malade guéri doit revêtir des vêtements tout à fait propres; on brûle ceux qu'il a portés avant de tomber malade ou on les désinfecte à l'étuve. On doit toujours faire passer par l'étuve la literie qui a servi au contagieux.

Ne permettez jamais qu'on donne à un enfant des jouets, livres, etc., avec lesquels un enfant atteint d'une maladie contagieuse aurait joué, même s'ils ont été passés à l'étuve. Lavez la chambre et les meubles avec de l'eau de Javel. Il est bon de faire, pendant la maladie, des vaporisations d'eau phéniquée. Vous empêcherez aussi la propagation de la maladie en recueillant les crachats et les matières fécales dans un désinfectant avant de les détruire.

Après le départ du malade, on désinfecte la chambre au moyen de soufre, de formol, ou par d'autres procédés. Bouchez toutes les fissures de la chambre, collez du papier sur les fentes des fenêtres et sur la cheminée, ouvrez les tiroirs, armoires, etc. Placez le soufre, sur une pelle en fer sur le dessus d'un seau renversé, allumez-le avec un peu d'alcool méthylique et sortez immédiatement de la chambre. Si vous désinfectez au formol, la pièce doit comporter une température d'au moins

16° pour que cette opération soit efficace. Fermez la porte, bouchez-en les orifices et mettez un bourrelet en dessous. Puis laissez le tout pendant douze heures environ; soyez prudente lorsque vous pénétrez à nouveau dans la chambre. Aérez-la bien et laissez les portes et les fenêtres ouvertes toute la journée.

Si le malade meurt, lavez le corps avec une solution antiseptique.

Lorsque des personnes ont été exposées à la contagion, il faut les garder en quarantaine pendant un temps plus ou moins long, cela dépend de la période d'incubation de la maladie. Un enfant qui a été exposé à attraper la scarlatine, doit être éloigné d'autres enfants pendant huit jours; au bout de ce temps, tout danger de contagion paraît évité. Mais si la maladie est la rougeole, il n'est pas sûr de ne pas l'avoir contractée avant quinze jours d'intervalle.

L'infirmière doit se désinfecter aussi soigneusement qu'elle désinfecte son malade. Elle doit prendre un bain antiseptique, se laver les cheveux et revêtir ensuite des vêtements tout à fait propres.

Le tableau (page 311) montre la période d'incubation de quelques-unes des principales maladies infectieuses, la période de fièvre et d'isolement, la durée de la maladie et la période de temps au bout de laquelle le convalescent n'est plus contagieux.

Le diagnostic des maladies contagieuses dépend de divers symptômes, nature de l'éruption, état de la gorge, aspect de la peau, signes intestinaux, degré de tempéture. Certaines réactions pratiquées, soit sur le sujet, soit au laboratoire, sont des moyens plus précis.

On peut se guider aussi, pour le diagnostic, par le temps qui s'écoule entre les premiers symptômes et l'apparition de l'éruption.

L'éruption de la varicelle paraît le 1er jour de la maladie.

— scarlatine — 2e —
— petite vérole — 3e —

L'éruption de la rougeole paraît le 4ᵉ jour de la maladie,
—   typhoïde   — 5ᵉ   —

Si la fièvre dure plus de douze jours et que le malade
n'ait pas d'éruption, il peut n'avoir aucune de ces
maladies.

Dans la rougeole, les boutons ont la forme d'un crois-
sant et sont parfois presque livides. Ils commencent
par la figure, leur couleur étant vive et nette et toute
la figure en étant couverte. Les boutons se joignent et
forment des masses molles, mais la peau ne change pas
de couleur entre les boutons. L'éruption est molle et
comme du velours au toucher.

Dans la scarlatine, l'éruption commence sur le cou
et la poitrine et puis s'étend à la peau fine sous les
genoux, dans le pli du coude, à l'aine et à la figure.
Mais les lèvres et le menton ne sont pas atteints. Il y a
un cercle de peau normale autour de la bouche, ce qui
permet de distinguer la scarlatine de la rougeole. Dans
ces deux maladies, l'éruption peut se voir par la pho-
tographie, vingt-quatre heures avant d'être visible à
l'œil nu.

La rubéole diffère complètement de ces deux maladies
et n'immunise pas contre elles. Il y a de la ressemblance dans l'éruption ; les boutons sont comme ceux
de la scarlatine, mais la peau entre eux n'est pas rouge.

Dans la varicelle, des poussées de boutons se font à
différentes époques, de sorte qu'il y en a dans toutes les
phases en même temps, les uns commençant, tandis
que les autres sont pustuleux, vésiculaires ou en train
de disparaître. Il peut n'y en avoir qu'en très petit nombre, parfois pas plus de douze.

Dans la petite vérole, les boutons sortent sur tout le
corps et peuvent le couvrir dans l'espace de vingt-
quatre heures. On peut toujours les sentir avant de les
voir ; on les sent sous la peau sous forme de grains
de plomb. On les voit souvent sur le palais mou. L'éruption devient vésiculaire vers le troisième jour et pustu-

MALADIES	PÉRIODE D'INCUBATION	ISOLEMENT	DURÉE NORMALE D'ÉVICTION
			Règlements scolaires
Fièvre typhoïde. .	14 à 15 jours	*7 semaines*	28 jours
Typhus exanthématique.	10 à 15 jours	*7 semaines*	»
Variole (petite vérole).	10 à 12 jours	*7 semaines*	40 jours
Scarlatine.	4 à 5 jours	*40 jours*	40 jours
Rougeole.	10 à 14 jours	*2 à 3 semaines*	16 jours
Roséole. Rubéole.	13 à 14 jours	*quelques jours*	id.
Diphtérie.	2 à 10 jours	*variable*	30 jours (après guérison clinique)
Suette miliaire . .	2 jours	*variable*	
Choléra.	1 à 2 jours	*2 à 3 semaines*	
Peste.	10 à 72 heures	*id.*	
Fièvre jaune . . .	2 à 5 jours	*id.*	
Méningite cérébro-spinale	id.	*id.*	
Coqueluche. . . .	7 à 10 jours	*variable*	30 jours (après disparition des quintes)
Grippe infectieuse.	1 à 2 jours	*id.*	non édictée
Pneumonie. . . .	2 à 3 jours	*id.*	id.
Broncho-pneumonie	id.	*id.*	id.
Erysipèle.	3 à 7 jours	*variable*	id.
Oreillons	12 à 21 jours	*2 à 3 semaines*	21 jours
Varicelle	14 jours	*id.*	16 jours
Tétanos.	4 à 10 jours	*id.*	
Charbon	2 à 3 jours	*id.*	
Rage.	1 à 3 mois		

leuse environ deux jours plus tard. Vers le onzième jour, des croûtes commencent à se former et quand elles tombent, on voit les cicatrices caractéristiques de la petite vérole.

Dans la fièvre typhoïde, les boutons sortent en taches et durent deux ou trois jours. Parfois il n'y a pas de boutons du tout; souvent il n'y en a que très peu, mais dans certains cas ils couvrent tout le tronc et apparaissent aussi sur les membres et la figure. Ils sont rosés, en saillies, et disparaissent sous la pression.

Dans le typhus, l'éruption est tachetée; plus tard, elle ressemble à des piqûres de puces.

La fièvre scarlatine commence subitement, trois jours environ après que l'on s'est exposé à la contagion. Le premier symptôme peut être un frisson, suivi rapidement de maux de gorge, de vomissements, de maux de tête et d'un malaise général. La langue est chargée, la température s'élève à 39 ou 40 degrés et le pouls bat à 150 environ si le malade est un enfant.

Tout enfant ayant mal à la gorge et un pouls rapide doit être immédiatement isolé, car il peut commencer une scarlatine. Si une personne quelconque soigne un cas de scarlatine et qu'elle ait mal à la gorge, elle peut transporter la contagion.

Quand l'éruption, qui est d'un rouge uniforme, est tout à fait sortie, la température commence à baisser et redevient normale en trois ou quatre jours. A la fin de l'éruption le patient pèle ou desquame par petites écailles. C'est là un signe très particulier de la scarlatine et il y a danger de contagion jusqu'à ce que toute la peau ait desquamé.

Parfois le malade est extrêmement mal, la gorge à vif et la langue blanche et chargée, mais il n'a pas d'éruption. Un bain chaud fera peut-être sortir l'éruption qui est certainement retardée par le froid.

La virulence de la scarlatine est très variable. Une personne peut être contaminée par un cas très bénin et cependant mourir dans les vingt-quatre heures. C'est une maladie qui a de nombreuses complications dont les plus fréquentes sont le rhumatisme, l'inflammation des reins, particulièrement l'albuminurie et les otites.

Le malade doit rester immobile au lit au moins sept jours et si la température est froide ou s'il se produit un symptôme quelconque de complication il y restera davantage. Le régime se composera principalement de lait pendant la première semaine et le malade ne demandera rien d'autre à cause de la difficulté qu'il a à avaler. On fera agir les intestins tous les jours et, tant que le malade desquamera on lui donnera un bain chaud trois fois par semaine. Des injections d'eau chaude, au moyen d'une seringue, soulagent les maux de gorge et on fera de même des lavages du nez et des oreilles s'il se produisait le moindre écoulement. L'inflammation de la gorge peut s'étendre par la trompe d'Eustache à l'oreille moyenne et y causer un abcès, la perforation du tympan et la surdité permanente. Faites des injections d'eau boriquée chaude dans l'oreille et mettez-y un léger tampon d'ouate stérilisée renouvelé deux fois par jour ou plus souvent, jusqu'à ce que l'écoulement ait complètement cessé. Un enfant qui commence à souffrir d'une oreille ne restera pas couché sur ce côté de sa tête; il sera de mauvaise humeur et irritable; s'il est trop jeune ou trop malade pour se plaindre, il mettra constamment sa main à son oreille.

La *rougeole* est une maladie moins grave, mais encore plus contagieuse que la scarlatine. Elle débute par un rhume de cerveau, les yeux et le nez coulent. La température s'élève subitement, puis tombe un peu au quatrième jour pour remonter ; l'éruption fait alors son apparition en commençant par la figure. Ces quatre premiers jours, avant l'apparition de l'éruption, sont les plus contagieux. L'éruption met environ deux jours à disparaître, la température tombe rapidement. Mais il est très nécessaire de prendre grand soin du malade pendant sa convalescence, car la rougeole est fréquemment suivie de laryngite, de bronchite et de broncho-pneumonie. L'otite moyenne accompagne souvent la rougeole et, comme dans la scarlatine, elle est due à l'inflammation de la gorge.

Si un enfant meurt d'une rougeole, c'est en conséquence d'une maladie des voies respiratoires, contractée à la suite probablement d'une broncho-pneumonie.

L'*encéphalite léthargique* est une maladie infectieuse à forme cérébrale qui peut atteindre les enfants et les adultes. L'isolement n'est pas obligatoire. L'infirmière aura surtout un rôle de surveillance, en raison des troubles nerveux qui l'accompagnent.

CHAPITRE XXXIII

FIÈVRE TYPHOIDE ET DIPHTÉRIE

La *fièvre typhoïde* (1) est une maladie du plus grand
intérêt pour l'infirmière, parce que ce n'est pas une
opération, ni des médicaments qni sauveront le malade,
mais la conscience avec laquelle son infirmière suivra
et exécutera les ordres du médecin concernant la nourriture, les stimulants et tous les soins à donner.

Le bacille typhique dénommé bacille d'Eberth, germe
qui produit la fièvre typhoïde, est généralement introduit dans le corps en buvant du lait ou de l'eau souillée
par les matières fécales d'un typhique. Ainsi un cas de
typhoïde provient toujours d'un autre cas, quoique
d'une façon détournée; jamais un cas ne se produit
spontanément. Dans tout cas de typhoïde, il faut s'informer soigneusement de la provenance de l'eau et du
lait que le malade a pris et il faut prendre des précautions pour empêcher que ce cas unique ne dégénère en
épidémie.

Une des meilleures précautions consiste à faire bouillir toute l'eau et tout le lait dont on se sert comme
aliments. On fera également bouillir l'eau qui servira à
laver les verres, tasses et assiettes et celle avec laquelle
on se brosse les dents. La façon habituelle dont se propage la contagion est que l'eau de pluie peut traverser

(1) Voir plus loin ce qui concerne la vaccination antityphoïdique.

des déjections contaminées et se mêler à l'eau d'une maison ou d'un quartier. Si cette eau est bue sans être bouillie, la contagion typhique s'ensuit. Il se peut encore que le lait qui vient de quelque distance soit mélangé à de l'eau contenant le bacille de la typhoïde ou que les pots à lait soient lavés avec de l'eau contaminée. Une épidémie s'est souvent produite dans des maisons qui se fournissaient chez un laitier particulier, tandis que les maisons avoisinantes, mais se fournissant chez un autre laitier, n'ont pas été atteintes.

La contagion peut aussi se propager par des infiltrations de fosses d'aisances.

Il est très important que l'infirmière se rappelle que les matières fécales d'un typhique sont très contagieuses car elles contiennent des bacilles d'Eberth qui s'y multiplient. Elle doit donc éviter que le cas soigné par elle ne contamine d'autres personnes en ayant soin que le bassin employé par son patient contienne un désinfectant et en y ajoutant encore du désinfectant avant de le vider. Elle mettra tout le linge souillé dans un baquet recouvert, contenant une solution de lysol ou d'acide phénique à 5 pour 100; elle lavera le malade autant de fois que cela sera nécessaire et se lavera soigneusement les mains et les ongles après avoir touché le patient surtout avant de se mettre à table. Si elle fait tout ceci, il est peu probable qu'aucun autre membre de la famille soit contaminé. Elle ne court pas le risque de contracter la maladie elle-même si elle prend soin de sa santé générale, dormant le nombre d'heures nécessaires, allant se promener à l'air tous les jours, se nourrissant d'une façon saine et en quantité suffisante et prenant ses repas hors de la chambre du malade.

La fièvre typhoïde peut produire de l'*ulcère de l'intestin*, en général de l'intestin grêle, près du cæcum, mais s'étendant parfois à travers tout l'intestin. Les parties de l'intestin qui sont atteintes sont principalement les petits groupes de glandes appelées plaques de

Peyer. Elles s'enflamment et suppurent comme le fait un ulcère formé sur la peau. Cette ulcération est l'un des grands dangers de la maladie. Quand la partie mortifiée se détache, on voit que l'ulcère a rongé et a aminci une partie de la couche musculaire de l'intestin. Il peut ronger la paroi d'un des vaisseaux sanguins se rendant dans l'intestin et provoquer une hémorragie qui est souvent grave, parfois fatale. Il peut encore arriver que la partie amincie de l'intestin se perfore et, à travers l'ouverture, les contenus de l'intestin passent dans le péritoine y causant presque sûrement de la péritonite et la mort.

La fièvre typhoïde se produit fréquemment chez des jeunes gens entre quinze et vingt-cinq ans. Les enfants qui en sont atteints ont généralement une forme bénigne. Les alcooliques ne s'en tirent pas aussi bien. Il est bon que les malades se couchent dès les premiers symptômes. Un homme qui s'obstinerait à aller à ses occupations journalières jusqu'à ce que sa température s'élève à 39 degrés ou 40 degrés, aurait beaucoup de mal à s'en tirer.

La fièvre typhoïde ne débute pas brusquement. Le patient est fatigué, il a mal à la tête et ne se sent pas disposé à travailler. Au bout d'un jour ou deux, ses maux de tête augmentent, il a des douleurs dans les membres, il est engourdi et il a chaud. Il perd l'appétit, tousse peut-être et a parfois de la diarrhée. Mais il peut ne pas y avoir de symptômes très nets au début, sauf la température, qui est caractéristique de la maladie. Elle monte graduellement pendant quatre à sept jours, étant plus élevée le soir que le matin, tombant d'un degré le matin pour remonter de deux le soir jusqu'à 39 degrés et au delà. Quand la température a atteint ce degré, il y a d'autres symptômes, probablement de la diarrhée, avec les selles typhiques ressemblant à de la soupe aux pois et, au bout de la première semaine, se montre l'éruption. (Les adultes n'ont pas toujours des boutons et les enfants n'en ont presque jamais). Ils viennent par poussées successives et non tout d'un coup, comme dans la rougeole. Il y a souvent un peu de bronchite qui se déclare à ce moment.

Dans la seconde semaine, le malade commence à maigrir, la rate se dilate, la température reste invariable jusqu'à la fin de la troisième semaine ou même plus tard. Il est toujours bon signe que la température baisse un peu dans la journée ; le patient n'a pas beaucoup de chances de guérison quand sa température se maintient entre 39°,5 et 40 degrés. La tombée subite de la température à la normale ou même au-dessous doit éveiller l'attention de l'infirmière, car elle provient probablement d'une hémorragie. La température d'un typhique ne tombe jamais brusquement comme le fait celle d'un malade atteint de pneumonie. Mais parfois le premier signe de la fin de la fièvre est une tombée subite de quelques degrés qui dure une heure ou deux. La tombée de la température n'est donc pas toujours un signe de danger, à moins d'être accompagnée d'hémorragie intestinale dont les signes sont : pâleur, expression anxieuse du visage, collapsus, pouls rapide ou hémorragie par l'intestin. Vers la fin de la troisième semaine, dans un cas bénin, la température du soir est un peu inférieure à celle du soir précédent et elle retombe très lentement à la normale.

Pendant la première semaine, les plaques de Peyer sont enflammées et gonflées ; pendant la seconde semaine les ulcères se forment et c'est au cours de la troisième semaine que les tissus mortifiés se détachent et que le danger de perforation ou d'hémorragie est le plus grand. C'est dans la troisième semaine et les semaines suivantes qu'un malade gravement atteint a la plus mauvaise crise. Il est couché sur le dos, à moitié conscient, ou avec du délire murmurant, ses lèvres sont desséchées et fendues, sa langue est sale, comme rôtie et tremblante, il tire ses draps et ses lèvres et refuse souvent

la nourriture. Il peut continuer ainsi pendant deux ou
trois semaines au plus avant qu'il ne se produise un
changement pour le mieux. Mais l'infirmière ne doit
jamais perdre courage en soignant un typhique, car des
malades qui semblaient à la mort en ont réchappé.

C'est une maladie sujette à des rechutes, il est tout à
fait impossible de dire combien de semaines ou de mois
cela durera. Il est rare cependant qu'un malade, ayant
échappé à la maladie, succombe à une rechute.

La mort peut être causée par une perforation produisant de la péritonite ; les signes en sont une dilatation
subite du ventre accompagnée de douleurs violentes, de
vomissements continus et d'un pouls faible et rapide.
Une issue fatale est alors inévitable au bout d'un jour
ou deux. La mort peut être causée par une forte hémorragie qu'on ne peut arrêter, et parfois aussi par la faiblesse cardiaque ou la pneumonie, par la bronchite, la
péritonite ou par un affaiblissement général causé par
le poison de la maladie.

Lorsqu'il n'est pas possible d'isoler complètement le
typhique, veillez du moins à placer son lit convenable-
ment, soit à domicile, soit à l'hôpital. Il ne doit pas être
trop près de la porte pour ne pas être dérangé par le
va-et-vient constant et ne doit cependant pas se trouver
dans un coin isolé où la veilleuse de nuit ne pourra le
voir qu'en allant spécialement vers lui. Le lit doit avoir
un matelas et un coussin; on donnera peut-être un
second petit coussin en plume et on garnira le lit d'un
caoutchouc et d'une alèze. Si le cas est très sérieux, tout
le matelas sera protégé par un grand caoutchouc. Une
couverture de flanelle suffira, sauf lorsqu'il fera très
froid; un typhique n'a pas besoin de couvertures lour-
des pour avoir chaud. Il faut le coucher sur son lit
dès son entrée et l'y déshabiller. L'infirmière le désha-
billera sans lui permettre de remuer, car elle ignore à
quel degré de la maladie il est arrivé et l'effort qu'il
ferait pour se déshabiller suffirait pour que la paroi

amincie de l'intestin se brise et se perfore. On doit le laver soigneusement, le couchant d'abord sur un côté, puis sur l'autre, mais ne lui permettant pas de s'asseoir. Son ventre doit être lavé légèrement. S'il y a autour des boutons, des taches bizarres ressemblant à des taches d'encre, n'y touchez pas jusqu'à l'arrivée du docteur. Mettez au malade une chemise de coton qui s'ouvre dans le dos, ou tout du long devant, afin qu'il n'ait pas d'effort à faire pour l'enfiler sur ses épaules. Préparez une feuille de température, mettez de côté un peu d'urine et les selles du malade, afin que le docteur puisse les examiner, mais préparez-les dans une autre chambre. Marquez la serviette, le verre, la cuiller, la cuvette, le bassin, le crachoir du malade à son nom avec son numéro de lit. Envoyez désinfecter tous les vêtements que portait le malade à son entrée ; il est dangereux qu'il les rapporte chez lui, si cette précaution n'a pas été observée.

On nourrit les typhiques avec du lait, parce que cet aliment est, ou devrait être, digéré avant d'arriver à la partie ulcérée de l'intestin et qu'il n'y reste pas de résidu dur qui irrite la partie enflammée et y pourrait provoquer de l'hémorragie ou la perforation. Pour rendre le lait plus facile à digérer, on y ajoute parfois de l'eau de chaux. On donne quelquefois de l'eau de Seltz avec le lait, mais quoique cela soit agréable au goût, cela produit des gaz. Si le malade vomit du lait caillé, ou qu'il y en ait dans ses selles, il faut peptoniser le lait. Si le patient se fatigue du lait et ne veut plus en prendre la quantité nécessaire, vous pouvez parfumer le lait avec une *petite quantité* de thé fort, de café ou même de cacao. On ordonne quelquefois de la gelée s'il n'y a pas de diarrhée, et on donne au malade du bouillon de légumes, tiède ou froid, et non pas chaud. Le malade doit prendre sa nourriture à des intervalles réguliers. On a parfois beaucoup de mal à la lui faire prendre, il lutte contre chaque cuillerée. Dans certains cas, on nourrit le malade à l'aide d'un tube nasal, ce qui lui évite la fatigue de se nourrir par la bouche. Mais une bonne infirmière réussit généralement, par de bonnes paroles, à alimenter son patient à moitié délirant. Les vomissements sont graves dans la fièvre typhoïde, en partie parce qu'ils affaiblissent le malade. On les soigne parfois au moyen de médicaments et parfois en changeant complètement, pendant vingt-quatre heures, l'alimentation du malade. On pourra lui donner alors de l'eau albuminée, et peut-être d'autres boissons que du lait.

Quand pendant sept à huit jours la température a été tout à fait normale, on permet un petit changement dans le régime. On donnera tout d'abord un œuf battu dans du lait, puis une crème cuite liquide, en ayant bien soin de ne pas y laisser de bouts de coquille d'œuf, puis on donne des miettes de pain trempées dans du lait bouillant et bien remuées, jusqu'à ce qu'elles soient devenues tout à fait molles, enfin on arrive à donner de minces tartines de pain beurré sans croûte, des œufs à la coque, des puddings farineux bien cuits, une sole bouillie et ainsi de suite, graduellement, jusqu'à ce que le malade reprenne son alimentation habituelle à l'exception de salade, et toute autre chose indigeste. Ne mettez sur l'assiette du malade, que ce qu'il peut manger ; il a tellement faim pendant sa convalescence qu'il mangerait même des choses nuisibles si on les lui présentait. Donnez-lui tout le temps beaucoup de lait ; il lui faudra beaucoup de nourriture pour recouvrer sa santé habituelle.

Il est extrêmement important que les tasses à bec soient propres ; la bouche du malade est si sale et encroûtée que le bec nécessite les plus grands soins. Il faut l'ébouillanter chaque fois qu'il est employé et le laver à l'intérieur et à l'extérieur. Il vaut mieux que le bec n'ait pas de passoire, car on peut y faire passer un bout de chiffon pour le nettoyer. Brûlez ce chiffon ensuite.

Il faut passer une éponge ou un linge mouillé sur tout le corps du malade lorsqu'on le lave le matin, et il faut recommencer sur sa figure, sa poitrine et ses bras, le soir, quand on l'installe pour la nuit. Lavez-lui la bouche avec un désinfectant et employez ensuite de la glycérine et de l'eau boriquée. Encouragez-le à dormir le plus possible et ne lui donnez ni livres, ni journaux, à moins qu'il ne les demande avec l'autorisation du médecin. Empêchez ses amis de le voir, à moins que vous ne soyez sûre qu'ils resteront assis tranquillement auprès de lui, sans lui parler et sans le déranger. La rétention d'urine est assez fréquente; il ne faut pas la laisser sans soins plus de douze heures. Quand le malade est dans la phase où il fait tous ses besoins sous lui, voyez s'il a rejeté une quantité suffisante d'urine. Surveillez le ventre pour voir s'il se dilate; les intestins se remplissent souvent de gaz qui occasionnent de la gêne et un certain danger. On pourra soulager le malade soit en lui mettant le tube rectal, soit en lui donnant un lavement de térébenthine. La constipation et la diarrhée sont à peu près aussi fréquentes l'une que l'autre dans la typhoïde. Dans le premier cas, on donne un lavement au savon tous les quatre ou cinq jours, et si les selles se produisent plus de quatre fois par jour, on donne un lavement d'amidon ou d'opium pour les arrêter.

Le premier signe d'hémorragie est souvent une teinte rosée dans les selles qui ressemblaient d'abord à de la soupe aux pois; il faut en avertir de suite le docteur car il donnera peut-être un médicament pour arrêter l'hémorragie. S'il y a du délire, il faut veiller attentivement le malade, car il s'assiera dans son lit, se lèvera et marchera et pourra ainsi se faire beaucoup de mal. On pourra le bouger doucement, il ne faut pas le laisser couché trop longtemps à plat sur le dos sans le tourner un peu sur le côté soutenu par un coussin, par crainte des escharres ou de la pneumonie. Prenez fréquemment son pouls, si cela ne l'ennuie pas ; dans la fièvre typhoïde, le pouls n'est pas rapide en proportion de la température et un pouls dépassant 120 à la minute est assez inquiétant.

Ne faites pas le lit trop souvent. Il suffit de le faire une fois par semaine environ, le malade étant transporté sur un brancard ou sur un autre lit. Ne lui permettez pas de s'asseoir avant que le docteur ne l'y autorise, et les premiers jours qu'il se lève, il lui suffira amplement de rester assis dans un fauteuil pendant les cinq minutes employées à faire son lit, ou d'être promené un peu sur une couchette à roulettes. Prenez sa température pendant plusieurs semaines après que la fièvre a disparu, et si elle indique les signes d'une rechute, mettez le convalescent immédiatement au régime exclusif du lait jusqu'à ce que le docteur l'ait vu de nouveau. Ne hâtez pas sa convalescence, à moins qu'il ne soit un de ces rares individus qui ne veulent, par eux-mêmes, faire aucun effort pour perdre leurs habitudes de malade.

Rappelez-vous, qu'en cas de rechute, le traitement est identique à celui suivi lors de la maladie ; les précautions doivent être les mêmes et il doit s'écouler au moins sept jours après la chute de la température avant qu'on ne change le régime lacté. Un malade qui a supporté très patiemment la maladie, est souvent très agité dans des rechutes successives et ce sont de durs moments pour la garde et le malade. Mais elle peut toujours réconforter ses amis en leur disant qu'il est rare qu'une rechute soit fatale.

La température très élevée dans la fièvre typhoïde est combattue soit par des enveloppements, soit par des bains d'une température inférieure à celle du corps. Le degré varie d'après la doctrine médicale. Toujours d'après le médecin traitant, il peut être administré des antithermiques, de l'aspirine, de l'huile camphrée, etc...

Beaucoup de typhiques se rétablissent sans médicaments et sans stimulants. On donne de l'eau-de-vie quand le pouls est faible ou qu'il y a d'autres signes d'épuisement, mais on commence par de faibles quantités. On remplace parfois l'eau-de vie par du champagne ou encore on les donne alternativement. On ne doit jamais donner de ces stimulants sans l'ordre du médecin traitant.

A l'hôpital, il faut prier les parents du malade de ne pas apporter de raisins, d'oranges, de gâteaux ou d'autres friandises dont le typhique a envie, et il faut les surveiller. Les fruits sont très nuisibles, à cause des graines dures qu'ils contiennent.

Il existe deux maladies se rapprochant de la fièvre typhoïde et que l'on nomme paratyphoïdes A et B. Le microbe qui les cause n'est pas le bacille d'Eberth. On peut reconnaître ces diverses formes grâce à l'analyse du sang, pratiquée après prélèvement sur le malade. Les paratyphoïdes suivent une marche analogue à celle de la fièvre typhoïde, avec moins de gravité.

La *diphtérie* est une maladie extrêmement contagieuse. La contagion se propage par les écoulements et les fragments de membranes qui proviennent des parties malades et qui transportent les germes dans l'air, au moyen des habits, des instruments, du lait, de l'eau ou d'un drainage défectueux. Les enfants très jeunes y sont plus sujets que ceux qui ont dépassé dix ans ; et elle est fréquente chez les enfants qui relèvent de scarlatine ou de rougeole et chez de nombreuses personnes exposées à la contracter en vivant dans de mauvaises conditions d'hygiène.

On a découvert un germe particulier que l'on trouve presque toujours dans les différents cas de diphtérie : c'est le bacille de Lœffler. Il pénètre par les voies respiratoires et a une courte période d'incubation, de deux à cinq jours. La diphtérie ne débute pas par un frisson ; ses premiers symptômes sont la perte de l'appétit, un malaise général, des maux de tête, des nau-

sées et des vomissements. Il y a de l'inflammation de
la bouche, du pharynx, de la cavité nasale et du larynx,
un fort mal de gorge et une douleur à la déglutition.
Des plaques d'un gris sale se forment sur la muqueuse ;
elles caractérisent la diphtérie, surtout si elles se produisent sur le voile du palais et la luette. Les glandes
situées à l'angle de la mâchoire sont enflées et douloureuses. La température et le pouls sont augmentés et
on trouve de l'albumine dans l'urine. Si le nez est
atteint, il y a un écoulement fétide et de l'hémorragie.
Quand l'inflammation s'étend jusqu'au larynx, il y a
une toux ressemblant à celle du croup, de la difficulté
à respirer et un enfoncement de la paroi thoracique.
La figure a une expression terrifiée ; elle est bleuâtre
et toute mouillée de sueur. Le malade est très agité ; il
saisit sa gorge dans ses mains, espérant se soulager
ainsi et il est en danger immédiat de suffocation.

En plus de ces symptômes originaux, il arrive souvent de graves complications, surtout la bronchite, la
broncho-pneumonie et la paralysie. La *paralysie* est
assez fréquente dans la diphtérie ; elle attaque surtout
les parties du corps tout d'abord atteintes par la maladie. Elle commence généralement dans le voile du
palais et se manifeste par la régurgitation des liquides
par le nez, de la difficulté à avaler et une altération
dans la voix, le patient « parle par le nez ». Les
muscles des yeux peuvent être paralysés, les yeux lou-
chent ; le pouls est accéléré et la paralysie peut attaquer
les bras et les jambes, occasionnant de la difficulté
dans la marche, la perte de la sensation dans les doigts,
etc... Quand la paralysie est dans la gorge, le patient
court le risque d'étouffer en avalant. En général, il
avale mieux les aliments solides que les liquides, mais
les aliments solides peuvent rester dans sa gorge et
il peut étouffer avant qu'on ait eu le temps de chercher
un médecin pour y remédier. C'est pourquoi on nourrit
le patient au moyen de lait, d'œufs et d'aliments fari-

neux suffisamment épais pour qu'ils ne soient pas rendus par le nez. La paralysie la plus sérieuse est celle qui attaque le cœur. Un de ses symptômes consiste en vomissements fréquents, elle se termine presque toujours fatalement en deux ou trois jours. C'est à cause de la faiblesse du cœur et du danger de paralysie que les diphtériques doivent rester couchés à plat pendant environ trois semaines.

Quand l'infirmière soigne un cas de diphtérie, elle doit recouvrir toute égratignure qu'elle aurait soit aux mains, soit à la figure, car la membrane infecte toute plaie ouverte et un enfant pourrait lui cracher à la figure et l'infecter ainsi.

On détermine la présence de la diphtérie au moyen d'analyses faites sur du liquide organique, prélevé soit dans la bouche, soit dans le nez du malade. Souvent le convalescent transporte des bacilles de diphtérie, pendant plusieurs jours après qu'il a été guéri. Il faut donc veiller à la contagion et le maintenir isolé le temps nécessaire.

Autrefois, la diphtérie ne se traitait que par l'opération de la trachéotomie. Mais grâce aux découvertes des professeurs Behring et Roux, un moyen de guérison moins dangereux est possible aujourd'hui. On injecte au malade le sérum antidiphtérique préparé à l'Institut Pasteur et renfermé dans des tubes préalablement stérilisés. On en prépare maintenant dans tous les pays.

Ce sérum est le sérum du sang d'un cheval qu'on a immunisé contre la diphtérie en l'inoculant plusieurs fois avec le bacille de Lœffler. Le cheval n'a pas contracté la maladie, mais le sérum qui se forme dans son sang a la faculté de tuer le microbe de la diphtérie. L'immunité ne s'acquiert qu'au bout de quatre à cinq mois. Alors on fait une saignée au cheval — c'est une opération sans douleur — et quand le sang s'est coagulé on prend le sérum qui contient le contre-poison. Il est injecté dans les tissus mous du corps au moyen d'une seringue spéciale. Quand on a ouvert un tube pour s'en servir, il faut le reboucher le plus vite possible et le conserver dans un endroit frais.

Lorsqu'il y a épidémie de diphtérie, on peut inoculer le sérum de Roux, préventivement, de façon à immuniser les personnes exposées à la contagion. En tout cas, lorsqu'une personne contracte la diphtérie, il importe de lui faire inoculer le sérum aussitôt que possible, entre le premier et le troisième jour, car les chances de succès sont alors presqu'absolues.

Lorsque l'infirmière doit lotionner la gorge d'un diphtérique ou lui rendre d'autres services, il est possible que le malade, surtout si c'est un enfant, lui crache dans la figure, soit une membrane, soit du pus. Elle fera bien de se protéger la figure au moyen d'un morceau de gaze stérilisée ou, en tout cas, elle fermera soigneusement la bouche et se lavera ensuite les yeux avec une solution d'acide borique.

Si le médecin désire qu'on mette de côté les membranes crachées par le patient, on les garde dans une bouteille bouchée préalablement stérilisée.

Lorsque le diphtérique est en convalescence, donnez-lui beaucoup de nourriture, car la diphtérie est une maladie affaiblissante et vous ne pouvez attendre pour nourrir le malade que sa gorge soit devenue moins douloureuse. Quand il ne peut plus avaler, passez une sonde en caoutchouc dans son nez et nourrissez-le au travers de cette sonde, mais faites tout ce que vous pourrez pour qu'il puisse prendre la nourriture par la bouche. Quand les liquides ne suivent pas la bonne voie, il est bon de coucher la malade de telle sorte que sa tête pende par dessus le bord du lit et le nourrir dans cette position.

Tenez-le bien au chaud, mais veillez à ce que sa température ne s'élève pas trop, ce qui arrive très facilement si le lit n'est pas éloigné du feu et qu'une bouilloire contenant de l'eucalyptus ou une autre décoction soit placée non loin. Rappelez-vous que lorsqu'une personne quelconque respire mal, il est très important que le peu d'air qu'elle respire soit pur. Ne laissez pas le malade dans un courant d'air et veillez à ce qu'il n'ait pas froid, mais prenez les précautions nécessaires pour que l'air de sa chambre soit toujours renouvelé.

Les accidents qui peuvent arriver dans un cas de trachéotomie (1) et les soins à donner sont les suivants :

1° Le tube peut avoir été mal fixé, ou l'enfant peut l'avoir tiré et il sort de la trachée. On voit que cela est arrivé, lorsque le tube sort de la plaie au lieu que l'embouchure repose sur le cou. Si vous êtes tout à fait *sûre* que ceci soit arrivé, coupez les attaches et sortez tout le tube — car il peut blesser en pressant sur l'extérieur de la trachée et il est devenu inutile. N'essayez pas de le replacer, car vous blesseriez l'enfant en voulant le faire pénétrer à travers les tissus mous. Tendez un peu le cou de l'enfant et il se peut qu'il respire tranquillement jusqu'à l'arrivée du docteur; si le patient cherche à respirer et a de l'angoisse, introduisez soigneusement les dilatateurs et maintenez-les jusqu'à ce que le docteur vienne. Il est assez difficile d'introduire les dilatateurs quand l'enfant est agité et la lumière insuffisante. Les points principaux à se rappeler sont les suivants. Ne tournez pas les manches des dilatateurs avant qu'ils ne soient *dans* la trachée, et n'employez pas de force. S'ils n'entrent pas facilement, cela tient à ce que vous ne les avez pas fait entrer dans la trachée; ils glissent tout seuls s'ils sont bien introduits;

2° Du mucus, une membrane ou du sang peuvent boucher le tube et l'enfant ne peut plus respirer. Otez le tube interne et nettoyez-le ;

3° Il peut s'être détaché un morceau de membrane trop grand pour pouvoir être rejeté à travers le tube,

---

(1) La trachéotomie peut être pratiquée dans d'autres maladies que la diphtérie, lorsqu'il y a obstruction des voies respiratoires.

ce qui occasionne une dyspnée subite. Dans ce cas, une infirmière *expérimentée* aura sans doute la permission du docteur d'enlever le tube, sous sa propre responsabilité, si elle est sûre que l'enfant mourrait avant qu'il ne soit secouru. Mais une infirmière novice aurait tort d'enlever le tube, et même si le médecin ne lui imputait pas la mort de l'enfant, elle aurait le sentiment de l'avoir causée.

La méthode du *tubage*, actuellement plus usitée que la trachéotomie, consiste à introduire un tube spécial dans la trachée, par la voie buccale, sans le secours de la chirurgie. Seul le médecin peut exécuter un tubage, mais l'infirmière doit savoir l'aider. Elle devra maintenir l'enfant, enroulé dans un drap, les membres bien immobilisés, la tête absolument droite. Elle placera sa main gauche sous la nuque et sa main droite sur le front de l'enfant. Elle aura ensuite un rôle de surveillance des plus délicats, que l'expérience pratique la rendra capable d'assumer. Elle pourra avoir à effectuer le détubage, en cas d'urgence.

Il existe des sérums en grand nombre qu'on utilise pour combattre diverses maladies infectieuses. On peut citer les sérums : anti-pesteux de Yersin, antivenimeux de Calmette, antirabique de Pasteur — sans compter la vaccine employée depuis Jenner contre la petite vérole.

Depuis un certain nombre d'années, on pratique la vaccination contre la fièvre typhoïde. En France, on use principalement, soit du sérum de Widal et Chantemesse, soit du sérum de Vincent, soit encore d'un lipo-vaccin. Les injections sont pratiquées en une ou deux fois, et peuvent immuniser à la fois, si l'on préfère cette méthode, contre la fièvre typhoïde et contre les deux paratyphoïdes. L'immunisation durerait, croit-on, au moins deux années.

CHAPITRE XXXIV

MALADIES SOCIALES :
TUBERCULOSE PULMONAIRE. — SYPHILIS

La *tuberculose pulmonaire*, autrefois appelée « consomption », porte encore le nom de phtisie. C'est une maladie spécifique dont Laënnec a le premier découvert la lésion élémentaire, dont Villemin a démontré le caractère infectieux et dont Koch a défini le bacille, qui porte son nom.

Cette affection, commune à l'homme et aux animaux, a des caractères spéciaux. Elle est éminemment contagieuse et peut se transmettre soit d'homme à homme, soit de l'animal à l'homme. Elle n'est pas héréditaire. Elle est curable lorsqu'elle est soignée à temps.

La tuberculose peut revêtir une forme aiguë, avec marche rapide. Elle peut se localiser sur un organe ou sur un autre. Mais la forme qui nous occupe le plus est la tuberculose pulmonaire qui prend le plus souvent la forme subaiguë ou chronique. C'est celle contre laquelle l'infirmière est appelée à lutter avec le plus d'énergie, car elle est de beaucoup la plus répandue et la plus meurtrière. Le nombre considérable de ses victimes, principalement dans les agglomérations urbaines, lui a fait donner le qualificatif de maladie sociale.

Elle débute généralement sans bruit, excepté dans le cas d'hémoptysie soudaine, non annoncée par des

signes précurseurs. Cette sorte de début est rare, et
on serait porté à le regretter car, dénoncée plus vite,
la maladie serait éloignée plus tôt et plus de chances
de guérison seraient ainsi acquises. A l'ordinaire, c'est
la suite d'un rhume, d'une bronchite négligée parce
que banale, ou — et ceci est plus caractéristique, d'une
pleurésie — que le sujet commence à montrer des signes
de tuberculose pulmonaire. Il maigrit, se sent fatigué,
sa température s'élève chaque soir (1); il peut avoir
des sueurs nocturnes. A l'examen médical, on constate
à l'un des sommets des signes légers dévoilés par l'aus-
cultation. Si l'on fait la radioscopie, ce sommet reste
plus obscur que l'autre. Puis les signes s'accentuent,
le stade congestif peut commencer et, dans le cas le
moins favorable, le poumon est peu à peu envahi par le
bacille; quelquefois, l'autre poumon suit son exemple,
et c'est la terminaison fatale à plus ou moins bref délai,
avec le ramollissement graduel de toute la masse pulmonaire qui se manifeste à l'extérieur par des crachats
purulents, de plus en plus abondants.

Bien entendu, cette marche vers un dénouement fatal
n'est pas la règle. Il existe une méthode rationnelle de
cure de la tuberculose pulmonaire, en attendant que le
remède spécifique tant recherché en laboratoire, ait
été enfin défini. Nous avons dit que la maladie est
curable. La preuve en est dans le nombre considérable
de tuberculeux inconnus, dont après le décès, survenu
par accident ou par toute autre cause, l'autopsie a
révélé qu'ils portaient des lésions cicatrisées dans l'intérieur du poumon, sans dommage apparent dans leur
vie normale. La résistance de l'organisme à l'infection
a là son influence comme dans les maladies contagieuses
aiguës. Nous avons entendu des médecins affirmer que
chez les habitants des grandes villes, les porteurs de

---

(1) L'écart de température entre le matin et le soir se monte en général
à 1 degré ou même davantage.

lésions tuberculeuses cicatrisées constituaient un pourcentage important. D'aucuns vont jusqu'à évaluer à 60 0/0 ces ex-bacillaires guéris. Une telle affirmation est fort encourageante. L'infirmière ne doit jamais l'oublier lorsqu'elle se trouve en présence de malades tuberculeux, et cela d'autant plus que la cure hygiénique à laquelle elle doit vouer son effort demande toute sa ténacité et qu'elle doit, sous peine d'insuccès, insuffler à son malade la persévérance et la confiance.

En quoi consiste la cure type? Repos, aération continue, propreté, nourriture rationnelle, un bon moral : en voilà les caractéristiques essentielles.

Nous ne pouvons mieux faire que d'indiquer ici l'horaire d'une journée en sanatorium (1), horaire employé pour le traitement de tuberculeux curables, c'est-à-dire à un degré de la maladie où le ramollissement du poumon n'est que partiel. Les résultats de cette cure, dans un laps de temps plus ou moins prolongé, et qui peut s'étendre sur une, deux années ou même davantage, sont généralement heureux. Si les malades ne guérissent pas tous, ni même en majorité, le plus grand nombre améliore suffisamment son état pour sortir du

---

(1) Règlement en usage dans les établissements de l'œuvre des Tuberculeux-Adultes :

HORAIRE D'UN SANATORIUM DE FEMMES :

Réveil, température	7 h. 45
Petit déjeuner au lit	8 heures
Lever, ménage, toilette	9 heures
Cure chaise-longue	10 h. 30
Déjeuner (lavage mains)	midi
Cure de silence	13 h. 30
Promenade (sur avis médical) ou temps libre	15 h. 30
Goûter	16 heures
Cure	16 h. 30
Temps libre	18 h. 30
Dîner (lavage mains)	19 heures
Coucher	20 h. 30

Le silence doit régner à	21 heures
Les températures du soir doivent être prises à	17 h. 30
Les soins spéciaux sont donnés de 17 à 18 heures.	

sanatorium et reprendre une vie sociale à peu près normale, ayant appris à se soigner eux-mêmes. Quelques-uns s'aggravent et meurent, malgré tous les soins.

Mais tout ce qui précède n'est le fait que d'un faible pourcentage parmi les nombreux cas de tuberculose pulmonaire. Trop de malades ne sont pas « dépistés » assez tôt. Certains, même dépistés, continuent leur vie sans accepter les soins nécessaires. Or, c'est encore là pour l'infirmière un travail de première importance que de pratiquer, dans toute la mesure du possible, la prophylaxie à domicile de la tubercelose.

En effet, dès lors qu'un tuberculeux crache, il est une cause de contamination pour son entourage, et pour la société en général, à moins que certaines précautions, aujourd'hui bien définies, puissent être prises par lui, et autour de lui. De là, le rôle de l'infirmière antituberculeuse, qui ayant choisi pour but de ses efforts l'hygiène sociale, s'est ensuite spécialisée à la lutte contre le bacille de Koch.

Son programme consiste à dépister, à instruire, à répandre partout autour d'elle les notions sûres de l'hygiène et de la prophylaxie. Elle doit : lorsque le malade est au début, ou encore dans la période de curabilité, l'amener à la consultation du Dispensaire auquel elle est rattachée, lui faire suivre le traitement indiqué, le faire entrer en sanatorium le cas échéant ou, s'il n'est pas contagieux, le décider à se soigner à la campagne — faire examiner de même tous les membres de la famille, obtenir le placement des enfants en danger de contamination le cas échéant. Si le malade a dépassé le stade où il peut être amené au dispensaire, parce que déjà grand fièvreux alité, elle doit, toutes circonstances bien examinées, porter au maximum son effort pour mettre les proches à l'abri de la contagion. Ici, deux hypothèses se présentent : Ou bien le tuberculeux peut entrer dans un hôpital spécial, comme il en existe un certain nombre, et accepte d'y être transporté. Dans ce premier cas, l'infirmière pratique ou fait pratiquer la désinfection de l'habitation aussitôt après son évacuation. Ou bien il y a impossibilité de transférer le malade. Dans ce deuxième cas, il reste à éviter, par un certain nombre de mesures, la contamination des proches. Elle emploiera donc les moyens suivants : Quant au malade — isolement pratique de tous objets à son usage, par une désinfection appropriée. Crachats : usage du crachoir, de poche ou de lit, muni d'un désinfectant tel que crésyline ou eau de Javel; ébullition du crachoir et de son contenu; lavage séparé du linge servant au tuberculeux : désinfection des autres objets dont il use journellement : ébullition de la vaisselle et des ustensiles; balayage humide journalier avec eau de Javel, du sol de sa chambre; enseignement détaillé et répété de tous ces gestes nécessaires, parmi l'entourage immédiat. Quant à la famille : placement à la campagne, autant que possible, des enfants exposés à la contamination — instructions répétées aux autres membres de la famille en ce qui concerne les mesures de précaution nécessaires. De plus, le logement devra être organisé en vue du bien-être du malade, et de son isolement relatif dans une pièce. La nourriture substantielle, l'aération continue par fenêtre ouverte jour et nuit, le vêtement chaud, seront des adoucissements aux souffrances du malade, autant que des mesures d'hygiène. Quant aux médicaments, ils n'auront pour but que de calmer une toux irritante, d'apporter le sommeil à des nuits pénibles. Le médecin seul sera juge de leur choix et de leur opportunité.

On verra au chapitre suivant de quelle importance le rôle de l'infirmière peut être jugé, en hygiène sociale.

La *syphilis* est une maladie extrêmement répandue. On mettait autrefois une certaine réticence à parler de ce fléau. Depuis quelques années, notamment depuis la pièce de Brieux « Les Avariés », et plus encore depuis la dernière guerre de 1914-1918, le désir de combattre une telle plaie sociale a vaincu le sentiment de réserve exagérée qui faisait taire jusqu'au nom redouté. Ce n'est pas en cachant le péril qu'on le supprime. Il importe, au contraire, de le dénoncer. Et cela d'autant plus que beaucoup des victimes de la syphilis — ou de la blennorragie, cette autre avarie plus modeste mais non moins détestable, sont des victimes innocentes. Combien de femmes contaminées par leur mari, trop ignorant lui-même, ne sauront jamais de quoi elles meurent. Combien d'enfants voués à l'infirmité, ignoreront toujours la responsablité de leurs parents dans le mal qui les frappe!

La syphilis est dévoilée par la réaction de Bordet-Wassermann. Elle peut se diviser en trois périodes successives : primaire, secondaire, tertiaire.

L'accident primaire est le chancre, petite lésion superficielle ronde de la peau ou des muqueuses qui se produit trois semaines environ après la contamination.

Nous n'entrons pas ici dans des détails que les leçons spéciales professées dans les Ecoles d'infirmières décriront suffisamment pour leur usage.

Les accidents secondaires apparaissent environ six semaines après le début du chancre. Ils se manifestent par une sorte d'éruption rosée qui peut être assez disséminée sur le corps : poitrine, dos, ventre, bras. C'est un signe de ce qui a été appelé par Fournier la « période anarchique ». Quelquefois, les accidents secondaires sont plus graves; souvent ils passent, malheureusement inaperçus.

Enfin arrivent, après quelquefois deux ou trois ans, ou davantage, les accidents qui caractérisent la période tertiaire, la plus grave. Ils peuvent revêtir les formes les plus variées : cutanées (gommes, ulcérations), musculaires (langue infiltrée, etc...), osseuses (ostéite et périostite syphilitiques, exostoses, etc.) nerveuses (tabès, paralysie générale progressive, ataxie locomotrice,

méningite, hémiplégie, etc.), vasculaires (aortite, anévrisme, etc...). Tous les organes : foie, rate, cœur,
peuvent être touchés.

Devant de tels ravages, la science médicale n'est pas
complètement désarmée. La découverte du microbe, « le
tréponème pâle », de la famille des spirochètes, a permis des travaux aussi utiles qu'intéressants.

Pendant un certain nombre d'années, seul le mercure
fut reconnu comme remède spécifique de la syphilis.
Sous forme d'injections d'« huile grise », alternant
avec une médication iodurée, il était administré aux
malades, le plus souvent à leur insu.

Puis la découverte du fameux « 606 » par Ehrlich,
bientôt étudié dans tous les pays, apporta, avec le traitement à base d'arséno-benzol qui en est l'agent, une
médication nouvelle et plus efficace encore. Des syphilitiques condamnés ont vu prolonger leur vie pour de
longues périodes. Ce traitement continue à l'heure
actuelle d'être étudié et perfectionné. D'autres méthodes,
telles que la médication bismuthée par exemple, donnent
aussi de bons résultats. L'infirmière n'est pas appelée,
sauf exception, à exécuter les traitements, qui compor-
tent généralement des injections intra-veineuses. Elle
doit cependant en surveiller l'application et en signaler
au médecin les suites.

Il n'en reste pas moins que, en dehors de toute question de soins, la prévention des maladies vénériennes,
syphilis et blennorragie, est plus désirable encore que
leur cure, laquelle n'est jamais radicale. La syphilis est
une tare qui laisse ses traces chez le malade et chez
ses enfants lorsqu'il en a (1). Quant à la blennorragie,
elle est la mort d'une race : celui qui en a été atteint à
un certain degré ne peut avoir d'enfants.

(1) Le nourrisson hérédo-syphilitique est sujet à tous les accidents les plus
graves. Si ces enfants ne sont pas soignés à temps, une faible minorité
parmi eux peut parvenir à vivre dans des conditions normales. Il est très
important aussi de faire examiner et traiter les femmes enceintes.

Le rôle de l'infirmière, en cette pénible matière, sera d'instruire ceux qui seront confiés à sa surveillance des dangers d'une contamination ignorée. Des manuels spéciaux sont aujourd'hui édités qui l'éclaireront à ce sujet. En tout cas, en raison du nombre relativement considérable de malades syphilitiques traités pour des affections aiguës dans les services hospitaliers, elle ne négligera pour elle-même aucune des précautions d'hygiène en usage pour la prophylaxie des maladies infectieuses aiguës : lavages, désinfections des mains et des objets, etc....

CHAPITRE XXXV

HYGIÈNE SOCIALE :
LOIS D'ASSISTANCE. — LEUR APPLICATION

Le premier, Duclaux réunit ces deux mots : Hygiène
Sociale. Mais que signifie leur rapprochement et de quel
intérêt est pour l'infirmière du xxe siècle, cette locu-
tion moderne?

Partant de ce principe que l'hygiène est la prévention de la maladie, et que, pour être d'une application
sociale, c'est-à-dire dans l'intérêt de la Société, elle
doit être organisée avec méthode, comme le serait un
jardin « où chacun travaillerait sur son carré à une
action commune » (1), nous allons tenter de définir,
du point de vue de l'infirmière, quels sont les « car-
rés » où celle-ci peut agir efficacement — et de quelle
manière.

Il n'est peut-être pas superflu d'affirmer tout d'abord
que l'hygiène, ensemble de mesures destinées à prévenir les maux physiques, est une des sciences les plus
utiles qui soient. Là où elle est connue et pratiquée,
le taux de la mortalité baisse, la morbidité diminue.
Les nations qui ont su la faire entrer dans leurs mœurs
voient ses résultats dépasser ce qu'on en attendait.
Aussi les lois de chaque pays viennent-elles de plus en
plus renforcer l'habitude de l'hygiène par leur caractère

(1) Duclaux, *Hygiène Sociale.*

obligatoire, et le plus grand nombre des lois dites d'*Assistance* édictées dans les vingt dernières années en France, sont-elles d'abord et surtout des lois d'*Hygiène*, au moins dans leur esprit, sinon dans leur lettre.

Mais les lois ont besoin d'être *appliquées*. Et nos lois sanitaires comme nos lois d'assistance, pour être appliquées, doivent être *expliquées* au peuple qui en bénéficie, en même temps que leur pratique doit lui être facilitée. C'est dans ce sens que le travail de l'infirmière moderne devient vraiment social.

Lorsqu'il s'agit de combattre la mortalité infantile, il ne suffit pas que le Parlement ait voté des lois, telles que la « loi Roussel sur la protection des enfants mis en nourrice », ou la « loi Strauss sur le repos des femmes en couches », il faut encore que des agents spéciaux veillent à leur bonne application et la contrôlent, et ces agents, de plus en plus c'est l'infirmière de puériculture qui est désignée pour en remplir la fonction.

S'il s'agit de lutter contre la tuberculose, maladie sociale par excellence, et d'appliquer la « loi Bourgeois sur les dispensaires d'hygiène sociale » ou la « loi Honnorat sur les sanatoriums pour tuberculeux », c'est encore l'infirmière *visiteuse d'hygiène* qui sera désignée pour desservir les dispensaires établis, pour dépister le tuberculeux, l'amener à la consultation, l'éduquer en hygiène ainsi que sa famille, prendre toutes mesures conseillées par le corps médical — et c'est l'infirmière antituberculeuse qui, au sanatorium, surveillera la cure hygiénique de la bonne exécution de laquelle dépend le salut de chaque malade.

De ce qui précède, vous pouvez déjà déduire de quelle importance est désormais le rôle social de l'infirmière (1). Il nous reste à définir plus en détail :

1° Quelles sont les divisions ou spécialisations qui se présentent devant le choix de l'infirmière.

____

(1) Voir introduction du présent volume, p. 5.

2º Quelles sont, en France, les lois principales d'Assistance dont l'application nécessite l'intervention de l'infirmière sociale, et que doit-elle connaître de ces lois?

1º — Les *spécialisations*. Sur quels points principaux doivent-elles porter?

A) L'infirmière de puériculture :

Hygiène de la femme enceinte. — Repos obligatoire. — Loi Strauss. — Les conditions de l'accouchement. — Accidents et suites. — L'enfant à la naissance. — Allaitement maternel. — Ses avantages. — Surveillance de l'alimentation. — Les maladies du nourrisson. — Bouillies. — Allaitement artificiel. — Ses dangers. — Hygiène de l'enfant jusqu'à trois ans. — Les lois sur la protection du premier âge.

B) L'Assistance scolaire.

Hygiène de l'enfant. — Exercice. — Repos. — Gymnastique respiratoire, éducation physique. — Les maladies contagieuses de l'enfance. — Leurs symptômes, leur évolution, les modes de contage, les périodes d'incubation, d'état, d'éviction. — La tuberculose de l'enfant. — La syphilis. — Vaccination et sérothérapie. — Développement normal de l'enfant, surveillance, mensurations. — Fiche médicale. — Lois et règlements scolaires.

C) La visiteuse d'hygiène sociale (ou l'infirmière de santé publique).

Hygiène générale. — Hygiène de l'habitation. — Tuberculose. — Ses formes. — Ses phases. — Les cures. — La prophylaxie. — Dispensaires (loi Bourgeois 1916). — Préventoria. — Sanatoria (La loi Honnorat, 1919). — L'enquête sociale. — Les fiches.

D) L'infirmière de service social (ou assistance sociale).

Soins aux malades à domicile. — Petite chirurgie. — Petite pharmacie. — Hygiène du logement. — Lois : 1902 sur la santé publique, 15 juillet 1893 sur l'assistance médicale gratuite (1), 14 juillet 1913 sur l'assistance aux familles nombreuses, 14 juillet 1905 sur l'assistance aux vieillards et aux incurables (2), 17 juin 1913 sur le repos

______

(1) Voir plus haut, chap. X, p. 124.
(2) Voir plus haut, chap. X, p. 126.

des femmes en couches (1) 1916 et 1919 (voir plus haut). — Principes d'assistance en général. — Connaissance pratique des œuvres : assistance publique et bienfaisance privée.

2° — *Les lois d'assistance.*

L'ensemble des lois citées dans les quatre ébauches de programme énoncées ci-dessus pour les spécialisations demanderait, si l'on voulait en étudier les textes complets, un volume entier.

Nous ne pouvons qu'indiquer ici, à l'infirmière qui cherche sa voie, dans quelle direction devra porter son effort d'attention.

Très rapidement nous donnerons un aperçu des articles essentiels de quelques-unes de ces lois, de celles surtout dont l'application pourra lui demander une étude détaillée.

A) Contrôle de l'application de la loi du 17 juin 1913 dite « loi Strauss ».

Cette loi contribue grandement à ce que parmi les femmes du peuple, la naissance de l'enfant ne soit pas un désastre ; généralement, dans la classe ouvrière, la misère vient de la naissance des enfants ; il y a là quelque chose de pénible. La loi sur le repos des femmes en couches a pour but de venir en aide à ces femmes d'une façon pratique, car elle facilite à toute femme ayant l'habitude de travailler pour vivre, le repos complet pendant quatre semaines avant la naissance de l'enfant, et quatre semaines après ; dès le premier enfant, le bénéfice de cette loi lui est accordé. Cette loi est le complément de plusieurs lois déjà votées sur les conditions du travail ; elle a surtout pour but de faire que la femme se repose sans avoir la crainte d'être renvoyée de l'usine ou de l'atelier.

Tout employeur a vis-à-vis de son salarié un contrat de travail ; quand bien même ce contrat de travail n'est

(1) Voir plus bas, p. 341.

pas écrit, il existe parce qu'il est codifié dans la loi française. Si l'employé quitte son patron sans raison, il est congédié de droit ; autrefois, une femme qui quittait son patron pour cause de grossesse pouvait être congédiée ; la femme n'osait pas dire qu'elle était fatiguée, et souvent il se produisait un accident.

L'article premier de la loi a modifié l'article qui existait avant dans le code du travail :

« ARTICLE PREMIER. — Est codifiée, dans la teneur ci-après, et for-
« mera l'article 29 *a* du livre premier du code du Travail et de la
« Prévoyance sociale, la disposition suivante :
« ART. 29 *a*. — Les femmes en état de grossesse apparente pour-
« ront quitter le travail sans délai-congé, et sans avoir de ce fait à
« payer une indemnité de rupture. »

Et la loi autorise à quitter son travail dans un article tout à fait péremptoire :

« ART. 2. — Sont codifiées dans la teneur ci-après et formeront les
« articles *54 a* et *164 a* du livre II du code du Travail et de la Pré-
« voyance sociale, les dispositions suivantes :
« ART. *54 a*. — Dans tout établissement industriel et commercial
« ou dans ses dépendances, de quelque nature qu'il soit, même s'il a
« un caractère professionnel ou de bienfaisance, il est interdit d'em-
« ployer des femmes accouchées dans les quatre semaines qui sui-
« vront leur délivrance. »
« En cas d'infraction aux dispositions concernant le travail des
« femmes récemment accouchées, les pénalités prévues par les arti-
« cles ne sont applicables au chef d'établissement ou à son préposé
« que s'il a agi sciemment. »

Voici ensuite à qui la loi doit être appliquée :

« Toute femme de nationalité française et privée de ressources,
« qui se livre habituellement chez autrui à un travail salarié comme
« ouvrière, employée ou domestique, a droit, pendant la période de
« repos qui précède et suit immédiatement ses couches, à une alloca-
« tion journalière, sans que celle-ci puisse se cumuler avec aucun
« autre secours public de maternité. »

On a, depuis 1918, étendu en pratique le bénéfice de la Loi aux femmes travaillant non seulement hors de chez elles, mais à domicile.

De nationalité française : par conséquent, la Visiteuse doit voir le livret de mariage de la femme, ou son bulletin de naissance, afin de s'assurer de sa nationalité.

Et privée de ressources : si le loyer est important, la visiteuse doit déclarer qu'elle a des ressources.

Qui se livre habituellement chez autrui à un travail salarié : mais le travail peut être fait chez l'employeur ou chez l'ouvrière par une extension de la Loi. Dans l'esprit de la Loi, la femme qui travaille chez elle pour un patron a droit au bénéfice de la Loi.

Le chiffre de l'allocation n'est pas fixe, la vie pouvant être plus chère dans certains endroits que dans d'autres. A Paris, l'allocation est de 1 fr. 50 par jour, pendant quatre semaines avant et quatre semaines après les couches.

Nota : (le taux journalier est monté successivement à Paris, à 2 fr., 2 fr. 50 et 3 fr.).

CONDITIONS POUR POUVOIR BÉNÉFICIER DE LA LOI

« Avant les couches, la postulante doit justifier par la production « d'un certificat médical, qu'elle ne peut continuer à travailler sans « danger pour elle-même ou pour son enfant.

« Après les couches, l'allocation est accordée pendant les quatre « premières semaines. L'allocation ne peut, tant pour la période qui « précède que pour celle qui suit les couches, être maintenue pen-« dant une durée totale supérieure à huit semaines. »

Si la femme accouche, par exemple, le 1er février, et qu'elle ait commencé à toucher à partir du 15 janvier, elle aura encore six semaines à toucher l'allocation, pour qu'elle arrive à avoir huit semaines de secours en tout.

« Elle ne peut, à un moment quelconque, être accordée ou main-« tenue que si l'intéressée, non seulement a suspendu l'exercice de sa « profession habituelle, mais encore observe tout le repos effectif « compatible avec les exigences de sa vie domestique, et que si elle « prend pour son enfant et pour elle-même les soins d'hygiène néces-« saires, conformément aux instructions que lui donnera à cet effet « la *personne désignée* par le bureau d'assistance. »

On le voit, la Visiteuse ne doit pas se contenter seulement de constater que la femme attend un enfant;

le contrôle de la Loi ne suffit pas. Il faut encore veiller à ce que la femme ne se fatigue pas trop, qu'elle mène la vie qu'elle doit mener; si elle manque à ces prescriptions, la visiteuse ou l'infirmière doit d'abord lui faire comprendre que du moment qu'elle a demandé le bénéfice de cette loi, elle doit se conformer à ses exigences; en échange du secours qu'on lui donne, elle doit faire tout ce qu'il faut pour mettre son enfant au monde dans de bonnes conditions.

« L'assistance ne peut être accordée que si l'intéressée non seule-
« ment... (voir plus haut).

La personne sous-entendue pour le contrôle, c'est l'infirmière chargée par le Préfet de l'application de cette loi; de cette inspectrice dépend justement la bonne venue de l'enfant; c'est elle qui a non seulement le droit de parler, mais encore le devoir; la loi oblige la visiteuse à donner des instructions d'hygiène; si elle ne le fait pas, elle ne remplit pas son devoir de visiteuse.

« L'allocation journalière est réduite de moitié en cas d'hospitali-
« sation, et pendant toute la durée de celle-ci. »

Autrement dit, la femme qui accouche à la Maternité de Paris, ne touche que 0 fr. 75 par jour sur 1 fr. 50.

« A moins cependant que l'intéressée ait au moins un autre enfant
« vivant au-dessous de treize ans, auquel cas, aucune réduction n'est
« opérée pendant la durée de l'hospitalisation. »

Il faut donc s'assurer si la femme n'a pas d'autre enfant en bas âge, en dehors de celui qu'elle vient d'avoir.

L'allocation peut être supprimée lorsque la femme ne remplit pas les conditions requises, lorsque ses déclarations sont inexactes, si elle se livre à un travail fatigant. L'allocation peut être supprimée et l'on peut même faire rendre ce qui aurait été indûment reçu; il faut donc que la visiteuse ne dise pas trop légèrement qu'une femme a demandé l'allocation à tort — elle doit avoir de l'indulgence — mais elle doit déclarer les choses fâcheuses, c'est aussi son devoir.

« L'allocation est supprimée dès que les diverses conditions requises
« pour avoir droit à l'assistance ne sont plus remplies, ou dès qu'il
« est constaté que des déclarations inexactes ont été fournies par la
« postulante ; dans ce dernier cas, il y a lieu à répétition de la part
« du maire, ou, à défaut, du préfet agissant au nom des diverses col-
« lectivités intéressées. Cette suppression fait l'objet d'une décision
« nouvelle, dans la forme prévue pour les admissions. »
« L'allocation est incessible et insaisissable. Elle est payée à l'as-
« sistée. »

Le mari ne touchera pas l'allocation.

« Elle peut être donnée en nature, en totalité ou en partie. »

A Paris, cette allocation est payée en argent, mais à la campagne on peut la donner en nature, et cela peut aider davantage les femmes. Ce n'est pas à la visiteuse à juger de ces décisions-là.

« Toute Mutualité maternelle, toute œuvre d'assistance, préalable-
« ment agréée à cet effet par décret rendu sur la proposition des
« Ministres de l'Intérieur ou des Finances, après avis de la section
« compétente du Conseil Supérieur de l'Assistance publique, peut être
« chargée par le Conseil municipal, le bureau d'Assistance consulté,
« d'assurer le fonctionnement de la présente loi dans la commune où
« elle a établi son siège social ou des sections. »

A la campagne, il pourrait se produire que des mai-ries n'ayant pas une très bonne organisation, ces œuvres soient appelées à les suppléer.

« Le rôle des œuvres consiste à assurer directement le service des
« allocations aux bénéficiaires et à exercer la protection et la surveil-
« lance hygiénique prescrites par la loi ; elles reçoivent à cet effet les
« subventions de l'Etat, du département et de la commune.
« Le traité passé entre l'œuvre et la commune sera soumis à l'appro-
« bation du préfet. »

Les œuvres n'ont pas d'argent à verser, mais elles doivent une protection hygiénique et la surveillance.

Cette loi, comme on le voit, entre dans bien des détails, et le point le plus intéressant pour les infirmières et visiteuses est de savoir quand les femmes ont droit, et les conditions requises pour avoir droit.

D'après le texte de la loi du 17 juin 1913, il n'y avait que les femmes salariées qui avaient droit à l'allocation, mais en 1914, la Chambre des Députés a voté une seconde proposition qui a pour but de l'étendre à toutes les femmes dépourvues de ressources.

Le salaire du mari n'entre pas en ligne de compte au point de vue de cette allocation; le salaire du mari peut être élevé mais les ressources du ménage peuvent être séparées, car le mari n'aide pas toujours le ménage comme il le devrait.

« Les ressources du mari n'entrent pas en ligne de compte dans « l'examen de la demande, excepté comme éléments accessoires d'in-« formation, et, toutes les fois qu'il s'agira d'un ouvrier gagnant un « salaire normal et moyen, la demande ne saurait, de ce chef, être « écartée. »

Jusqu'ici, les femmes qui ne se livraient pas habituellement à un travail salarié ne pouvaient pas bénéficier de ce secours, mais bientôt l'esprit de la loi ira plus loin :

« Le secours alloué à la mère doit donc avoir pour condition essen-« tielle de l'inciter à garder le repos indispensable... ainsi la mère doit « faire un sacrifice; le secours qui lui sera accordé l'aidera à le « supporter, tant pour son propre salut que pour le bien supérieur « de l'enfant. »

Si elle ne prend pas les précautions nécessaires, elle manquera à son devoir. Elle reçoit une somme, elle doit donner quelque chose en échange. Ce sera d'abord une meilleure condition de vie, de santé, son propre bien; puis il en résultera un bénéfice pour tous, pour le pays tout entier, parce que le pays a intérêt à ce que la santé publique soit meilleure.

La loi s'applique naturellement aux femmes quelconques qui ont un enfant, mariées ou non.

Si l'enfant meurt, l'allocation doit être continuée, même si l'enfant est mort avant le mois écoulé depuis sa naissance — puisque la mère a eu cet enfant, elle a besoin du même repos, par conséquent, même repos, même indemnité.

Il est, de plus, consenti une prime d'allaitement qui a pour but d'inciter les femmes à nourrir; l'influence de l'infirmière-visiteuse doit et peut s'exercer dans ce sens. La prime est uniforme partout; elle est fixée à 0 fr. 50 par jour pendant les quatre semaines qui suivent l'accouchement — donc 14 fr. à la mère ayant nourri son enfant jusqu'à l'expiration des quatre semaines.

« L'allocation ne peut se cumuler avec aucun autre secours public « de maternité, et, notamment, avec les secours prévus par la loi du « 27 juin 1904. c'est-à-dire les secours accodés pour prévenir l'aban- « don des enfants. »

Lorsqu'une fille non mariée a un enfant, et n'a vraiment pas les ressources pour l'élever, elle est très souvent tentée de l'abandonner ; lorsque la sage-femme qui la soigne connaît son intention, elle peut demander et obtenir pour elle ce qu'on appelle le *secours préventif d'abandon*, parce que cette petite somme, généralement une mensualité, engage la mère à garder son enfant pendant quelque temps, et elle peut finir par s'y attacher. Au bout de quatre semaines, si la femme est malheureuse, on peut demander pour elle ce secours pour qu'elle garde son enfant tout à fait.

Les secours qui ne peuvent être cumulés avec cette allocation sont ceux de l'Assistance légale, mais rien n'empêche l'assistée de recevoir des secours de l'Assistance privée (secours de loyer et le reste). La prime d'allaitement se continue pendant un mois; mais si la mère cessait d'allaiter avant la fin des quatre semaines on cesserait aussi la prime d'allaitement, parce que cette prime se compte par jour d'allaitement. L'allocation se paie le 5 et le 20 de chaque mois, mais l'infirmière visiteuse n'est chargée que du contrôle.

DEMANDE D'ALLOCATION

La demande doit être écrite sous forme de lettre, au maire de la commune ; la femme devra indiquer :

I. — Qu'elle est de nationalité française, et au besoin montrer une pièce à l'appui (livret de mariage).

II. — Dire si elle travaille pour un patron ou chez elle, et produire, le cas échéant, un certificat.

III. — Indiquer quelles sont ses charges de famille (nombre d'enfants, leur âge, les vieux parents à charges).

IV. — Ressources dont elle dispose, le salaire du mari (qui ne l'empêchera pas de toucher l'allocation).

V. — Indiquer son adresse, dire si elle réside depuis plus d'un an dans la commune, et dans le cas contraire, indiquer quelles ont été les résidences antérieures depuis un an, en précisant si la mère a habité plusieurs communes, la durée exacte du séjour dans chacune d'elles. Elle doit les indiquer parce que la charge est inscrite dans les différents budgets.

Une femme venant habiter Paris après avoir habité Lyon, par exemple, dans les trois ou quatre premiers mois de sa grossesse, devra indiquer qu'elle a habité cette dernière ville, car, dans ce cas, Paris ne serait que l'intermédiaire de Lyon.

Il faut envoyer cette demande, si possible, au début du 7e mois de la grossesse parce qu'il faut un certain temps pour instruire la demande.

Les demandes faites au dernier moment doivent être accompagnées d'un certificat médical, témoignant qu'il y a urgence à inscrire cette femme pour qu'elle touche le secours avant la naissance de l'enfant.

DAMES VISITEUSES (OU INFIRMIÈRES D'HYGIÈNE)

Ces personnes sont désignées, chaque année, au cours de sa première session, par le bureau d'assistance. La liste ainsi établie peut être révisée en cours d'année par le même bureau d'assistance.

La circulaire ministérielle du 9 août 1913 met en lumière d'une façon très nette la description de ce que doivent faire les visiteuses :

« Les œuvres de puériculture se sont, depuis dix ans, rapidement
« développées en France; elles offrent la source naturelle de recru-
« tement de ces assistantes bénévoles du bureau de bienfaisance. A
« défaut de telles œuvres, le bureau de bienfaisance confiera cette
« mission à des mères de famille jouissant de la considération géné-
« rale pour leur haute probité, leur valeur morale, leur esprit de
« large libéralisme qui leur fait accepter sans effort le respect absolu
« de toutes les opinions politiques, de toutes les croyances religieuses,
« comme de toutes les convictions philosophiques, qui les met en
« garde contre l'esprit de secte et de parti et à l'abri des tentations
« d'un prosélytisme indiscret.

« Un sûr et profond instinct de solidarité fait qu'en une femme
« quelle qu'elle soit, sur le point d'accoucher ou qui vient d'être
« mère, toute autre femme voit une sœur digne de sa sympathie,
« ayant droit à sa protection. Mettant à profit cet instinct touchant si
« fort dans le cœur des femmes de France, il est impossible que l'on
« n'arrive point à créer, autour des mères privées de ressources et
« de leurs nouveau-nés, tout un réseau d'affections éclairées et
« agissantes qui constituera, à n'en pas douter, une garantie efficace
« contre la mortalité infantile.

« La loi nouvelle contient ici le germe d'un progrès social qui peut
« être merveilleusement fécond. A en assurer le développement, je
« ne saurais trop vous convier. Vous aurez là une œuvre d'éducation,
« une œuvre de propagande, de mise en valeur de tant de bonnes
« volontés hésitantes, aussi noble que délicate à accomplir, et qui, à
« l'heure où la France est aux prises avec le redoutable problème du
« décroissement de la natalité qui augmente nécessairement les
« charges militaires de la jeunesse, revêt un caractère vraiment
« national. »

B) Loi du 15 avril 1916 instituant des dispensaires d'Hygiène sociale et de Préservation antituberculeuse, dite « Loi Bourgeois ».

« ARTICLE PREMIER. — Pourront être institués, dans les conditions
« prévues par la présente loi, des dispensaires publics d'hygiène
« sociale et de préservation antituberculeuse qui seront spécialement
« chargés de faire l'éducation antituberculeuse, de donner des con-

« seils de prophylaxie et d'hygiène, d'assurer et de faciliter aux
« malades atteints de maladies transmissibles l'admission dans les
« hospices, sanatoria, maisons de cure ou de convalescence, etc., et,
« le cas échéant, de mettre à la portée du public des services de
« désinfection du linge, du matériel, des locaux et des habitations
« rendus insalubres par des malades.

« Ces dispensaires organiseront pour les malades privés de res-
« sources, d'accord avec les services locaux ou régionaux, d'hygiène
« et d'assistance, des consultations gratuites et des distributions de
« médicaments.

« ART. 3. — Les dispensaires publics sont institués par décret rendu
« dans la forme des règlements d'administration publique, après
« enquête et avis du conseil général et des conseils municipaux com-
« pris dans la circonscription. Le décret fixe la circonscription du
« dispensaire.

« L'autorisation de fonctionner est donnée par le préfet après ins-
« pection des locaux et vérification de l'aptitude du personnel par le
« conseil départemental d'hygiène qui, sous l'autorité du préfet,
« exerce un contrôle permanent sur l'administration de l'établisse-
« ment.

« ART. 5 — Le personnel du dispensaire est nommé par le Conseil
« d'administration ; il comprend un ou plusieurs médecins, un ou
« plusieurs enquêteurs, moniteurs ou monitrices d'hygiène, et, s'il
« est utile, un ou plusieurs infirmiers ou infirmières d'hygiène. Ces
« enquêteurs, moniteurs et monitrices sont en particulier chargés des
« enquêtes et donnent l'éducation sanitaire soit sur place, soit au
« domicile du malade. »

Les autres articles ont trait au budget et aux conditions d'administration des dispensaires. Les associations
de bienfaisance et les personnes qui, dans un but exclusif de bienfaisance, créent des dispensaires pour le
même objet peuvent recevoir des subventions des communes, du département et de l'Etat (1).

L'application de cette loi devant devenir obligatoire
dans un délai fixé primitivement à cinq années (délai
qui sera sans doute prolongé par le Parlement en raison
des circonstances), on voit le rôle que devra jouer l'infirmière dans sa pratique et quel champ elle lui ouvre.

---

(1) Les budgets des communes sont distincts de ceux des départements.
L'Etat participe à certaines dépenses des départements et des communes.

Le dépistage du tuberculeux, son instruction en hygiène ne peuvent être effectués que par la visiteuse (1).

Certaines organisations créées en exécution de la présente loi, ont pris le nom d'*Offices publics d'hygiène sociale*, au lieu de Dispensaires. Il en est ainsi dans le département de la Seine où l'Office public d'hygiène sociale, grâce au budget qui lui a été voté par le Conseil général, a depuis 1919 entrepris la lutte méthodique et rationnelle contre la tuberculose.

C) Loi du 17 septembre 1919 instituant des sanatoria antituberculeux.

Le texte de cette loi, qui a été amendée pour que le bénéfice en soit étendu aux établissements dits « préventoriums », a pour objet de compléter la précédente par l'institution obligatoire de maisons de cure pour la tuberculose. Elle met à la charge de l'État la part de dépense, dans le prix de journée des malades traités, qui dépasserait le taux payé par les communes et les départements pour le soin des malades indigents inscrits à l'assistance médicale gratuite. (Loi du 15 juillet 1893) (2).

Un grand nombre de lois récentes, décrets, règlements d'administration publique, ont trait à l'assistance et à l'hygiène. La connaissance en sera donnée à l'Elève-Infirmière dans les divers programmes d'enseignements des Ecoles, soit professionnelles, soit spécialisées. On trouvera en appendice le programme d'études adopté par l'Etat tant pour les Ecoles professionnelles hospitalières que pour les Ecoles spécialisées (3).

_____

(1) Voir chapitre précédent.

(2) La loi sur l'assistance médicale gratuite met en effet à la charge des départements et des communes le soin des indigents malades dans les établissements hospitaliers ainsi que la visite médicale à domicile (voir Ch. X).

(3) Pour plus de détails sur la carrière d'infirmière, voir librairie Armand Colin : « L'infirmière », *Renseignements indispensables aux infirmières et à celles qui veulent le devenir*, par Mme Ed. Krebs-Japy.

En terminant ce chapitre, nous tenons à noter que l'année 1921 a apporté à la profession d'infirmière en France une consécration nouvelle, par la reconnaissance officielle votée en janvier par le Conseil supérieur de l'Assistance publique de France, dans la forme des vœux suivants :

« Le Conseil supérieur de l'Assistance publique, considérant qu'il importe au soin des malades que la capacité professionnelle des infirmières et infirmiers soit reconnue par un diplôme officiel.

« Adopte les résolutions suivantes :

« 1) Le programme de l'enseignement du personnel secondaire des hôpitaux précédemment délibéré par le Conseil supérieur, sera mis au point et s'étendra obligatoirement sur deux années ;

« 2) Un Conseil de perfectionnement sera institué par décret, afin de veiller aux modifications et améliorations nécessaires à apporter à ce programme et aux diverses parties de l'enseignement (technique et moral). Ce Conseil devra compter parmi ses membres un certain nombre de médecins, chirurgiens, de directrices d'écoles et d'infirmières qualifiées ;

« 3) Les écoles existantes, tant privées que publiques, qui se conformeraient immédiatement à ce programme et à ces conditions de scolarité, recevraient une reconnaissance administrative ;

« 4) Les écoles qui voudraient se mettre en mesure d'enseigner suivant ces règles nouvelles, seraient mises à même de recevoir la même reconnaissance au bout de deux ans ;

« 5) A l'expiration de ces deux années d'expérience, un examen officiel, ou des examens, seraient institués, dont les jurys seraient désignés après avis du Conseil de perfectionnement, et sur les listes qui seraient présentées par les écoles, et devraient comprendre dans leur composition au moins pour moitié, des médecins, des chirurgiens, un pharmacien et des directrices d'écoles d'infirmières (ou directeurs, quant aux infirmiers) ;

« 6) Les écoles spécialisées (s'occupant de la formation d'infirmières, ou infirmiers, pour les diverses branches de la profession — infirmières-visiteuses d'hygiène (tuberculose), — infirmières de puériculture, infirmières scolaires, infirmières d'hygiène mentale, etc...) obtiendraient une approbation distincte chacune pour sa spécialité, avec une durée de scolarité réduite proportionnellement à leur programme ».

Depuis qu'ont été écrites les lignes précédentes, le Décret qui faisait l'objet du vœu du Conseil Supérieur a été signé, en date du 27 juin 1922, reproduisant les dispositions principales ci-dessus énoncées. L'existence du Conseil de Perfectionnement des Ecoles d'Infirmières (1) est désormais trop bien connue en France pour que nous ayons à la décrire ici. Toutes les Infirmières françaises sont en droit de se réjouir de la reconnaissance officielle enfin accordée à leur profession tant aimée.

CHAPTAL.

(1) Voir Introduction à la 3ᵉ édition, p. 5.

INDEX-VOCABULAIRE

Méningite. — Affection des méninges (enveloppes du cerveau). 230, 299

Méningococcie. — (Méningite cérébro-spinale). Maladie épidémique grave. Anti-méningococcique (sérum).

Ménopause. — Cessation des règles.

Ménorragie. — Excès dans la menstruation.

Menstruation. — Période des règles.

Mercuriel (Traitement). — Par le mercure 336

Mésentère. — Partie du péritoine donnant attache à l'intestin grêle.

Météorisme. — Ballonnement de l'abdomen causé par des gaz.

Métrite. — Maladie inflammatoire de l'utérus.

Microbe. — Micro-organisme. — (Les maladies infectieuses sont microbiennes) 306

Micrococoque. — Micro-organisme rond 195

Micro-organisme. — Etre vivant, microscopique 306

Miction. — Action d'urine.

Milne (Méthode de). — Désinfection opérée localement sur des malades contagieux (scarlatine, rougeole).

Minimum. — Le moindre degré.

Mithridatisme. — Etat d'accoutumance au poison. 111

Mitrale. — Valvule du cœur gauche 269, 278

Mœlena. — Selles où se trouve du sang noir, après hémorragie intestinale 99, 233, 233

Morbidité. — Etat maladif (morbide).

Morbus. — (Voir choléra).

Moribond. — Mourant. 104

Morphine. — Alcaloïde de l'opium. 116, 239

Morphinomanie. — Intoxication habituelle par la morphine.

Mouche de Milan. — Petit vésicatoire 71

Moutarde. — Graine employée pour sinapismes 54

Mucosités. — (Voir Mucus). 237

Mucus. — Liquide sécrété par les membranes muqueuses . . . 99, 286

Mydriase. — Pupille dilatée.

Myélite. — Maladie de la moelle épinière 301

Myocardite. — Inflammation du muscle du cœur. 277

Myopie. — Vue courte, vue basse. 209

Myosis. — Se dit de la pupille rapetissée par contraction 209

Myxœdème. — Affection due à la suppression de la fonction thyroïdienne.

Narcose. — Sommeil artificiel. 116

Narcotique. — Substance qui fait dormir.

Nasal. — Du nez 205

Naso-pharyngien. — Qui a rapport au nez et au pharynx. 206

Nécrose. — Mortification d'une partie des tissus constitutifs du corps.

Néoplasme. — Excroissance anormale, tumeur cancéreuse.

Néphrétique. — Colique du rein 55, 97, 289

PROGRAMME-TYPE MINIMUM

pour l'Enseignement des Elèves-Infirmières hospitalières, s'étendant sur deux années d'études obligatoires pour la préparation au Diplôme des Infirmières de l'Etat français.

1° *Stage probatoire et éliminatoire.*

PREMIER MOIS :

Anatomie, physiologie ; leçons journalières professées par une monitrice ; hygiène du ménage, cuisine des malades, tenue de la maison ; notions élémentaires professionnelles.

2° *Stages pratiques obligatoires dans les salles d'hôpital.*

CINQ MOIS :

Soins aux adultes : médecine (tuberculose comprise).

CINQ MOIS :

Soins aux adultes : chirurgie.

DEUX MOIS :

Soins aux enfants : médecine.

DEUX MOIS :

Soins aux enfants : chirurgie.

DEUX MOIS :

Soins aux contagieux (adultes ou enfants).

DEUX MOIS :

Soins aux femmes en couches et nouveau-nés.

Spécialités diverses (notamment yeux, larynx, voies urinaires, dermatologie).

TOTAL : 24 MOIS.

Les stages effectués doivent être portés sur un livret spécial qui mentionnera les présences et qui sera présenté au jury d'examen. De même, la notation des cours théoriques, dont l'énumération suit :

3° *Cours théoriques.*

(Ces leçons devront être professées dans les deux ans, mais sans s'étendre nécessairement sur onze mois par an, les périodes d'enseignement théorique ne couvrant généralement pas plus de huit à neuf mois par an.)

A. Soins aux malades de médecine (tuberculose médicale comprise) : 24 LEÇONS.

B. Soins aux malades de chirurgie (adultes et enfants) : 24 LEÇONS.

C. Soins aux femmes en couches et aux nouveau-nés.

D. Soins aux enfants malades.

E. Maladies infectieuses et prophylaxie.

F. Matière médicale et thérapeutique appliquée, désinfection.

G. Hygiène générale et professionnelle, hygiène et enquêtes sociales. Lois d'assistance.

H. Administration hospitalière.

I. Morale professionnelle (professée par la Directrice ou par une Monitrice).

J. Massage et gymnastique médicale.

K. Hygiène alimentaire et cuisine des malades.

PROGRAMME MINIMUM TYPE
de l'année de Spécialisation des Ecoles d'Infirmières visiteuses (Hygiène sociale de la Tuberculose).

(Durée des études : onze mois.)

Enseignement pratique.

1° Au minimum, un mois de stages pratiques préliminaire et éliminatoire, soit au dispensaire, soit à l'hôpital, suivant les possibilités de l'école, avec enseignement théorique (tuberculose), donnant les connaissances précises qui permettront aux élèves de profiter, dès le début, de leur stage hospitalier de dispensaire.

2° Stages pratiques accomplis par l'élève toutes les matinées et tous les après-midi, sauf deux par semaine réservés à l'enseignement théorique.

Tous les stages, comme d'ailleurs en première année seront faits sous la direction et la surveillance de monitrices spécialement préparées.

Carnet de stages : Une note sera donnée pour chacun de ces stages et mentionnée au carnet individuel qui devra être présenté aux examinateurs.

Répartition des stages pratiques : cinq mois de stages pratiques antituberculeux dont un mois dans les services de tuberculeux des hôpitaux ou dans un sanatorium ; quatre mois dans un dispensaire antituberculeux ; quatre mois de stages pratiques dans des services d'enfants (consultations pré-natales, de nourrissons, scolaires, consultations externes des hôpitaux) ; un mois dans des services de dermatologie et de syphiligraphie.

Enseignement théorique

Tuberculose ; hygiène infantile ; hygiène générale ; hygiène alimentaire ; alcoolisme ; syphilis ; dermatologie ; cancer ; pharmacie ; enseignement social.

PROGRAMME TYPE

de l'année de spécialisation pour les Ecoles d'Infirmières visiteuses d'Hygiène sociale de l'Enfance.

(Durée des études : onze mois.)

Cette année de spécialisation, de même que celle des I. V. H S. de la tuberculose, ne peut être effectuée qu'après une première année d'études hospitalières.

1° *Enseignement pratique.*

Carnet de stages : pour chacun des stages, une note sera donnée et mentionnée au carnet individuel qui devra être présenté aux examinateurs.

Répartition des stages pratiques : deux mois dans une maternité avec consultations pré-natales; trois mois dans des consultations de nourrissons et dispensaires d'enfants; un mois dans un hôpital d'enfants : service de contagieux; un mois dans un hôpital d'enfants : médecine générale; deux mois répartis suivant les possibilités dans les crèches, les pouponnières, les centres de placement familial, les établissements scolaires; deux mois dans un dispensaire antituberculeux.Démonstrations pratiques de laiterie et de diététique (au minimum : dix).

2° *Enseignement théorique.*

Cet enseignement théorique comporte : Hygiène et assistance médicale de la femme en état de gestation et du nouveau-né ; hygiène et assistance médicale du nourrisson ; hygiène et assistance médicale de la deuxième enfance et de l'âge scolaire; protection et assistance sociales; notions sur la tuberculose (enfants, adultes, prophylaxie); hygiène générale: hygiène alimentaire y compris exercices pratiques ; alcoolisme ; syphilis, dermatologie ; cancer; pharmacie; morale professionnelle et éducation sociale.

TABLE DES MATIÈRES

PREMIÈRE PARTIE

Notions pratiques

DEUXIÈME PARTIE

Petite Chirurgie

TROISIÈME PARTIE

Soins aux malades de médecine

Coulommiers. — Imp. E. DESSAINT. — 9-25.

Jules COMBY

Médecin de l'hôpital des Enfants-Malades.

Deux cent soixante
Consultations médicales
Pour les Maladies des Enfants

8e édition. 1 volume de 520 pages . . . . **14 fr.**

Eugène TERRIEN

Ancien chef de clinique infantile
de la Faculté à l'hôpital des Enfants-Malades.

Précis d'alimentation
des nourrissons

4e édition. 1 volume in-8 de 309 pages . . . . **12 fr.**

Eugène TERRIEN

Précis d'alimentation
des jeunes enfants
du sevrage à 10 ans

1 volume in-8 de 465 pages . . . . **14 fr.**

MASSON ET C⁹, ÉDITEURS, PARIS

LA NATURE

Revue des Sciences
et de leurs Applications à l'Art et à l'Industrie
JOURNAL HEBDOMADAIRE ILLUSTRÉ

PRIX D'ABONNEMENT :

France et Colonies. . . . .   6 mois.   **25 fr.**   Un an.   **50 fr.**
Étranger. . . . .   —   **30 fr.**   —   **60 fr.**

Chaque numéro comprend : Seize pages in-4⁰ abondamment illustrées de figures originales, contenant de nombreux articles de vulgarisation scientifique, clairs, intéressants, variés, signés des noms les plus connus.

Un supplément illustré, contenant, sous la rubrique *Science appliquée,* la description des petites inventions nouvelles ; des *Informations,* des *Conseils d'hygiène,* des *Recettes et Procédés utiles,* une *Bibliographie scientifique,* la *Boîte aux lettres* réservée aux abonnés.

REVUE D'HYGIÈNE

Dirigée par A. CALMETTE et Léon BERNARD

(PUBLICATION MENSUELLE)

ABONNEMENT ANNUEL : France . . .   **50 fr.**   Étranger . . .   **55 fr.**

Publiée par un comité de rédaction qui comprend les principales personnalités s'occupant des problèmes sociaux, la Revue paraît par fascicules mensuels comprenant des mémoires originaux, la revue critique des questions à l'ordre du jour, des analyses des travaux et livres récemment parus.

En outre, la *Revue d'hygiène* publie les procès-verbaux de la Société de Médecine publique et de Génie sanitaire.

Pr. n° 235.   5574-25. — Corbeil. Imp. Crété.

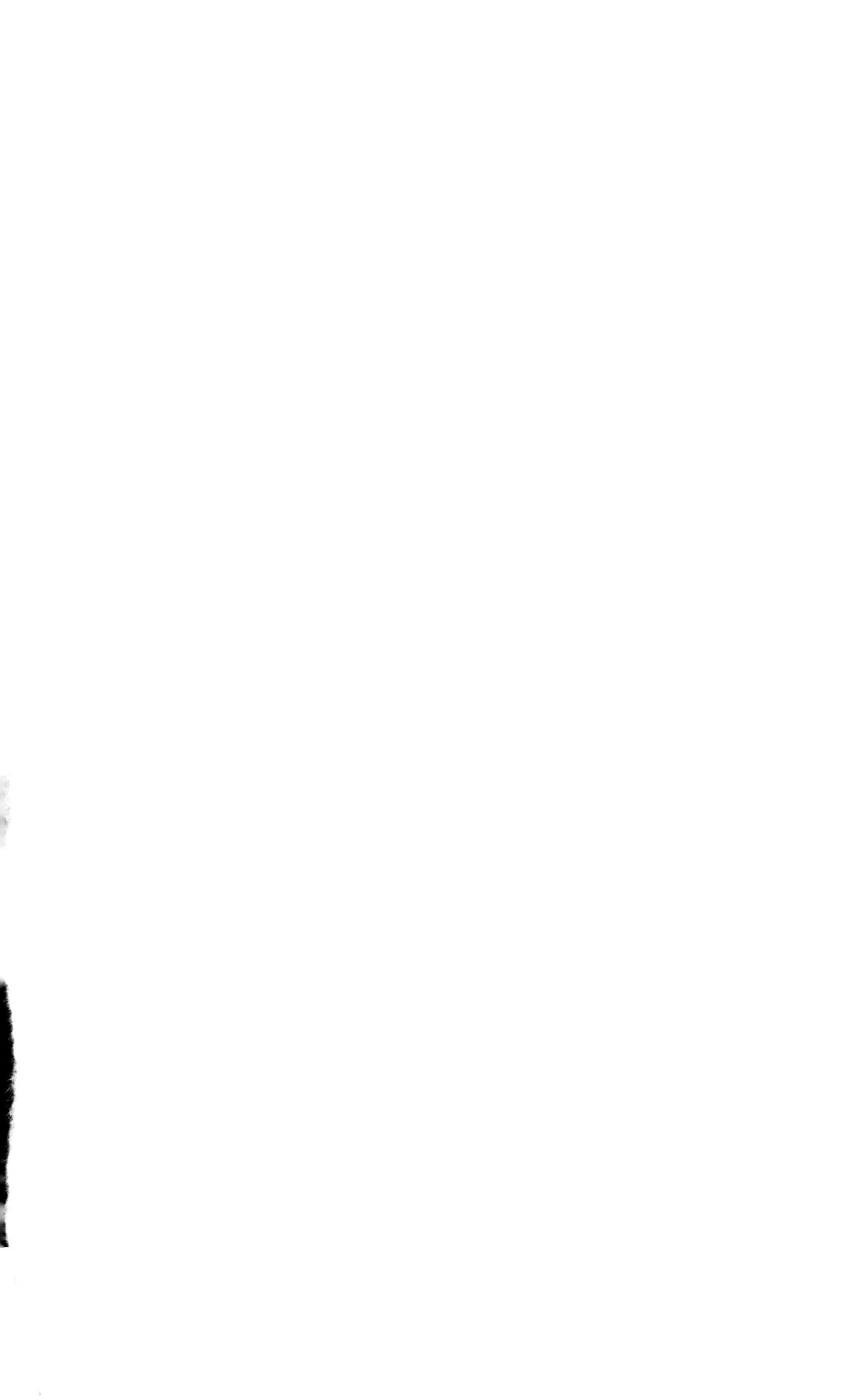